临床标准化个案
护理查房

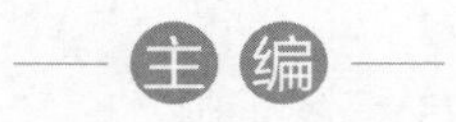

高连娣　彭　飞　刘怡琳　俞荷花

上海科学技术出版社

图书在版编目（CIP）数据

临床标准化个案护理查房 / 高连娣等主编. -- 上海 : 上海科学技术出版社, 2024. 8. -- ISBN 978-7-5478-6752-5

Ⅰ. R47

中国国家版本馆CIP数据核字第2024R9C786号

内容提要

本书精选临床常见病、多发病病例 43 个，每个病例从基本情况、辅助检查、护理计划、健康指导、知识速递等进行阐述。其中，护理计划包括护理评估、护理诊断、护理目标、护士实施、效果评价；知识速递则是针对典型病例，提出关联密切的问题并进行回答，然后给出循证结果；病例最后附有疾病诊断及治疗流程，可帮助提高护士的临床思辨能力。

本书可供临床各科护理人员参考使用。

临床标准化个案护理查房

主编　高连娣　彭　飞　刘怡琳　俞荷花

上海世纪出版(集团)有限公司
上 海 科 学 技 术 出 版 社　出版、发行
(上海市闵行区号景路 159 弄 A 座 9F - 10F)
邮政编码 201101　www.sstp.cn
上海普顺印刷包装有限公司印刷
开本 787×1092　1/16　印张 17.5
字数：400 千字
2024 年 8 月第 1 版　2024 年 8 月第 1 次印刷
ISBN 978 - 7 - 5478 - 6752 - 5/R・3061
定价：98.00 元

编 者 名 单

— 主　编

高连娣　彭　飞　刘怡琳　俞荷花

— 副主编

邢小红　袁　旭　王晶晶　官同香

— 编　者（按姓氏笔画排序）

王　伟　王　燕　王冬梅　王晶晶　文　凤　石　浪　冯欣伟　邢小红
刘　冬　刘怡琳　杜锦霞　李晓林　李舒玲　沈谢冬　张　婷　易　岚
周燕燕　官同香　皇惠丽　俞荷花　洪涵涵　费才莲　袁　旭　袁　雁
高连娣　盛　荣　彭　飞　潘　攀　戴晓洁

前　言

随着护理改革的不断深入和责任制整体护理模式的普及推广，护理服务对象、护理理念都发生了深刻变化，护理工作越来越强调“以患者为中心”的护理理念。个案护理查房这种培训形式可使护士培训的“三个对接”顺利完成：一是书本知识与临床应用之间的对接，二是操作技术与整体护理之间的对接，三是疾病护理与“以患者为中心”的人文关怀之间的对接。个案护理查房是提高护士责任制整体护理所需的专业照护水平的重要手段之一，也是理论联系实际、提高临床思辨能力的教学方法，是培养护士学会分析问题、解决问题的有效途径。

传统的护理查房通常是围绕临床真实、典型的病例开展，而病房收治患者随机性较大，患者的症状、体征不典型，加上患者合并症多、临床诊疗过程干扰因素多，导致高质量的经典教学个案病例较少。个案标准化护理查房是在传统护理查房基础上有机融入 PBL(problem-based learning)、CBL(case-based learning)教学法，以经典临床病例为基础，以临床实际问题为导向，采集信息、汇报病例，激发学生学习热情和兴趣，对临床思辨能力的培养具有积极作用。

为此，海军军医大学附属长征医院护理团队发挥各自的优势与特色，编写了《临床标准化个案护理查房》一书，精选 43 个病例，以典型病例介绍为切入点，涵盖病例基本情况、辅助检查、护理计划、健康指导、知识速递等内容。其中护理计划以护理程序为框架展开，涵盖护理评估、护理诊断、护理目标、护士实施、效果评价，通过健康指导彰显人文关怀。知识速递板块是针对典型病例，提出和回答关联密切的问题并给出循证结果，逐步培养护士循证护理的基本理念。病例最后附有疾病诊断及治疗流程，梳理护士对疾病诊疗思路的理解，从而找准专科护理的着力点，同时培养识别患者病情变化与风险预判的能力。

本书内容丰富，表述清晰，高度凝炼，实用性强，突出“三个转化”：基本理论转化为临床实践、基本知识转化为临床思维、基本技能转为临床能力，可作为临床一线护士的继续教育用书，对提高护士整体素质和专业服务能力具有重要意义。

主　编

目　录

第一章 概 述

随着医学的不断发展和医疗技术的不断进步，护理个案标准化查房在日常医疗中扮演着越来越重要的角色。本章节将对护理个案标准化查房的概念、目的、内容与方法等方面进行简要的概述，并探讨其对于提升护理质量的作用。

一、概念

护理个案标准化查房，是护理管理体系中的一项标准化操作，指专业护理人员在规定的时间内围绕具体病例进行的护理评估，通过系统化的评估过程来制订并实施个性化有效的护理方案，为患者提供科学、有效的护理服务。

二、目的

护理个案标准化查房的最终目的是为了提升护理质量，保证患者的安全和健康。具体包括以下几个方面。

(1) 发现病情变化：通过常规检查，及时发现患者的各种不适症状和生理参数变化，对患者及时采取合理有效的护理干预，保证病情的控制和稳定。

(2) 促进交流：通过护理个案标准化查房的实施，护士得以深入了解患者的身体状况和心理状态，进而建立有效的信任沟通，从而更好地配合医生实施治疗方案。

(3) 规范护理：通过统一的操作流程和检查项目，实现护理的规范化和标准化，有效提升护理水平，最大限度地保障患者的安全和健康。

三、内容与方法

标准化查房的内容可以包括以下方面。

(1) 患者基本情况：包括患者姓名、性别、年龄、入院时间、主要症状等。

(2) 病情观察：包括体温、脉搏、呼吸、血压、心电图等方面的检查。

(3) 护理措施：包括营养、药物、康复、健康教育等方面的护理措施。

(4) 治疗计划：包括手术、检查、治疗等方面的治疗计划。

(5) 护理效果：包括治疗效果、并发症、患者家属满意度等方面的评价。

标准化查房的方法一般采用口头沟通和书面记录相结合的方式，护士需要认真记录每一步评估和护理措施的实施情况，并根据患者的具体情况，制订个性化的护理方案。

四、对于护理质量的作用

护理个案标准化查房作为护理管理中的一项重要措施，对于提升护理质量有着显著的作用。具体表现在以下几个方面。

(1) 提升护理水平：护理个案标准化查房强调操作规范、流程统一，可以有效提升护理人员的专业素质和技能水平，保障护理质量。

(2) 降低医疗风险：及时发现患者的生理参数变化和不适症状，可以帮助更早地发现病情变化、避免医疗风险的发生。

(3) 提高工作效率：标准化的操作流程可以减少重复性工作和无效信息的输入，有利于提高工作效率和节约护理资源。

总之，护理个案标准化查房是一项非常重要的护理评估工具，它可以帮助护士全面、准确地了解患者的病情和需求，从而制订个性化的护理方案，提高护理质量和效果，让患者得到更好的康复和治疗效果。

（高连娣）

参考文献

[1] 张榕芳. 标准化个案护理查房在老年髋关节骨折患者护理中的应用[J]. 中国标准化，2022，(22)：262-264.
[2] 苏善英，朱新青，梁业梅，等. "双向六环"培训模式在神经内科护理实习生个案查房中的应用[J]. 当代护士(中旬刊)，2021，28(11)：180-181.
[3] 韩苗，蓝婉婕，黄娟娟. 人形骨骼图个案护理查房在老年股骨转子间骨折患者护理质量管理中的实践与体会[J]. 当代护士(上旬刊)，2020，27(04)：56-58.
[4] 沈亚辉，魏红萍. 追踪方法学在康复病区个案护理查房中的应用[J]. 中医药管理杂志，2017，25(16)：171-172.
[5] 常芸，黄天熠，郑雪梅，等. 个案追踪在心内科危重患者护理查房的应用效果评价[J]. 现代医学，2017，45(07)：1032-1034.
[6] 吴秀荣，时艳霞，罗雪花. 个案护理查房教学法对护生评判性思维能力影响[J]. 当代医学，2017，23(19)：198-199.
[7] 孟庆芳，杨爱慧，王金凤，等. 分组追踪法在个案护理查房中的应用效果分析[J]. 贵州医药，2016，40(11)：1230-1231.
[8] 李冰. 心肌梗死患者个案护理查房环节及要素[J]. 护理实践与研究，2016，13(20)：17-19.
[9] 王丽娜. 追踪方法学在提升内科个案护理查房的方法及效果观察[J]. 中国卫生产业，2015，12(29)：190-192.

第二章
内科护理典型病例

病例 1
急性心肌梗死

查房目的：掌握急性心肌梗死疾病的护理、治疗预案，提高急救应急处理能力
查房形式：护理个案查房

（一）基本情况

患者女性，63 岁，诊断为“急性心肌梗死”。

【现病史】患者于 2 个月前无明显诱因出现胸闷、胸痛，以心前区明显，呈持续性压榨样疼痛，伴出汗、气促、呼吸困难、恶心、干呕、头晕，无黑矇等表现，于急诊就诊。急诊查心电图提示窦性心律一度房室传导阻滞、胸导 R 波增生不良、ST 段抬高（V1～V4）。血液检验提示：高敏肌钙蛋白I 0.238 5 ng/mL；BNP ＞35 000 pg/mL；肌红蛋白 241.3 ng/mL；血压 110/63 mmHg；心率 53 次/分。急诊预报病危，利尿、冻干重组人脑利钠肽，降低心脏负荷；阿托伐他汀调脂；阿司匹林、硫酸氢氯吡格雷、硝酸异山梨酯减轻心脏负荷。患者胸闷、胸痛等不适较前明显好转，后患者要求离院。出院至今在家发作数次，未行规范化治疗。患者自诉近一周症状发作频率明显升高，故来院就诊。2022 年 2 月 21 日门诊拟“冠心病”收住心内科。于 2022 年 2 月 22 日在局麻下行“冠脉造影术＋支架植入术”，今日为患者术后第 3 天，查体：患者精神可，生命体征平稳，穿刺伤口愈合好，末梢循环良好，压力性损伤危险因素评分 29 分，血栓危险因素评分 5 分，跌倒/坠床危险因素评分 2 分，生活自理能力评分 90 分，疼痛评分 0 分，营养评分 2 分。

【既往史】有高血压病史 30 年，自服苯磺酸氨氯地平片降压治疗。

【个人史】平时偶尔锻炼。育有一女，身体健康，平日家庭和睦。家庭经济能力一般，住院有医保。

【家族史】无特殊家族遗传病史。

（二）辅助检查

1. 体格检查 神志清楚，无贫血貌。胸部：心前区无局部隆起，心浊音界中度增大，心脏

杂音与奔马律，心率 89 次/分，律齐。浅表淋巴结、头颈部、腹部、肛门及外生殖器(婉拒)、脊柱及四肢、神经系统均正常。

2. 异常实验室检查 心电图：窦性心律，ST 段改变(V1～V3 斜升型抬高，Ⅱ、Ⅲ、aVF、V6 压低)，左胸导联低电压，T 波改变。

常规生化(2022-01-11)：白蛋白 38 g/L；肌酐 135 μmol/L；尿素 11.8 mmol/L。

凝血功能(2022-01-11)：D-二聚体 1.70 μg/mL。

血常规：白细胞 12.9×10^9/L；中性粒细胞 77.8%；超敏 C 反应蛋白 16 mg/L。

血清心肌坏死标志物：高敏肌钙蛋白Ⅰ 0.306 8 ng/mL；BNP ＞35 000 pg/mL；肌红蛋白 233.6 ng/mL；CK-MB 28 U/L。

(三) 护理计划

日期	护理诊断	护理目标、措施	评价
2022-02-21	1. 疼痛：胸痛与心肌缺血坏死有关	护理目标：患者胸痛减轻或消失 护理措施： 1. 嘱患者发病 12 小时内绝对卧床休息，限制探视，保持病房安静以利于休息，有利于缓解胸痛 2. 遵医嘱给予吸氧，以增加心肌供氧，保持呼吸道及输氧装置通畅 3. 做好心理护理，保持情绪稳定，避免患者紧张情绪 4. 发病后 4～12 小时内流质饮食，随后过渡到低脂低胆固醇的清淡易消化饮食，少量多餐 5. 协助医生做好溶栓治疗的前期准备：评估患者有无溶栓禁忌证；检查血常规、凝血功能、血型；建立静脉通路，遵医嘱给予溶栓药物并观察疗效，一旦出血，应立即处理 6. 监测患者生命体征并做好记录	02-28 患者疼痛消失
2022-02-21	2. 活动无耐力：与心肌氧的供需失调有关	护理目标：患者活动耐力增强，活动过程中未发生并发症 护理措施： 1. 评估进行康复训练的适应证：过去 8 小时内没有新的或再发胸痛；肌钙蛋白水平无进一步升高；没有出现新的心衰失代偿先兆；静息心率 50～100 次/分；静息血压 90～150 mmHg/60～100 mmHg；血氧饱和度＞95%等 2. 解释合理运动的重要性：目前主张早期运动，实现早期康复。运动需循序渐进，不能操之过急。急性期卧床休息，病情稳定逐渐增加活动量，提高活动耐力 3. 制定个性化运动处方：推荐住院期间 4 步早期运动和日常生活指导计划：A 级：上午取仰卧位，双腿分别做直腿抬高运动，抬腿高度为 30°，双臂向头侧抬高深吸气，放下慢慢呼气，5 组/次；下午床旁坐位或站立 5 分钟。B 级：上午床旁站立 5 分钟；下午床旁行走 5 分钟。C 级：床旁行走 10 分钟/次，2 次/天。D 级：病室内活动，10 分钟/次，2 次/天	02-28 患者活动耐力增强，活动过程中未发生并发症

（续表）

日期	护理诊断	护理目标、措施	评价
2022-02-21	2. 活动无耐力：与心肌氧的供需失调有关	4. 活动中监测：住院患者运动康复和日常活动指导必须在心电监护、血压监护下进行。避免或停止运动的指征：运动时心率增加>20次/分；舒张压≥110 mmHg；与静息时比较收缩压升高>40 mmHg以上，或收缩压下降>10 mmHg；明显的室性或房性心动过速；二或三度房室传导阻滞；心电图有ST段动态改变；存在不能耐受的症状，如胸痛、心悸、气短、头晕等	02-28 患者活动耐力增强，活动过程中未发生并发症
2022-02-21	3. 知识缺乏：与缺乏疾病的相关知识有关	护理目标：患者了解疾病的病因、预后及注意事项 护理措施： 1. 向患者及家属宣教急性心肌梗死的相关疾病知识及正确用药方法 2. 安慰患者，倾听其主诉，并及时给予反馈 3. 嘱患者进食低脂低胆固醇易消化食物，避免过饱，禁食刺激性、油腻食物，戒烟酒，多吃新鲜水果、蔬菜，保持大便通畅 4. 指导患者康复训练，避免运动量过大 5. 告知患者及家属常用的药名、剂量、用法、作用、副作用、观察要点	02-28 患者基本了解自身疾病的相关知识
2022-02-21	4. 潜在并发症：猝死	护理目标：患者未发生猝死 护理措施： 1. 给予患者持续心电监护，严密监测心率、心律、心电图、生命体征、血氧饱和度变化，出现频发室性期前收缩、成对或呈非持续性室速、多源性或RonT现象的室性期前收缩、严重的房室传导阻滞时，立即报告医生 2. 给予患者留置静脉导管，备好抢救药品、除颤仪、临时起搏器等，随时做好抢救准备 3. 严密监测患者血压有无下降，有无烦躁不安、面色苍白、皮肤湿冷、脉细快，甚至晕厥，一旦发生，立即通知医生处理	02-28 患者未发生猝死
2022-02-21	5. 潜在并发症：急性左心衰竭	护理目标：患者未发生心力衰竭 护理措施： 1. 严密观察患者有无呼吸困难、咳嗽、咳痰、少尿、颈静脉怒张、低血压、心率增快等，听诊肺部有无湿啰音 2. 嘱患者避免情绪激动、饱餐、用力排便等可增加心脏负担的因素 3. 必要时做好血流动力学监测，一旦发生心力衰竭，按心力衰竭处理 (1) 立即协助患者端坐位，双腿下垂 (2) 遵医嘱给予吸氧，保持呼吸道、吸氧装置通畅 (3) 根据病情遵医嘱给予强心、利尿、镇静、扩血管等药物治疗，并观察其不良反应及疗效	02-28 患者未发生心力衰竭
2022-02-22	6. 潜在并发症：出血	护理目标：患者伤口未发生出血 护理措施： 1. 及时巡视，观察患者伤口敷料有无渗血、周围皮肤有无肿胀，发生异常立即通知医生 2. 严密观察患者生命体征、桡动脉末梢循环情况 3. 术后卧床休息，术侧肢体制动 4. 加压器压迫伤口	02-28 患者未发生出血

（续表）

日期	护理诊断	护理目标、措施	评价
2022-02-22	7. 有感染的危险：与手术有关	护理目标：患者未发生感染 护理措施： 1. 保持伤口敷料清洁，如有渗出，及时换药。密切观察患者感染征象，发现问题及早处理 2. 做好预防感染的各项措施，如加强消毒隔离制度，坚持无菌操作，避免交叉感染 3. 加强患者营养支持，给予营养丰富易消化的食物，增强患者抵抗力	02-28 患者未发生感染
2022-02-22	8. 自理能力丧失/下降	护理目标：改善患者生活质量 护理措施： 1. 将呼叫器放在患者伸手可及之处 2. 协助患者取舒适的就餐体位，协助其进食进水 3. 帮助患者及时修剪指甲、更衣等 4. 协助患者定时如厕，给予便器 5. 将患者日常所需物品放在易拿取之处，以便其随时取用 6. 加强巡视，及时发现患者日常生活所需	02-28 患者生活质量得到提升
2022-02-22	9. 潜在并发症：血栓形成和栓塞	护理目标：患者未发生血栓 护理措施： 1. 严密观察患者生命体征变化 2. 术后注意观察患者双下肢足背动脉搏动情况，皮肤颜色、温度、感觉、肿胀程度等变化 3. 观察患者有无突然咳嗽、呼吸困难、咯血或胸痛等肺栓塞表现 4. 患者下床活动后双下肢有无疼痛或跛行等，有异常情况立即通知医生	02-28 患者未发生血栓

(四) 健康指导

1. 急性心肌梗死患者急救

(1) 绝对卧床休息，避免活动，心电监护。

(2) 吸氧。

(3) 留置静脉导管。

(4) 备好吗啡、哌替啶、尿激酶、抗心律失常药物及其他抢救药品、除颤仪、临时起搏器等。

(5) 解除疼痛。

(6) 再灌注心肌：溶栓治疗、急诊 PCI 术。

(7) 抗心律失常治疗。

(8) 控制休克。

(9) 治疗心力衰竭。

2. 急性心肌梗死的预防

(1) 疾病知识指导：告知患者及家属急性心肌梗死的常见病因、诱因、疾病特点，树立终身治疗的观念；注意劳逸结合、保证充足休息与睡眠；保持乐观心态，避免情绪激动，避免用力排便等。坚持做好危险因素控制将有利于延缓疾病进展，改善预后。

(2) 饮食：低饱和脂肪、低胆固醇清淡易消化饮食，多吃新鲜水果、蔬菜；保持大便通畅；戒烟戒酒，避免进食刺激性食物。

(3) 病情的监测：教会患者及家属心绞痛发作时的缓解方法。胸痛发作时应立即停止活动或舌下含服硝酸甘油。如服用硝酸甘油不缓解，或心绞痛发作比以往频繁、程度加重、疼痛时间延长，应立即到医院就诊。

(4) 用药指导：指导患者不可自行增减药量、停药或擅自改用其他药物，应遵医嘱用药。告知患者药物的用法、作用、不良反应，如有异常立即就医。

(5) 康复指导：康复运动前应进行医学评估与运动评估，确定康复运动的指征。与患者共同制订个体化运动处方，指导患者出院后的运动康复训练。

(6) 照顾者的指导：教会家属心肺复苏的基本技术以备急用。

(五) 重点知识速递

速递 1　急性心肌梗死的定义

根据《第四版心肌梗死通用定义》，心肌梗死是指急性心肌损伤：血清心脏肌钙蛋白(cTn)增高和(或)回落，且至少 1 次高于正常值上限(参考值上限值的 99 百分位值)，同时有急性心肌缺血的临床证据，包括急性心肌缺血症状、新的缺血性心电图改变；新发病理性 Q 波；新的存活心肌丢失或室壁节段运动异常的影像学证据；冠状动脉造影或腔内影像学检查或尸检证实冠状动脉血栓。

速递 2　急性心肌梗死的临床表现

急性心肌梗死的临床表现与梗死的部位、大小、侧支循环情况密切相关。50%～81%的患者在发病前数天有乏力、胸部不适、活动时心悸、气急、烦躁、心绞痛等前驱症状，以新发生心绞痛或原有心绞痛加重最为突出。心绞痛发作较以往频繁、性质较剧烈、持续时间长，硝酸甘油疗效差，诱发因素不明显。及时发现、处理急性心肌梗死先兆，可使部分患者避免其发生。

症状：①疼痛：是最早出现的最突出的症状，多发生于清晨，程度剧烈，多伴有大汗、烦躁不安、恐惧及濒死感，持续时间可达数小时或数天，休息和服用硝酸甘油不缓解；②全身症状：发生在疼痛后 24～48 小时，表现为发热、心动过速、白细胞增高和血沉增快等；③胃肠道症状：常伴有恶心、呕吐、上腹部胀痛，重者可发生呃逆；④心律失常(75%～95%)：起病后 1～2 天发生，24 小时内最多见，以室性心律失常最多见，尤其是室性期前收缩；⑤低血压和休克(20%)：起病后数小时至 1 周内发生，主要为心源性休克；⑥心力衰竭(32%～48%)：主要为急性左心衰竭，起病最初几天内发生或在疼痛、休克好转阶段出现。表现为呼吸困难、咳嗽、发绀、烦躁等，重者可发生肺水肿、颈静脉怒张、肝大、水肿等右心衰竭表现。

体征：①心脏浊音界可正常或轻至中度增大；②心率多增快，也可减慢；③心尖部第一心音减弱，可闻及第四心音(心房性)或第三心音(心室性)奔马律；④各种心律失常(10%～20%)：起病第 2～3 天出现心包摩擦音；⑤心前区可闻及收缩期杂音，部分患者出现；⑥血压下降：除了急性心肌梗死早期血压增高，几乎所有患者均可发生。

心电图特征：急性 ST 段抬高型心肌梗死(ST-segment elevate myocardial infarction, STEMI)：①面向坏死区周围心肌损伤的导联上出现 ST 段抬高呈弓背向上形，面向透壁心肌坏死区的导联上出现宽而深的 Q 波(病理性 Q 波),面向损伤区周围心肌缺血区的导联上出现 T 波倒置;②在背向心肌坏死区的导联则出现相反的改变,即 R 波增高、ST 段压低和 T 波直立并增高。

速递 3　急性心肌梗死诊治流程

对急性心肌梗死患者强调早发现、早入院治疗,加强入院前的就地处理,并尽量缩短患者就诊、检查、处置、转运等延误的时间。治疗原则是尽早使心肌血液再灌注(到达医院后 30 分钟内开始溶栓或 90 分钟内完成球囊扩张),以挽救濒死的心肌,防止梗死面积扩大和缩小心肌缺血范围,保护和维持心脏功能,及时处理严重心律失常、泵衰竭和各种并发症,防止猝死,注重二级预防。急性心肌梗死诊治流程见图 2-1。

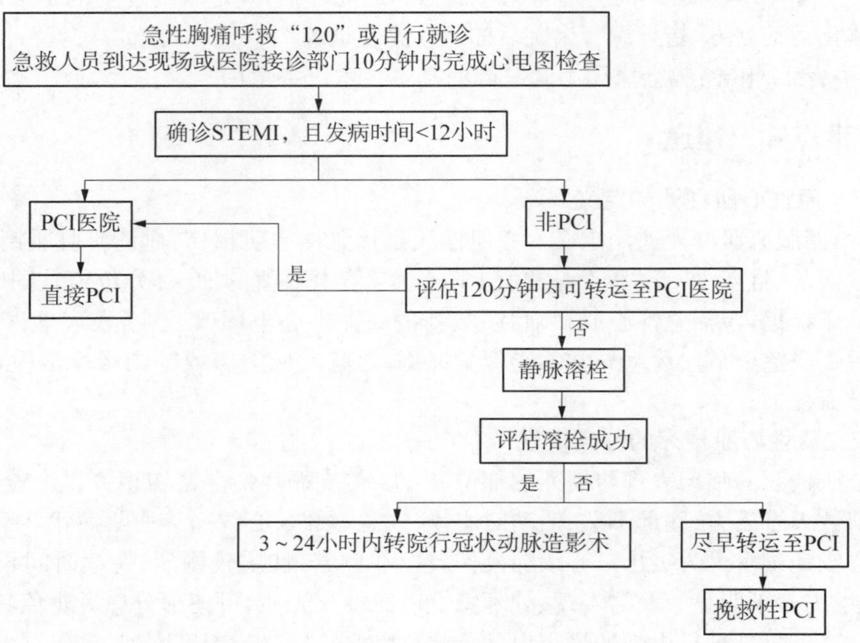

图 2-1　急性心肌梗死诊治流程

速递 4　急性心肌梗死经皮冠状动脉介入治疗(PCI)

《急性 ST 段抬高型心肌梗死诊断和治疗指南 2019》中强调了急诊 PCI 的优势,特别强调了症状和心电图典型的急性 ST 段抬高型心肌梗死患者不需要等待心肌损伤标志物的结果,应尽早行急诊 PCI 治疗。早期血运重建对急性心肌梗死的预后至关重要。梗死相关动脉急诊经皮冠状动脉介入治疗是急性心肌梗死血运重建的主要方式。目前我国急诊 PCI 大多首选经桡动脉。绝大多数情况下,通过 12/18 导联心电图及选择性冠状动脉造影术可明确梗死相关动脉,如判断困难时结合冠状动脉腔内影像学技术有助于准确识别梗死相关动脉并能优化支架植入。PCI 术时尽可能避免边支血管受损和丢失,减轻缺血再灌注损伤。主要措施包括高血栓负荷下启动血栓抽吸术,合理采用边支保护技术,避免支架植入后过度扩张,冠状动脉内注射替罗非班、钙通道阻滞剂、硝酸酯类、硝普钠或腺苷等药物。

速递 5　急性心肌梗死紧急处理流程

急性心肌梗死是我国致死、致残的主要原因之一。其应急预案(图 2-2)的制订尤为重要。

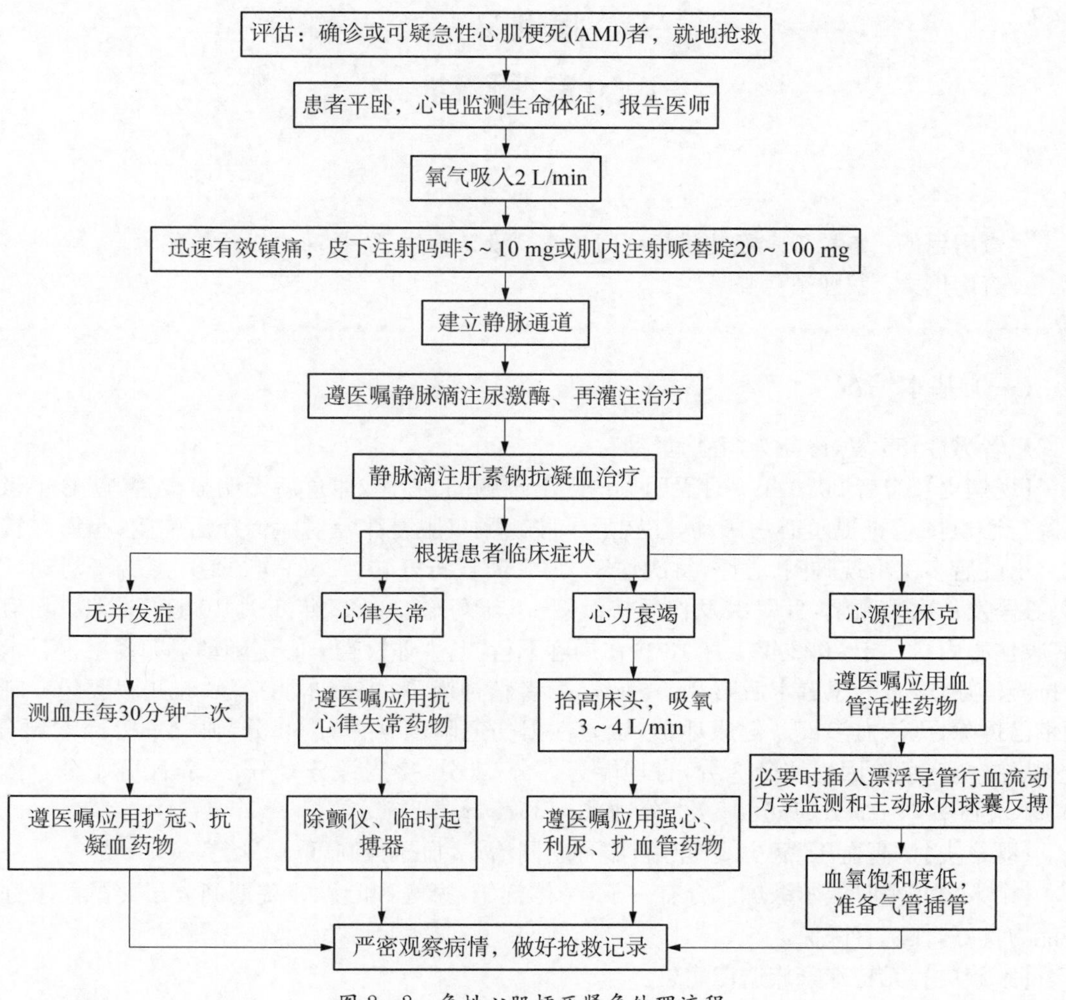

图 2-2　急性心肌梗死紧急处理流程

（文　凤）

参考文献

[1] Collet J P, Thiele H, Barbato E, et al. 2020 ESC Guidelines for the management of cute coronary syndromes inpatients presenting without persistent ST-segment elevation [J]. Eur Hear J, 2021,42(14):1289-1367.

[2] Borovac J A, Orsolic A, Miric D, et al. The use of smith-modified sgarbossa criteria to diagnose an extensive anterior acute myocardial infarction in a patient presenting with a left bundle branch block [J]. J Electrocardiol, 2021,64:80-84.

[3] Figueroa-Triana J F, Mora-Pabon G, Qoreno J, et al. Acute myocardial infarction with right bundle branch block at presentation: prevalence and mortality [J]. J Electrocardiol, 2021,66:38-42.

[4] Neumann F J, Sousa-Uva M, Ahlsson A, et al. 2018 ESC/EACTS Guidelines on myocardial revascularization [J]. Eur Heart J, 2019,40(02):87-165.

[5] 中国医师协会心力衰竭专业委员会，国家心血管病专家委员会心力衰竭专业委员会，中华心力衰竭和心肌病杂志编辑委员会. 经皮机械循环辅助临床应用及管理中国专家共识[J]. 中华心力衰竭和心肌病杂志，2020,4(03):145-158.

[6] Lemor A, Hosseini Dehkordi S H, Basir M B, et al. Impella versus extracorporeal membrane oxygenation for acute myocardial infarction cardiogenic shock [J]. Cardiovasc Revasc Med, 2020,21(12):1465-1471.

病例 2

心 房 颤 动

查房目的：掌握心房颤动疾病的临床表现及治疗护理，提高临床处置能力

查房形式：护理个案查房

（一）基本情况

患者男性，55 岁，诊断为“心房颤动”。

【现病史】患者 2020 年 5 月无明显诱因出现胸闷、心悸，休息后无明显改善，就诊于当地医院行心电图检查提示心房颤动，住院后予胺碘酮口服复律及对症治疗后胸闷、心悸好转出院。出院后多次出现胸闷、心悸，每次均于 2～3 天自行好转。2021 年 12 月患者于活动后胸闷、心悸发作次数频繁，且每次发作后持续 3～5 天好转。2022 年 1 月 10 日门诊拟“心房颤动”收住心内科。于 2022 年 1 月 13 日在局麻下行“电生理检查＋心房颤动射频消融术”，术后予抗凝治疗，今日为患者术后第 2 天，查体：患者精神尚可，生命体征平稳，双侧腹股沟穿刺处绷带已拆除，无渗血渗液。健康评估：压力性损伤危险因素评分 30 分，血栓危险因素评分 4 分，跌倒/坠床危险因素评分 3 分，自理能力评分 60 分，疼痛评分 0 分，营养评分 1 分。体温 36.2℃、心率 97 次/分、呼吸 18 次/分、血压 135/84 mmHg。

【既往史】“高血压”病史 20 年，自服拜新同治疗，血压控制可。

【个人史】平时偶尔锻炼。育有一子，身体健康，家庭和睦。住院期间妻子照顾。家庭经济能力良好，住院有医保。

【家族史】无特殊家族遗传病史。

（二）辅助检查

超声心动图(2022-01-12)提示：左心肥大；右心增大伴中重度三尖瓣关闭不全；二尖瓣退行性变伴中度关闭不全；主动脉瓣退行性变伴轻度关闭不全。

心电图(2022-01-12)示：心房颤动。

凝血功能(2022-01-11)：凝血酶原时间 12.5 秒；D-二聚体 1.85 μg/mL；INR 1.98；活化部分凝血活酶时间 49.1 秒；FDP 15.8 mg/L。

（三）护理计划

日期	护理诊断	护理目标、措施	评价
2022-01-10	1. 活动无耐力：与心房颤动导致心悸有关	护理目标：患者可以适当活动 护理措施： 1. 嘱患者心房颤动发作时，取高枕卧位、半卧位或其他舒适	01-14 患者可以适当活动

（续表）

日期	护理诊断	护理目标、措施	评价
2022-01-10	1. 活动无耐力：与心房颤动导致心悸有关	体位，避免左侧卧位 2. 心房颤动发作伴呼吸困难、发绀，遵医嘱给予吸氧 3. 提供安静舒适的环境，调节温度、湿度适宜 4. 做好患者心理护理，保持情绪稳定，保证充分休息与睡眠 5. 与患者及家属共同制订活动计划，建立健康的生活方式，避免过度劳累 6. 严格遵医嘱给予口服胺碘酮复律、倍他乐克缓释片控制心室率，观察患者心律和心率变化及有无低血压、窦性心律过缓等不良反应	01-14 患者可以适当活动
2022-01-10	2. 潜在并发症：栓塞	护理目标：患者未发生栓塞 护理措施： 1. 持续心电监护，监测心率、心律、心电图、生命体征变化 2. 每班观察患者意识、肢体活动度、末梢循环情况、语言功能、吞咽功能等变化 3. 根据CHA2DS2-VASc评分给予患者抗凝治疗，告知患者抗凝药物可能出现的不良反应及注意事项 4. 控制血压，限制食盐的摄入，减少膳食中脂肪的含量	01-14 患者未发生栓塞
2022-01-10	3. 紧张：与心房颤动反复发作有关	护理目标：患者情绪稳定 护理措施： 1. 入院时热情接待患者，详细介绍病区环境及医院相关制度，介绍责任护士、护士长及主治医生 2. 耐心解答患者提出的问题，做到有问必答 3. 为患者讲解心房颤动发病的原因、治疗方法及日常生活指导 4. 经常巡视病房，及时发现患者所需，并及时解决	01-14 患者情绪稳定
2022-01-13	4. 潜在并发症：出血	护理目标：患者穿刺处未发生出血或血肿 护理措施： 1. 严密心电监护，观察心电图、血压、脉搏、心律、心率变化 2. 测量血压30分钟一次×4次，2小时一次×4次，观察末梢循环情况 3. 术后卧床休息6小时，双下肢肢体制动3小时，沙袋(1kg)压迫伤口3小时(静脉穿刺处)，告知患者如伤口处有热、湿等感觉及时告知护士。穿刺处绷带拆除1小时后方可下床活动 4. 及时巡视病房，观察患者穿刺处敷料有无渗血、周围皮肤有无肿胀，发生异常立即通知医生	01-14 患者未发生出血或血肿
2022-01-13	5. 潜在并发症：心脏压塞	护理目标：患者未发生心脏压塞 护理措施： 1. 严密观察患者生命体征、尿量变化 2. 观察患者有无心音遥远、血压下降、脉搏难触等表现，如有异常立即通知医生 3. 一旦发生以上异常，立即通知医生，予心电、血压、氧饱和度监测，建立静脉通路 4. 遵医嘱给予患者高流量吸氧，保持呼吸道、吸氧装置通畅 5. 配合医生进行各项抢救措施并做好护理记录	01-14 患者未发生心脏压塞

（续表）

日期	护理诊断	护理目标、措施	评价
2022-01-13	6. 潜在并发症：心房食管瘘	护理目标：患者未发生心房食管瘘 护理措施： 1. 术后给予患者半流或软食，观察其吞咽时有无胸骨后疼痛，避免辛辣刺激饮食 2. 遵医嘱护胃治疗，并告知患者药物使用方法及注意事项 3. 观察患者有无发热、寒战、胸痛、咯血等症状，一旦发生立即通知医生 4. 配合医生进行各项抢救措施并做好护理记录	01-14 患者未发生心房食管瘘
2022-01-13	7. 自理能力丧失/下降	护理目标：改善患者生活质量 护理措施： 1. 将呼叫器放在患者伸手可及之处 2. 协助患者取舒适的就餐体位，协助其进食、进水 3. 协助患者定时如厕，给予便器 4. 加强巡视，及时发现患者日常生活所需	01-14 患者生活质量得到提升

（四）健康指导

1. 心房颤动患者急救

（1）绝对卧床休息，避免活动，监护治疗。

（2）吸氧。

（3）留置静脉导管。

（4）备好抗心律失常药物及其他抢救药品、除颤仪、临时起搏器等。

（5）心脏起搏器治疗、射频消融术、心脏电复律。

2. 心房颤动的预防

（1）疾病知识指导：告知患者及家属心房颤动的常见病因、诱因；注意劳逸结合、生活规律，保证充足休息与睡眠；保持乐观心态、避免情绪激动。

（2）饮食：术后 1 个月内进软食或半流，避免辛辣、产气多的食物；平时以低脂、少盐、少油、清淡易消化饮食为主，多吃新鲜水果、蔬菜，保持大便通畅；戒烟限酒；避免浓茶、咖啡、辛辣等刺激性食物。

（3）病情的监测：教会患者自测脉搏的方法。

（4）用药指导：消融术后继续口服利伐沙班片至少 2 个月，用药期间注意有无出血，如鼻出血、牙龈出血等，用药期间监测肝肾功能，有异常及时报告医生；同时告知患者不可自行增减药量、停药或擅自改用其他药物。

（五）重点知识速递

速递 1　心房颤动的定义及分类

心房颤动（atrial fibrillation，AF）简称房颤，是一种以快速、无序心房电活动为特征的室上性快速性心律失常，会导致无效的心房收缩，是临床上最常见的心律失常之一。随着年龄的增长，心房颤动发生率成倍增加，具有高致死率和致残率。根据心房颤动发作的频率和持续的时间将心房颤动分为 4 类，分别为阵发性房颤(paroxysmal AF)、持续性房颤(persistent AF)、长程持续性房颤(long-standing persistent AF)、永久性房颤(permanent AF)。

速递 2　心房颤动的临床表现

心房颤动症状的轻重受心室率快慢的影响。心室率不快时可无症状，仅在体格检查和心电图检查时发现。心房颤动并发体循环栓塞的危险性甚大，栓子来自左心房，多在左心耳部。二尖瓣狭窄或二尖瓣脱垂合并心房颤动时，脑栓塞的发生率更高。

症状：①心悸、乏力、胸闷、运动耐量下降是房颤最常见的临床症状，房颤引起的心室率异常是产生症状的重要原因；②黑矇、晕厥：房颤引起心室停搏可导致脑供血不足而发生黑矇、晕厥；③心房颤动发作时，由于快速心室率和心输出量的下降，可使原有疾病的症状加重，如心绞痛、心力衰竭等。

体征：脉律不齐、脉搏短绌、颈静脉搏动不规则、第一心音强弱不等、节律绝对不规整等。

心电图特征(图 2－3)：①P 波消失，代之以大小不等、形态不一、间隔不匀的颤动波，称 f 波，频率 350～600 次/分；②R－R 间隔极不规则，心室率通常在 100～160 次/分；③QRS 波群形态一般正常，当心室率过快，伴有室内差异性传导时 QRS 波群增宽变形。

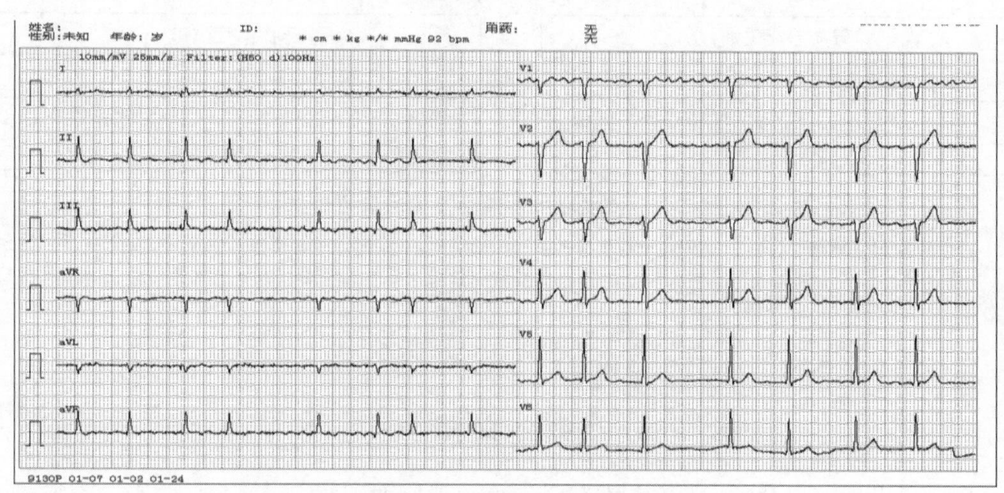

图 2－3　心房颤动心电图

速递 3　心房颤动电复律治疗

同步直流电复律是转复房颤的有效手段，伴有严重血流动力学障碍及预激综合征旁路前传伴快速心室率的房颤首选电复律。预先使用某些抗心律失常药可提高转复窦性心律的成功率并预防房颤复发。在《2020ESC/EACTS 心房颤动诊断管理指南》中，血流动力学不稳定的房颤患者、有症状的持续性或长程持续性房颤患者，是Ⅰ类推荐；预激综合征旁路前传伴快速心室率的房颤患者、电复律前使用胺碘酮、氟卡尼、伊布利特或普罗帕酮增加电复律成功率并预防房颤复发，是Ⅱ类推荐。

速递 4　心房颤动导管消融治疗

心房颤动导管消融术是一种有效预防心房颤动复发的治疗方法，《2020ESC/EACTS 心房颤动诊断管理指南》将心房颤动导管消融术提高到“空前高度”。对于症状性心房颤动患者，导管消融可做一线治疗，尤其对于抗心律失常药物无效者(包括阵发性和持续性心房颤动)，是Ⅰ

类推荐；心房颤动合并左室射血分数减低的患者，无论有无症状，导管消融术可作为一线治疗，目的在于改善预后和减少心力衰竭再住院。当Ⅰ类或Ⅲ类抗心律失常药物治疗失败或患者不能耐受后，建议进行肺静脉隔离以控制心脏节律，改善心房颤动复发症状，包括阵发性心房颤动（Ⅰ,A）、持续性心房颤动无心房颤动复发主要危险因素（Ⅰ,A），持续性心房颤动有心房颤动复发主要危险因素（Ⅰ,B）。症状性心房颤动导管消融的指征见图2-4。

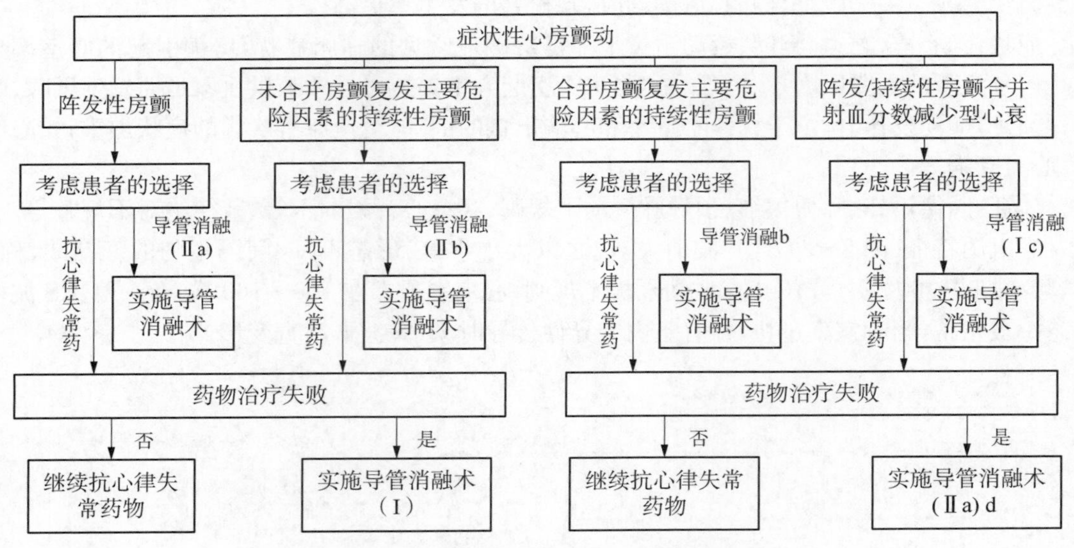

图2-4 症状性心房颤动导管消融的指征

a:左房容积显著增大，高龄，心房颤动持续时间长，肾功能不全，其他心血管病危险因素；b:在罕见个别情况下，导管消融可能在仔细谨慎考虑后作为一线治疗；c:在心动过速心肌病可能性极大时被推荐用于逆转左室功能障碍；d:提高生存率，减少住院率。

（文　凤）

参考文献

[1] Hindricks G, Potpara T, Dagres N, et al. 2020 ESC Guidelines for the diagnosis and management of atrial fibrillation developed in collaboration with the Eurgery (EACTS) [J]. Eur Heart J, 2021,42(05):373-498.

[2] Kirchhof P, Benussi S, Kotecha D, et al. 2016 ESC Guidelines for the diagnosis and management of atrial fibrillation developed in collaboration with EACTS [J]. Eur Heart J, 2016,37(38):2893-2962.

[3] 中华医学会心电生理和起搏分会，中国医师协会心律学专业委员会，等. 心房颤动：目前的认识和治疗的建议-2018[J]. 中国心脏起搏与心电生理杂志，2018,32(04):315-368.

[4] 中华护理医学会，中华医学会杂志社，中华医学会全科医学分会，等. 室性心动过速基层诊疗指南（2019年）[J]. 中华全科医师杂志，2019,18(11):1047-1056.

[5] 中华护理医学会，中华医学会杂志社，中华医学会全科医学分会，等. 预激综合征基层诊疗指南（2019年）[J]. 中华全科医师杂志，2020,19(06):482-485.

[6] Marrouche N F, Brachmann J, Andresen D, et al. Catheter ablation for atrial fibrillation with heart failure [J]. N Engl J Med, 2018,378:417-427.

[7] Kim J Y, Kim S H, Hyong J P, et al. Outcomes of direct oral anticoagulants in patients with mitral stenosis [J]. J Am Coll Cardiol, 2019,73(10):1123-1131.

病例 3

支气管扩张

查房目的：掌握支气管扩张的护理、治疗预案，提升大咯血处置应急能力
查房形式：护理个案查房

(一) 基本情况

患者男性，28 岁，诊断为“支气管扩张伴咯血”。

【现病史】患者于 2015 年 7 月潜水训练后突发咯血伴冷汗，咯鲜血约 300 mL，予 401 医院诊断为“支气管扩张伴咯血”予支气管动脉栓塞术＋药物止血治疗后无明显活动性出血。2017 年患者反复出现夜间发热伴咳嗽、痰中带血，最高体温 38 ℃左右，于 2017 年 8 月就诊于某军区总医院，胸部 CT：双肺多发磨玻璃密度影，考虑多发感染性病变可能。2021 年 3 月患者咳嗽加重，发热，体温波动于 37.8～38.3 ℃之间，伴褐色黏痰，痰中带血，于海军总医院住院治疗，其间再次突发咯血，咯鲜血约 150 mL，行支气管动脉栓塞术后未再发咯血。患者 4 天前无明显诱因再次出现咯血，量约 1 000 mL，伴头痛、呼吸困难、胸闷、气促，2022 年 7 月 5 日入急诊，胸部 CT 示双肺多发支气管扩张伴感染，以左肺下叶支气管为重，内见痰栓形成，予止血、输注红细胞 1 000 mL、纠酸、莫西沙星联合氟康唑抗感染、补充氨基酸、祛痰等治疗后，较前改善，为求进一步诊治，于 2022 年 7 月 8 日转入我科，今日为患者入科第 5 天，查体患者精神尚可，生命体征平稳，营养评分 2 分，血栓危险因素评分 3 分，跌倒/坠床危险因素评分 2 分，压力性损伤危险因素评分 30 分，自理能力评分 65 分。

【既往史】2016 年 10 月诊断酒精性肝硬化失代偿期，肝功能不全，口服谷胱甘肽保肝治疗。2021 年 11 月痰抗酸染色阳性，予氟康唑胺＋异烟肼抗结核治疗，现痰抗酸杆菌涂片，痰结核培养及灌洗液均为阴性。

【个人史】适龄结婚，育有 1 子，配偶及儿子体健，职业为潜水员，吸烟 10 年，200 支/年，已戒烟。社交性饮酒。住院有军队医改。

【家族史】无特殊家族遗传病史。

(二) 辅助检查

1. 体格检查　右侧腹股沟触及一大小约 0.5 cm×1.0 cm 淋巴结，边界清，可移动，无压痛，余浅表淋巴结无肿大。

2. 异常实验室检查　CT(2022-07-14)：提示双肺支气管扩张伴感染。

支气管镜检查(2022-07-21)：提示气管、左主支、左下叶基底段管腔内中等量暗红色黏稠分泌物。

凝血(2022-07-25)：活化部分凝血活酶时间 51 秒。

血液常规(2022-07-24):白细胞 17.9×10^{9}/L、红细胞 2.88×10^{12}/L、血红蛋白 88 g/L。

(三) 护理计划

日期	护理诊断	护理目标、措施	评价
2022-07-08	1. 潜在并发症:窒息	护理目标:患者无窒息发生 护理措施: 1. 鼓励患者轻轻咳嗽,有痰液或血液则轻轻咳出,避免过度用力 2. 教会患者预防窒息的方法,有咯血勿屏气,轻轻咯出 3. 加强巡视,密切观察患者脉搏、呼吸、面色的变化,给予心电监护,监测生命体征 4. 床旁备吸引器和气管切开包,以防紧急情况下患者发生窒息 5. 及时发现窒息的先兆症状,如患者出现张口瞠目,双手乱抓,呼吸困难等症状,应及时处理 6. 一旦发生窒息,立即进行抢救	07-12 患者未发生窒息
2022-07-08	2. 气体交换受损:与双肺支气管感染扩张有关	护理目标:患者血氧饱和度维持在95%以上,主诉无胸闷、气急症状 护理措施: 1. 采取有利于呼吸的体位,如坐位或半坐卧位,定时更换体位 2. 提供安静、舒适的环境,保持室内空气清新,定时开窗通风,2次/日,每次≥30分钟 3. 保持呼吸道通畅,及时清除咯血,以防窒息 4. 教会患者有效咳嗽的方法 5. 遵医嘱吸氧,保持输氧装置通畅 6. 密切监测患者生命体征,特别是呼吸及血氧饱和度的变化 7. 遵医嘱抽动脉血气分析,观察患者有无低氧血症、低碳酸血症的发生 8. 遵医嘱给予抗感染药物,并观察用药后的反应,做好护理记录	07-12 患者血氧饱和度维持在95%以上,主诉无胸闷、气急发生
2022-07-08	3. 清理呼吸道无效:与患者疾病影响有关	护理目标:患者痰液量减少,黏稠度下降,易于咳出 护理措施: 1. 保持病房空气清新,每日开窗通风1~2次,室温控制在18~22℃,每次15~30分钟 2. 指导并协助患者采取舒适体位,如端坐卧位、半卧位,并定时更换,以利于排痰 3. 给患者吸入湿化氧气,提高动脉血氧分压,湿润呼吸道 4. 消除相关因素,促使痰液排出,保持呼吸道通畅 5. 鼓励患者咳痰,教会患者有效咳嗽的方法 6. 协助患者翻身、扣背,松动痰液,促进痰液排出 7. 遵医嘱给予氧气驱动雾化吸入,促进排痰 8. 减少陪客,避免交叉感染	07-12 患者痰液量减少,易咳出

（续表）

日期	护理诊断	护理目标、措施	评价
2022-07-13	4. 贫血：与患者大量咯血有关	护理目标：患者无大量咯血，血红蛋白值在 90 g/L 以上 护理措施： 1. 评估患者贫血程度，嘱患者卧床休息 2. 注意观察患者皮肤、黏膜变化 3. 给予患者进食富含维生素 B12 和叶酸的食物 4. 治疗期间严格观察血象变化，遵医嘱予输注红细胞悬液 5. 向患者讲解疾病相关知识及治疗目的 6. 积极治疗患者咯血，减少再出血的发生	07-16 患者无大量咯血，血红蛋白值 92 g/L
2022-07-13	5. 营养失调：低于机体需要量	护理目标：患者红细胞值维持在 4.3～5.8×10^{12}/L 护理措施： 1. 指导患者多进食营养丰富、易消化的饮食 2. 鼓励适当活动，从而增加食欲 3. 创造有利于患者进食的环境，保持室内空气清新 4. 避免饮浓茶、咖啡及碳酸饮料，以免降低食欲及导致饱腹感 5. 向患者讲解摄取充足的营养物质，对恢复身体健康的重要性	07-18 患者红细胞值为 4.4×10^{12}/L
2022-07-15	6. 焦虑：与患者病情反复、咯血，担心疾病预后有关	护理目标：患者无焦虑症状发生 护理措施： 1. 向患者介绍病区环境及主治医生、责任护士，消除患者陌生感 2. 向患者讲解疾病的相关知识，让患者详细了解疾病的治疗过程及效果，增加战胜疾病的信心 3. 创造温馨的病房环境，运用护理沟通技巧，与患者建立良好的护患关系，做好心理护理 4. 解释各种检查和治疗的必要性 5. 积极治疗患者疾病，减少咯血的发生，患者发生咯血后，及时进行清理，防止患者看到血液产生心理恐慌	07-18 患者焦虑情绪明显减轻，积极配合治疗
2022-07-15	7. 知识缺乏：与缺乏疾病的相关知识有关	护理目标：患者能够详细了解自身疾病的发生、发展及预后 护理措施： 1. 向患者及家属宣教疾病的相关知识及用药指导，树立战胜疾病的信心 2. 教会患者肺康复的锻炼方法，促进疾病早日康复 3. 指导患者饮食相关知识的宣教 4. 向患者提供有关健康宣教的学习资料，如入院指导、出院宣教等 5. 适当运动，避免过度劳累，注意休息 6. 向患者宣教药物的服用方法及不良反应	07-18 患者对自身疾病的相关知识基本了解

（四）健康指导

1. 大咯血窒息急救

（1）立即给予头低足高俯卧位。

(2) 拍背或使用吸引器吸出气道内淤血。

(3) 迅速建立静脉通道，遵医嘱使用止血药止血。

(4) 遵医嘱给予高流量吸氧。必要时给予气管插管或气管切开术，解除呼吸道梗阻。

(5) 密切观察患者生命体征，并做好护理记录。

(6) 安慰患者，避免过度紧张。

2. 体位引流的方法(图 2-5)及注意事项

(1) 引流前向患者解释引流目的及配合方法。

(2) 根据病变部位不同来选择痰液易于流出的体位。

(3) 引流时间可从每次 10～15 分钟增加到 15～30 分钟，嘱患者间歇深呼吸后用力咳痰，同时用手轻拍患部以提高引流效果，引流完毕给予漱口。

(4) 记录排出的痰量及性质。

(5) 注意：引流宜在饭前进行，在为痰量较多的患者引流时，应注意将痰液逐渐咳出，以防痰量过多涌出导致窒息；引流过程中注意观察，若发生咯血、发绀、头晕、出汗、疲劳等情况，应及时终止引流；患有高血压、心力衰竭及高龄患者禁止体位引流。

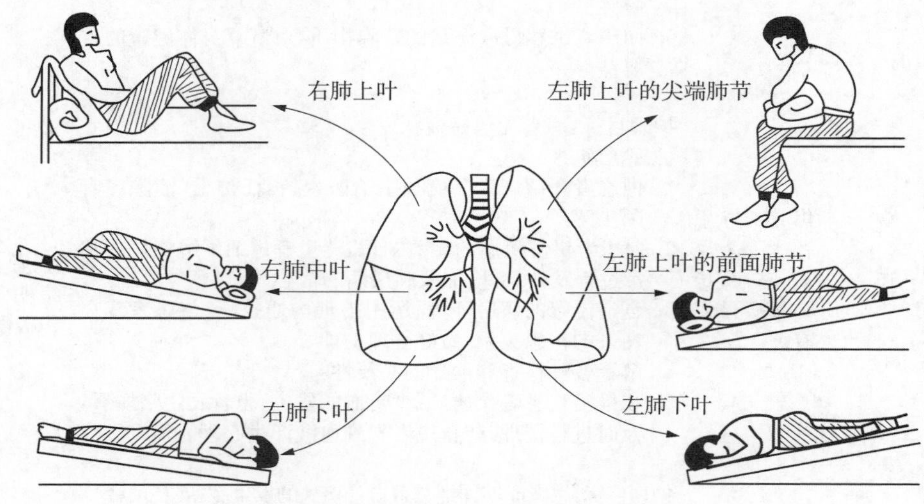

图 2-5　不同部位引流体位

3. 预防呼吸道感染，吸烟者戒烟，不要滥用抗生素及止咳药。

4. 心理指导　由于疾病迁延不愈，患者易产生悲观、焦虑等情绪；咯血时，患者感到对生命造成严重威胁，会出现极度恐惧，甚至绝望的心理。应进行疏导、解释、鼓励，应加强宣教工作，提高患者对疾病的认识，使其树立战胜疾病的信心。咯血时，护理人员应陪伴及安慰患者，保持其情绪稳定，避免因情绪波动加重出血。

5. 生活指导　鼓励患者参加体育锻炼，建立良好的生活习惯，劳逸结合，消除紧张心理，防止病情进一步恶化。

6. 饮食指导　进食高蛋白质、高热量、高维生素且营养丰富饮食，如蛋、鱼、肉和新鲜蔬菜、瓜果等；咯血期间，因过冷或过热食物均易诱发咯血，应给予温凉、易消化半流质，大咯血时应禁食；忌饮浓茶、咖啡等刺激性饮料；咳痰后及进食前后漱口，祛除痰臭，促进食欲。鼓励患者多饮水，每天不少于 1 500 mL，以稀释痰液，有利排痰。

7. 其他　遵医嘱用药，不随意减量或停用药物，保持呼吸道通畅。

（五）重点知识速递

速递 1　支气管扩张的定义

支气管扩张症（简称“支扩”）：由各种病因引起的反复发生的化脓性感染，导致中小支气管反复损伤和（或）阻塞，致使支气管壁结构破坏，引起支气管异常和持久性扩张，可以是原发或继发，主要分为囊性纤维化导致的支气管扩张症和非囊性纤维化导致的支气管扩张症。临床表现为慢性咳嗽、大量咳痰和（或）间断咯血、伴或不伴气促和呼吸衰竭等轻重不等的症状。

速递 2　支气管扩张的临床表现

支气管扩张患者的典型症状为长期持续的反复咳嗽、咳痰或咳脓痰、发热、咯血，还可伴有呼吸困难、消瘦及贫血等症状，部分患者可出现杵状指，严重时可能造成肺气肿、肺大泡、呼吸衰竭等并发症。

典型症状：①咳嗽、咳痰或咳脓痰：痰液为黏液性、黏液脓性或脓性，可呈黄绿色，收集后分层，上层为泡沫，中间为浑浊黏液，下层为脓性成分，最下层为坏死组织，如果伴有厌氧菌感染则伴有臭味。②发热：伴随肺部感染加重，可出现痰量增多和不同程度的发热，可仅为支气管感染加重，也可为病变累及周围肺实质出现肺炎所致。③咯血：50%～70%的患者可发生咯血，血量不等，可痰中带血或小量咯血，部分患者甚至以咯血为唯一症状。部分患者也可能出现大咯血，大出血常为小动脉被侵蚀或增生的血管被破坏所致。咯血量大小的标准尚无明确的界定，但一般认为每日咯血量在 100 mL 以内为小量，100～500 mL 为中等量，500 mL 以上或一次咯血 100～500 mL 为大量（表 2-1）。

表 2-1　咯血与呕血的区别

鉴别要点	咯　血	呕　血
出血方式	咳出	呕出
颜色	泡沫状。色鲜红	无泡沫。呈暗红色或棕色
混杂内容物	常混有痰	常有食物及胃液
酸碱度	呈碱性反应	呈酸性反应或碱性反应
基础疾病	有肺或心脏疾病史	有胃病或肝硬化病史
出血前兆	咯血前喉部瘙痒、胸闷、咳嗽	呕血前上腹不适及恶心
出血后血便	除非咽下，否则无血便改变	粪便带黑色或呈柏油状

体征：早期或干性支气管扩张可无异常肺部体征，疾病加重或继发感染时常可闻及下胸部、背部固定而持久的局限性粗湿性音，有时可闻及哮鸣音，部分慢性患者伴有杵状指（趾）。出现肺气肿、肺心病等并发症时有相应体征。

速递 3　支气管扩张治疗

关于支气管扩张的治疗建议：①根除致病菌的抗生素治疗：一线治疗：静脉应用环丙沙星 500～750 mg，2 周；二线治疗：静脉应用抗假单胞菌的 β 内酰胺类＋氨基糖苷类，2 周；随后 3

个月的雾化吸入黏菌素、庆大霉素、妥布霉素。②长期应用抗生素治疗，对于支气管扩张稳定期可以改善预后，指征：每年恶化3次或以上的支气管扩张患者。

长期应用抗生素提出以下注意事项：①在开始长期使用抗生素之前，检查患者的痰培养和分枝杆菌状态，优化气道清除和治疗其他相关疾病。②长期应用大环内酯类药物之前，需要证实无结核分枝杆菌感染；如果患者有听力障碍，需慎用。③由于阿奇霉素不良事件频率可能与剂量有关，起始剂量250 mg，连用3周，随后可根据临床反应调整。④长期吸入氨基糖苷时，注意：肌酐清除率<30 mL/min时避免使用；有明显听力损失，需要助听器或有明显平衡问题的患者慎用；避免同时服用肾毒性药物；每6个月复查，评估疗效、药物毒性和是否需要继续应用。虽然体外耐药可能并不影响临床疗效，但需要定期进行痰培养及药敏试验；e. 建议长期口服同种药物，无效后可以根据药敏结果进行调整，不建议每月轮替；f. 长期抗生素的选择是复杂的，必须考虑耐受性、过敏和敏感性等因素。

其他：应当进行患者教育，如呼吸训练、重力与体位相结合以增加气道分泌物排出，加强康复训练。当支气管扩张合并慢性阻塞性肺疾病或支气管哮喘时，应遵循相应指南的建议进行治疗。

速递4　支气管扩张突发大咯血紧急处理流程

大咯血紧急处理流程见图2-6。

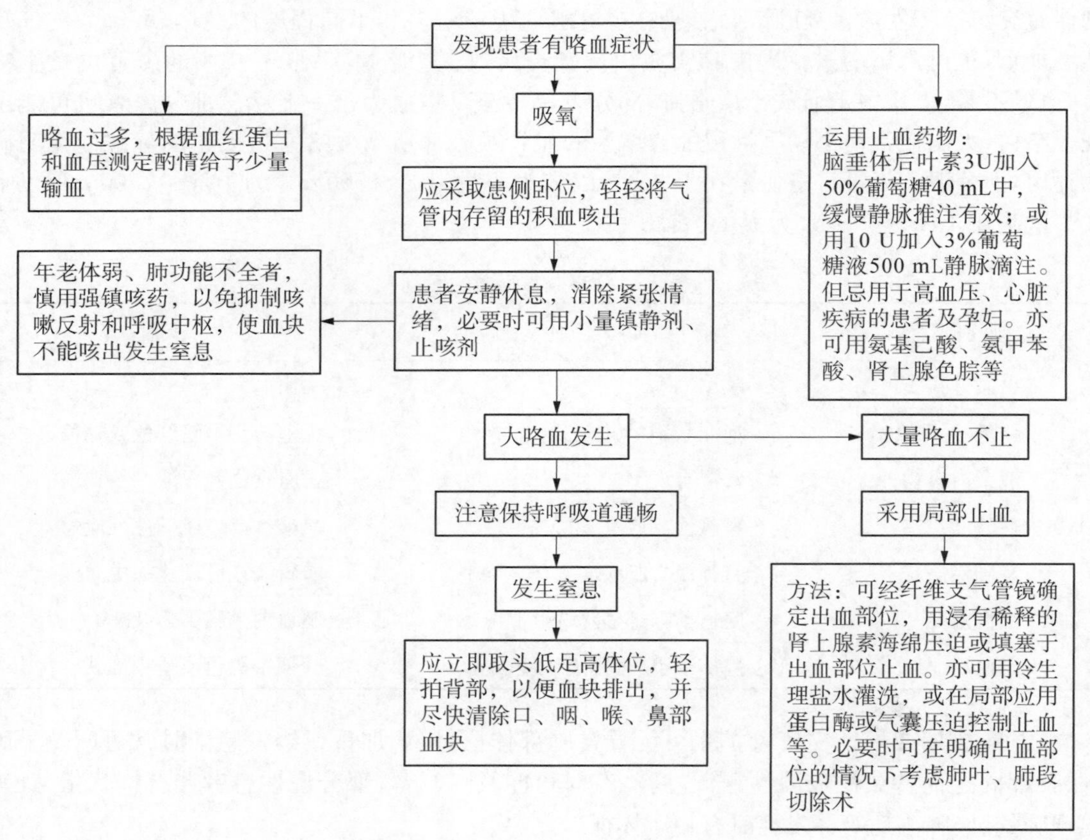

图2-6　大咯血的紧急处理流程图

（洪涵涵）

参考文献

[1] 佚名. 支气管扩张症专家共识要点解读[J]. 江苏卫生保健,2021(09):52-53.
[2] 索郎德吉. 探讨分析引起咯血的病因及急诊护理方法[J]. 世界最新医学信息文摘,2019,19(23):278-281. DOI:10.19613/j.cnki.1671-3141.2019.23.185.
[3] 袁博云,刘欣,袁雅冬. 2018年呼吸系统疾病研究部分进展[J]. 临床荟萃,2019,34(01):49-55.
[4] 中国成人支气管扩张症诊断与治疗专家共识[J]. 中华结核和呼吸杂志,2021,44(04):311-321.
[5] 王宁,徐金富. 欧洲成人支气管扩张症管理指南带给我们的思考[J]. 中华结核和呼吸杂志,2019(02):153-156.

病例 4
慢性阻塞性肺疾病

查房目的：掌握慢性阻塞性肺疾病的康复护理、治疗预案及家庭氧疗的方法
查房形式：护理个案查房

（一）基本情况

患者女性，72 岁，诊断为“慢性阻塞性肺疾病”。

【现病史】患者 10 年前无明显诱因出现咳嗽、咳痰，每日 5～6 次，痰液为白色黏痰，于当地医院就诊，完善肺功能检查，诊断为慢性阻塞性肺疾病，予以吸入用糖皮质激素舒张支气管等治疗。2022 年 5 月 26 日因颈椎病行全麻下颈前路减压植骨内固定术，术后咳嗽、咳痰次数及量较前增多，痰为黄脓痰，痰中可见血丝，伴呼吸困难、胸闷、气急，血气分析提示二氧化碳潴留，Ⅱ型呼吸衰竭，胸部 CT 双肺下叶炎症，考虑为“慢性阻塞性肺疾病急性加重期”。予抗感染、止咳、化痰治疗，今日为治疗后第 8 天，查体患者精神尚可，生命体征平稳，自理能力评分 65 分，压力性损伤危险因素评分 27 分，血栓危险因素评分 5 分，跌倒/坠床危险因素评分 2 分。

【既往史】有“高血压”病史 15 年，自服苯磺酸氨氯地平＋吲达帕胺缓释片，右手小指骨折行手术治疗。

【个人史】有吸烟史 40 余年，已戒烟。适龄结婚，育有 1 子 1 女，子女及配偶均体健。家庭经济能力尚可，住院有医保。

【家族史】无特殊家族遗传史。

（二）辅助检查

1. 体格检查　颈前可见长约 3 cm 切口，无红肿，无分泌物，气管位置居中。桶状胸，可见肋间隙增宽，胸廓对称无畸形，无胸骨压痛，呼吸运动急促。双肺呼吸音减弱，两侧语颤音减弱，呼气相长于吸气相。

2. 异常实验室检查　胸部 CT 平扫＋增强（2022-05-27）提示：双肺下叶炎症，右侧为著、双肺气肿伴多发肺大泡。

血常规（2022-05-26）：白细胞 11.9×10^9/L。

（三）护理计划

日期	护理诊断	护理目标、措施	评价
2022-05-26	1. 气体交换受损：与肺部炎症，有效通气面积减少有关	护理目标：患者氧分压维持在 80 mmHg 以上，二氧化碳分压在 35～45 mmHg 内	05-31 患者氧分压维持在 82～88 mmHg，二氧化碳分压在 35～45 mmHg 内

（续表）

日期	护理诊断	护理目标、措施	评价
2022-05-26	1. 气体交换受损：与肺部炎症，有效通气面积减少有关	护理措施： 1. 采取有利于呼吸的体位，如坐位或半卧位 2. 保持呼吸道通畅，多饮水，稀释痰液，协助患者翻身叩背，促进痰液排出 3. 定时开窗通风，保持空气清新，适宜的温湿度 4. 注意观察患者呼吸的频率及深度，发现异常，及时告知医生 5. 遵医嘱给予持续低流量吸氧，保持输氧装置通畅 6. 遵医嘱监测患者动脉血气分析，观察患者二氧化碳潴留改善情况 7. 教会患者呼吸功能锻炼的方法，如腹式呼吸、缩唇呼吸等，促进肺康复	05-31 患者氧分压维持在 82～88 mmHg，二氧化碳分压在 35～45 mmHg 内
2022-05-26	2. 清理呼吸道无效：与患者年老体弱、无力咳出，痰液黏稠有关	护理目标：患者痰液量减少，黏稠度下降，易于咳出 护理措施： 1. 保持病房空气清新，每日开窗通风 1～2 次，室温控制在 18～22℃，每次 15～30 分钟 2. 指导并协助患者采取舒适体位，如端坐卧位、半卧位，并定时更换，以利于排痰 3. 给患者吸入湿化氧气，提高动脉血氧分压，湿润呼吸道 4. 消除或减少相关因素，促使痰液排出，保持呼吸道通畅 5. 鼓励患者咳痰，教会患者有效咳嗽的方法 6. 协助患者翻身、叩背，松动痰液，促进痰液排出 7. 遵医嘱给予氧气驱动雾化吸入，促进排痰	05-31 患者痰液量明显减少，黏稠度下降，易于咳出
2022-05-26	3. 营养失调：低于机体需要量	护理目标：患者体重无下降，红细胞维持在 $(4.3 \sim 5.8) \times 10^{12}/L$ 护理措施： 1. 指导家属携带患者喜爱的、营养丰富、易消化的食物 2. 协助患者进餐，增进营养 3. 遵医嘱予以营养支持，制订营养计划 4. 鼓励患者适当运动，从而增加食欲 5. 向患者讲解摄取充足营养物质，对恢复身体健康的重要意义 6. 鼓励患者有食欲时多进食 7. 保证良好的进餐环境，增进患者食欲	05-31 患者体重无下降，红细胞维持在 $(4.3 \sim 5.8) \times 10^{12}/L$

（续表）

日期	护理诊断	护理目标、措施	评价
2022-05-26	4. 自理能力下降：与患者疾病影响有关	护理目标：患者日常生活能够自理，无胸闷、气急症状发生 护理措施： 1. 将呼叫器放在患者伸手可及之处，有需要及时按铃，解决患者所需 2. 帮患者修剪指甲，协助更衣、系纽扣等活动，鼓励患者衣着宽松 3. 根据患者具体情况提供合适饮食，保证营养供给 4. 鼓励患者自行进食，必要时协助患者 5. 制订自理能力康复锻炼计划，锻炼体力 6. 鼓励患者积极配合治疗，促进肺康复	06-02 患者自理能力提高，日常生活无胸闷、气急发生
2022-05-26	5. 有跌倒/坠床的危险：与患者年龄较大，疾病导致体弱有关	护理目标：患者无跌倒/坠床情况发生 护理措施： 1. 告知患者及家属跌倒/坠床的原因，对患者进行监控随访 2. 向患者及家属讲解相关注意事项及预防措施 3. 挂警示牌，提高警惕 4. 病床两侧架床档，防止坠床 5. 穿防滑鞋，防止跌倒 6. 身体虚弱避免独自下床，由工作人员或家属进行搀扶 7. 下床前，床边稍坐片刻，避免直立性低血压 8. 外出检查要有人陪同	06-02 患者无跌倒/坠床情况发生
2022-05-28	6. 活动无耐力：与患者呼吸困难、氧供与氧耗有关	护理目标：增强对活动的耐受力 护理措施： 1. 确定活动无耐力的因素，消除诱因 2. 进行关节运动训练，进行活动或练习 3. 监测个体活动的反应，如有不适，及时停止 4. 循序渐进地增加活动，避免过度劳累	06-02 患者日常活动不受限制
2022-05-28	7. 焦虑：与病程时间长，迁延不愈有关	护理目标：患者焦虑减轻、配合治疗 护理措施： 1. 向患者介绍病区环境及主治医生、责任护士，消除患者住院紧张情绪 2. 及时了解患者所需，解决生活问题 3. 向患者解释疾病的发展、发生及预后情况，让患者全程积极参与治疗 4. 创造温馨的环境，增加患者舒适感 5. 解释各种检查及治疗的必要性及重要性 6. 鼓励患者说出内心感受，有针对性地开导患者 7. 保证充足的睡眠	06-02 患者焦虑减轻，积极配合治疗

（四）健康指导

1. **戒烟**　主动烟和二手烟可破坏呼吸道黏膜的保护机制，增加痰液，增加感染的机会，同时烟草里含有较多有害物质，易加重慢性阻塞性肺疾病。

2. **远离病原微生物**　注意随时增减衣物，减少感冒，提高免疫功能，减少上呼吸道感染。

3. **保护环境**　雾霾天气减少外出，居室注意通风换气、清洁，避免灰尘泛起。

4. **职业保护**　在矿山接触石头的粉末或者面粉厂、纺织厂、化工厂、制药厂接触化学试剂的工作人员均需注意职业防护。

5. **教会患者有效咳嗽的方法**　积极促进痰液排出，定时翻身叩背，叩背方法（图 2-7）：手呈弓形，从下至上，从外至内，背部从第十肋间隙，胸部从第六肋开始向上叩击至肩部，避开心前区及乳房。

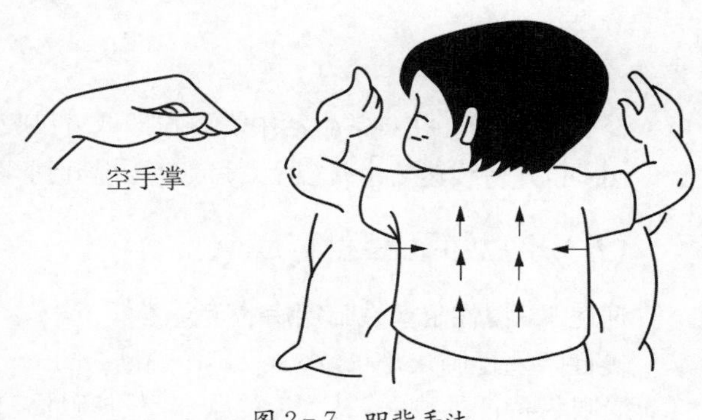

图 2-7　叩背手法

6. **肺康复训练**

（1）腹式呼吸（图 2-8）：腹式呼吸的关键是在呼吸时要协调横膈膜和腹肌的活动。腹式呼吸训练可增加患者膈肌运动，使辅助呼吸肌更少地参与呼吸，提高通气效率，以此改善COPD患者的肺功能、增强呼吸肌力量和运动能力、减轻呼吸困难、提升健康相关的生活质量。患者取坐位或仰卧位，鼻吸气尽力挺腹，口呼气腹部内陷，将气缓慢呼出，吸呼比为 1∶2 或 1∶3，每日 2 次，每次 10～15 分钟。

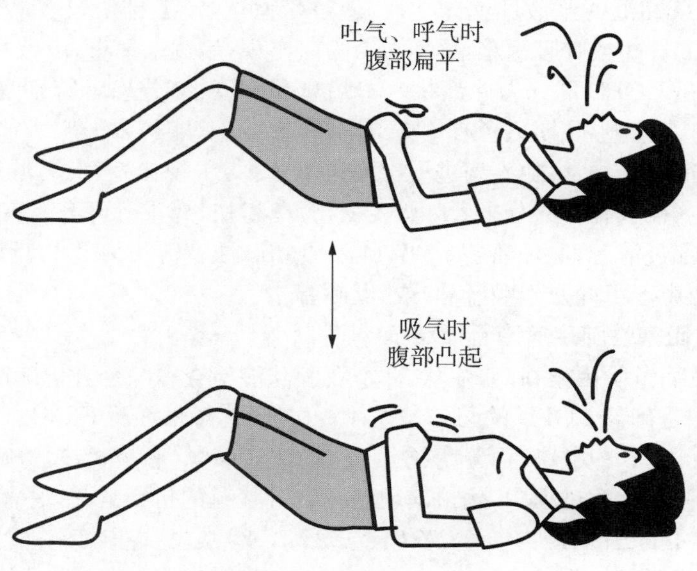

图 2-8　腹式呼吸

（2）缩唇呼吸（图 2-9）：鼻吸气，缩唇吹口哨样，缓慢呼气，30 cm 唇等高点水平放置蜡烛，火焰随气流倾斜又不致熄灭，每日 3 次，每次 30 分钟。

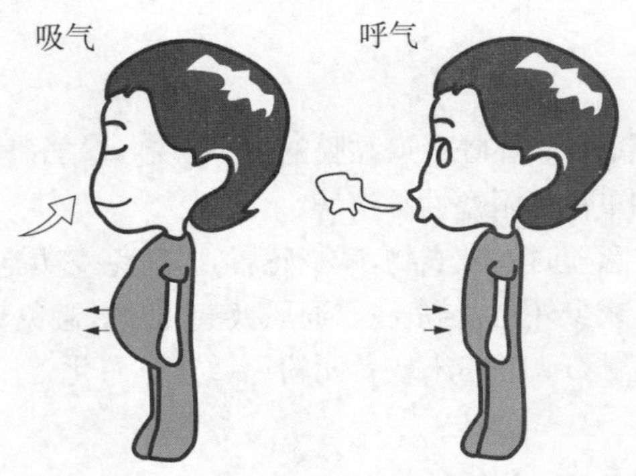

图 2-9 缩唇呼吸

7. 家庭氧疗 在日常生活中需要长期低流量吸氧,氧流量 1～2 L/min,每天连续使用氧气不少于 15 小时,并持续达 6 个月以上,使氧分压提升到 60 mmHg 及使血氧饱和度大于 90%。

(五) 重点知识速递

速递 1 慢性阻塞性肺疾病的定义

慢性阻塞性肺疾病(chronic obstructive pulmonary disease, COPD)简称慢阻肺,是以持续的气流受限为特征的疾病,其气流受限多呈进行性发展。肺功能检查对确定气流受限有重要意义。当慢性支气管炎、肺气肿患者肺功能检查出现气流受限、并且不能完全可逆时,则能诊断 COPD。如患者只有"慢性支气管炎"和(或)"肺气肿",而无气流受限,则不能诊断为 COPD。

速递 2 慢性阻塞性肺疾病的临床表现

主要症状:①慢性咳嗽:随病程发展可终身不愈,常晨间咳嗽明显,夜间有阵咳或排痰。②咳痰:一般为白色黏液或浆液性泡沫性痰,偶可带血丝,清晨排痰较多,急性发作期痰量增多,可有脓性痰。③气短或呼吸困难:早期在劳力时出现,后逐渐加重,以致在日常活动甚至休息时也感到气短,是 COPD 的标志性症状。④喘息和胸闷:部分患者特别是重度患者或急性加重时出现喘息。⑤其他:晚期患者有体重下降,食欲减退等。

体征:早期体征可无异常,随疾病进展出现以下体征:①视诊及触诊:胸廓前后径增大,剑突下胸骨下角增宽(桶状胸),部分患者呼吸变浅,频率增快,严重者可有缩唇呼吸等;触觉语颤减弱。②叩诊:肺部过清音,心浊音界缩小,肺下界和肝浊音界下降。③听诊:两肺呼吸音减弱,呼气延长,部分患者可闻及干啰音和(或)湿啰音。

速递 3 慢性阻塞性肺疾病诊断标准

根据吸烟等发病危险因素、临床症状、体征及肺功能检查等综合分析确定。肺功能检查表现为持续气流受限是确诊 COPD 的必备条件,吸入支气管舒张剂后 FEV1/FVC＜70%即明确存在持续的气流受限。COPD 病程分期:①稳定期:患者咳嗽、咳痰、气短等症状稳定或症状减轻。②急性加重期:在疾病过程中,病情出现超越日常状况的持续恶化,并需改变 COPD 的日常基础用药。通常指患者短期内咳嗽、咳痰、气短和(或)喘息加重,痰量增多,呈脓性或黏脓性,可伴发热等炎症明显加重的表现。

速递 4 慢性阻塞性肺疾病急性加重期治疗

慢性阻塞性肺疾病急性加重的治疗目标是最小化本次急性加重的影响,预防再次急性加重的发生。支气管舒张剂是慢性阻塞性肺疾病急性加重的一线基础治疗,用于改善临床症状和肺功能，推荐优先选择单用 SABA 或联合 SAMA 吸入治疗。住院患者首选雾化吸入给药，建议在病情趋向稳定时恢复长效支气管舒张剂维持治疗。茶碱类不推荐作为一线的支气管舒张剂，但在 β2 受体激动剂、抗胆碱能药物治疗 12～24 小时后，病情改善不佳时可考虑联合应用，但需要监测和避免不良反应。下呼吸道细菌感染是慢性阻塞性肺疾病急性加重最常见的原因。因此，对于所有慢性阻塞性肺疾病急性加重患者，均应评估感染相关指标和是否有抗菌治疗的指征，对于具备抗菌药物应用指征的患者，抗菌治疗可以缩短恢复时间、降低早期复发风险、减少治疗失败风险和缩短住院时间。

速递 5　COPD 并发自发性气胸应急预案

COPD 患者的呼吸困难多呈长期缓慢进行性加重，如有突然加重的呼吸困难，并伴有明显发绀，患侧肺部叩诊为鼓音，听诊呼吸音减弱或消失，应考虑自发性气胸，通过 X 线检查可确诊。尤其发生张力性气胸，此型气胸胸膜腔内压测定常超过 10 cmH_2O，甚至高达 20 cmH_2O，抽气后胸膜腔内压可下降，但又迅速复升，对机体呼吸循环功能的影响最大，必须紧急抢救处理。COPD 并发自发性气胸应急预案见图 2－10。

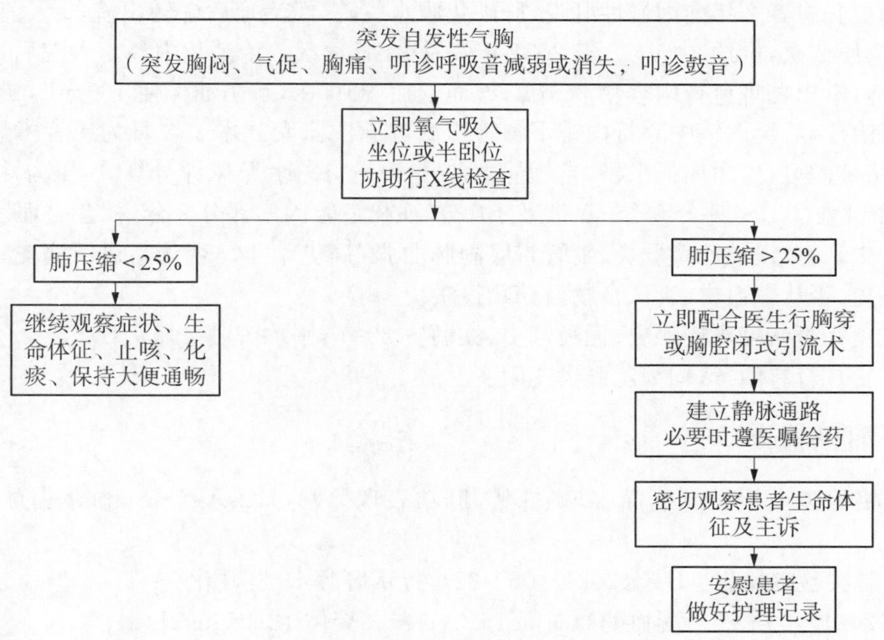

图 2－10　COPD 并发自发性气胸应急预案

（洪涵涵）

参考文献

[1] 中华医学会呼吸病学分会慢性阻塞性肺疾病学组，中国医师协会呼吸医师分会慢性阻塞性肺疾病工作委员会. 慢性阻塞性肺疾病诊治指南（2021 年修订版）[J]. 中华结核和呼吸杂志，2021，44(03)：170－205.

[2] 陈玉銮，龙秀红，田怡，等. 肺康复运动训练改善慢性阻塞性肺疾病患者运动能力的研究进展[J]. 全科护理，2022，20(21)：2925－2929.

[3] 张玲，苗嫚丽，姜雪勤，等. 呼吸康复在慢性阻塞性肺疾病中的应用进展[J]. 中国临床保健杂志，2021，24(05)：612－617.

[4] 卢敏贞，高兴林. 2020 年慢性阻塞性肺疾病全球倡议更新解读[J]. 临床药物治疗杂志，2021，19(01)：17－21.

[5] 慢性阻塞性肺疾病临床诊治实施规范专家组. 慢性阻塞性肺疾病临床诊治实施规范[J]. 国际呼吸杂志，2022，42(06)：401－409.

病例 5
上消化道出血

查房目的：掌握上消化道出血疾病的护理、治疗预案，提高急救应急处理能力
查房形式：护理个案查房

(一) 基本情况

患者男性，57 岁，诊断为“上消化道出血”。

【现病史】患者 2 年前因慢性肝炎、肝硬化腹水住院，经治疗后好转出院，2 天前无明显诱因排成形黑便 2 次，量约 20 mL。于 2021 年 6 月 24 日再次收治消化内科。入院后，患者自觉上腹部不适，呕出咖啡色胃内容物 50 mL，继而呕血 400 mL，解柏油样便 100 mL，予以抑酸扩容、止血等治疗，后至内镜中心行内镜下食管胃底静脉曲张套扎术。今日为患者术后第 3 天，查体患者精神尚可，生命体征平稳，自理能力评分 30 分，跌倒/坠床评分 0 分，压力性损伤评分 24 分，疼痛量表(NRS)评分 0 分，营养评分 0 分，血栓危险因素评分 2 分，社会心理评估正常。

【既往史】有“慢性乙型肝炎、食管胃底静脉曲张”病史十年。否认高血压病史、糖尿病病史、冠心病史，否认输血史，否认食物及药物过敏史。

【个人史】否认疫水接触史；无吸烟史，饮酒史 20 年，平均啤酒 2 瓶/日。

【家族史】育有两子，均为乙肝大三阳。

(二) 辅助检查

1. 体格检查 慢性肝病面容，蜘蛛痣，肝功表现异常，HBsAg(+)，血浆白球蛋白比例倒置。

2. 异常实验室检查 B 超(2021-06-25)：提示肝腹水、肝硬化。

血浆(2021-06-25)：凝血酶原时间 15.3s；D-二聚体 12.05 mg/L。

血常规(2021-06-25)：血小板 38×10^9/L；血红蛋白 56 g/L。

(三) 护理计划

日期	护理诊断	护理目标、措施	评价
2021-06-24	1. 组织灌注不足：与失血失液有关	护理目标：增加组织灌注量，减轻临床症状 护理措施： 1. 遵医嘱予输液、输血治疗，观察治疗疗效	06-27 患者组织灌注不足症状得以改善

（续表）

日期	护理诊断	护理目标、措施	评价
2021－06－24	1. 组织灌注不足：与失血失液有关	2. 遵医嘱予心电监护，严密观察患者的生命体征及意识的变化，警惕失血性休克的发生 3. 嘱患者卧床休息，减少或消除不良刺激 4. 密切观察大便及呕吐物的情况，如有异常及时通知医生 5. 注意患者保暖	06－27 患者组织灌注不足症状得以改善
2021－06－24	2. 气体交换受损：与血红蛋白低有关	护理目标：改善患者呼吸 护理措施： 1. 保持室内空气新鲜：定时通风，每次通风 30 分钟，通风时注意给患者保暖 2. 抬高床头，协助患者取半坐卧位 3. 遵医嘱予患者持续低流量吸氧 4. 卧床休息，降低耗氧量	06－27 患者呼吸困难症状得到有效缓解
2021－06－24	3. 自理能力下降：与身体虚弱、行动不便有关	护理目标：患者卧床期间生活需要得到满足 护理措施： 1. 床旁备呼叫器，将患者常使用的物品放在患者伸手可及的地方 2. 协助患者床上使用大小便器，做好患者皮肤护理 3. 协助患者洗漱、更衣、床上擦浴等 4. 做好患者的口腔及会阴护理	06－27 患者生活需求基本得到满足
2021－06－24	4. 焦虑：与担心疾病预后不良有关	护理目标：患者焦虑紧张感减轻 护理措施： 1. 多与患者交流，积极开导患者，鼓励患者保持乐观积极的心态，解释病情，帮患者树立战胜疾病的信心 2. 评估患者家庭状况、经济条件、文化程度等，并进行相应的心理疏导 3. 做好患者家属的沟通工作、加强陪护	06－27 患者焦虑紧张感减轻，积极配合治疗
2021－06－24	5. 活动无耐力：与血容量减少、贫血有关	护理目标：能够改善自身的活动状况，使之达到特定的活动水平 护理措施： 1. 保证充足的休息，保持病房环境的安静和舒适 2. 协助患者完成日常基本生活 3. 积极补充血容量，改善患者贫血情况 4. 出血停止，待病情平稳后，适当室内活动，逐渐增加活动量	06－27 患者逐渐恢复体力
2021－06－24	6. 排便异常：与上消化道出血有关	护理目标：能够改善患者排便情况 护理措施： 1. 协助患者做好肛周皮肤护理，保持肛周皮肤清洁、干燥 2. 指导患者和家属学会观察排泄物的性质、次数 3. 密切观察继续出血情况和再出血情况	06－27 患者排便逐渐恢复正常

（续表）

日期	护理诊断	护理目标、措施	评价
2021-06-24	7. 知识缺乏：与缺乏疾病的相关知识有关	护理目标：患者了解自己疾病的形成原因、预后及注意事项 护理措施： 1. 向患者及家属宣教上消化道出血相关疾病知识 2. 饮食指导：进食软烂、易消化食物，少量多餐，避免进食刺激性食物 3. 告知患者及家属正确的用药知识及预后情况 4. 掌握早期判断出血征象、应急措施和及时就诊方式	06-27 基本掌握上消化道出血的原因、预后及注意事项
2021-06-24	8. 有感染的危险：与机体抵抗力下降有关	护理目标：住院期间患者无感染的症状及体征 护理措施： 1. 做好生活护理，保持床单位及衣服的清洁干燥 2. 协助患者适当床上运动，翻身叩背，防止肺部感染 3. 加强患者的营养支持 4. 严格做好各类导管的维护 5. 遵医嘱合理使用抗生素 6. 各种操作严格遵循无菌原则，避免交叉感染	06-27 患者住院期间未发生感染
2021-06-24	9. 有皮肤完整性受损的危险：与长期卧床有关	护理目标：患者住院期间不发生压力性损伤 护理措施： 1. 避免局部皮肤长时间的受压 2. 更换体位时应注意观察并按摩压疮好发部位 3. 保持床铺的平整和干净，及时清理皮肤碎屑 4. 勤擦洗，注意保持患者皮肤清洁、干燥	06-27 患者皮肤完好，未发生压力性损伤
2021-06-24	10. 潜在并发症：窒息与大量呕血有关	护理目标：确保呼吸道通畅，避免窒息的发生 护理措施： 1. 呕血时，将患者头偏向一侧，保持呼吸道通畅。必要时准备负压吸引 2. 及时清除口鼻腔分泌物 3. 加强观察生命体征和呕吐情况。嘱患者匀速呼吸，切勿过度换气，尤其在呕血时不能憋气、屏气 4. 加强口腔护理 5. 做好心理护理，避免精神紧张	06-27 患者未发生窒息
2021-06-25	11. 潜在并发症：再出血	护理目标：警惕再次出血的发生 护理措施： 1. 密切观察患者的生命体征 2. 倾听患者的主诉，如有头晕、恶心等及时报告医生，给予对症处理 3. 观察呕吐物及排泄物的颜色、性质、量 4. 做好患者及家属的宣教，避免情绪紧张	06-27 患者未发生再次出血

（四）健康指导

1. 上消化道出血患者急救

（1）绝对卧床休息，呕血时头偏向一侧，避免活动。

(2) 迅速建立两条以上静脉通路，积极补充血容量，输血、输液等抗休克治疗。

(3) 遵医嘱予心电监测、吸氧，备好三腔二囊管及负压吸引器。

(4) 严密观察患者生命体征及神志的变化。

(5) 准确记录出入量。

(6) 急性上消化道出血应在出血后24小时内进行内镜检查；内镜禁忌或检查阴性者仍有活动性出血，可行介入治疗；必要时多学科诊治和外科手术干预治疗。

2. 上消化道出血的预防

(1) 休息与活动：指导患者生活要有规律，保持乐观情绪，戒烟戒酒，避免长期精神紧张和过度劳累。

(2) 合理饮食：合理饮食是避免上消化道出血诱因的重要环节。避免进食坚硬及刺激性的食物，宜食用软烂、易消化的食物。

(3) 提高自我护理能力的指导：指导患者及家属掌握有关疾病的病因和诱因、预防、治疗知识，以减少再出血的危险，教会患者及家属早期识别出血征象及应急处理措施。

（五）重点知识速递

速递1　上消化道出血定义

上消化道出血指屈氏韧带以上的消化道，包括食管、胃、十二指肠和胰、胆等病变引起的出血，以及胃空肠吻合术后的空肠病变出血。出血的病因可为上消化道疾病或全身性疾病。本病是常见的临床急症，死亡率约为10%，对于老年人、伴有严重疾患的患者死亡率可达25%～30%。及早识别出血征象，严密观察周围循环状况的变化，迅速准确地抢救治疗和细致的临床护理，均是抢救患者生命的关键环节。

速递2　上消化道出血的临床表现及出血量的判断

上消化道出血的临床表现取决于出血病变的性质、部位、出血量与速度。

(1) 呕血与黑便：呕血与黑便是上消化道出血的特征性表现。大便隐血试验阳性提示每天出血量5～10 mL，出现黑便则表明每天出血量50～100 mL，胃内积血量250～300 mL时可引起呕血。有黑便的不一定有呕血，但有呕血的一定有黑便。出血部位在幽门以上者，呕血和黑便都有，在幽门以下者可仅表现为黑便。

(2) 失血性周围循环衰竭：出血量450～500 mL，患者可出现头昏、心悸、乏力、出汗、口渴、晕厥等一系列组织缺血的表现。出血量达1 000 mL可呈休克状态时，患者表现为面色苍白、口唇发绀、呼吸急促、皮肤湿冷、精神萎靡、烦躁不安，重者反应迟钝、意识模糊。

(3) 发热：出血后，多数患者在24小时内出现发热，一般不超过38.5℃，可持续3～5天。

速递3　上消化道出血的紧急评估

首先应评估患者意识、气道、呼吸和循环。在对急性上消化道出血进行初步诊断与鉴别后，判断病情危险程度。

(1) 意识评估：首先判断意识，意识障碍既提示严重失血，也是误吸的高危因素。

(2) 气道评估：评估气道通畅性及梗阻的风险。

(3) 呼吸评估：评估呼吸频率、节律及血氧饱和度。

(4) 循环评估：监测心率、血压、尿量及末梢灌注情况。条件允许时行有创血流动力学监测。

速递4 上消化道出血紧急处理流程

见图 2-11。

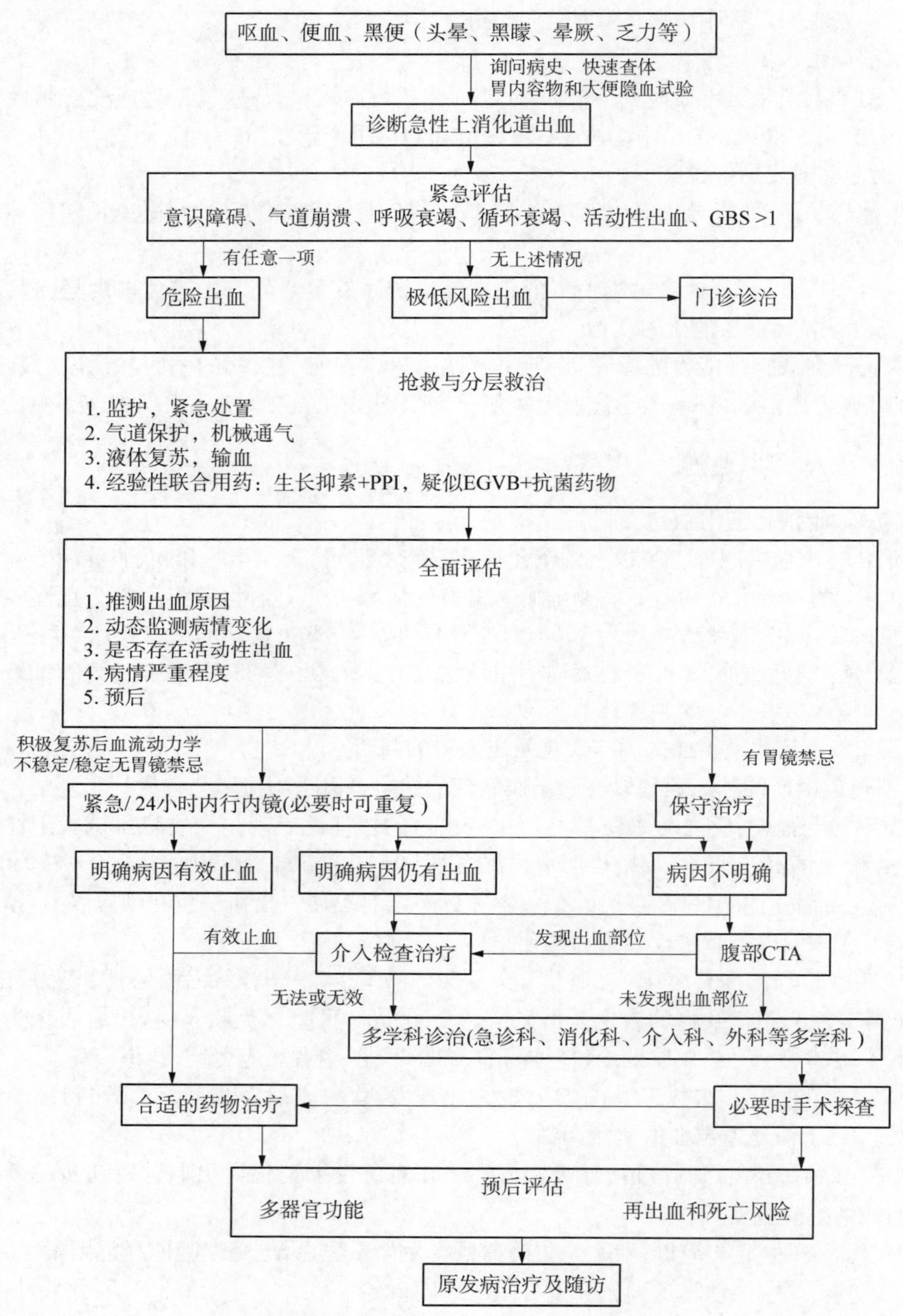

图 2-11 上消化道出血紧急处理流程

（冯欣伟）

参考文献

[1] 中国医师协会急诊医师分会，中华医学会急诊医学分会，全军急救医学专业委员会，等．急性上消化道出血急诊诊治流程专家共识(2020 版)[J]．中华急诊医学杂志，2021，30(01)：15-24.

[2] 李兆申，张澍田，陈旻湖，等．急性非静脉曲张性上消化道出血诊治指南(2018 年，杭州)[J]．中华内科杂志，2019，58(03)：173-180.

[3] Triantafyllou K, Gkolfakis P, Gralnek IM, et al. Diagnosis and management of acute lower gastrointestinal bleeding: European Society of Gastrointestinal Endoscopy (ESGE) Guideline [J]. Endoscopy, 2021,53(8):850-868.

[4] 赵婷．急性非静脉曲张性上消化道出血患者再出血危险性及其临床分级的护理干预效果研究[J]．护士进修杂志，2018，33(14)：4.

[5] 沙嫚，马志杰，余晓帆，等．FMEA 在肝硬化并发上消化道出血患者中的应用[J]．齐鲁护理杂志，2020，26(19)：9-11.

病例 6
急性胰腺炎

查房目的：掌握急性胰腺炎疾病的护理、治疗预案，提高急救应急处理能力
查房形式：护理个案查房

(一) 基本情况

患者男性，56 岁，诊断为“急性胰腺炎”。

【现病史】患者于 2022 年 6 月 26 日进食红烧肉后觉上腹部持续性钝痛，逐渐加重，伴恶心、呕吐。次日腹痛遍及全腹，伴腹胀、不排气，再次日腹痛无明显缓解，且腹胀逐渐加重，伴腰痛，体温升高，维持在 38.2～38.7 ℃。诊断为急性重症胰腺炎收治消化内科，入院后予禁食、补液、抗感染、胃肠减压等治疗，入院后完善相关检查后，于 6 月 29 日行“内镜下鼻空肠营养管置入术”，术后予百普素 1 500 mL 肠内营养管注入。今日为患者术后第 3 天，查体患者精神尚可，生命体征平稳，自理评分 25 分，压力性损伤评分 23 分，疼痛评分 1 分，血栓危险因素评分 4 分，跌倒/坠床评分 1 分，营养评分 3 分，社会心理评估正常，导管评分 4 分。

【既往史】高血压病史 10 余年，最高血压 200/100 mmHg，口服“氨氯地平贝那普利片 1 片/日”控制血压，自诉血压控制尚可。有“高脂血症”病史 5 年，未予特殊治疗。否认糖尿病病史。否认冠心病史，否认结核、肝炎等传染病史，否认输血史，否认食物及药物过敏史。

【个人史】久居原籍，否认疫水接触史；无吸烟史，饮酒史 10 年，平均白酒 5 两/日。平时喜食油腻食物。育有两女，身体均健康。

【家族史】无特殊家族遗传病史。

(二) 辅助检查

1. 体格检查 体温 37.8 ℃，脉搏 118 次/分，呼吸 24 次/分，血压 128/70 mmHg，神志清楚，两肺呼吸音清。心律齐，心脏各瓣膜未闻及杂音。肝区无叩痛。腹部膨隆，全腹轻度肌张力升高，伴压痛、反跳痛，肠鸣音弱。

2. 异常实验室检查 腹部 B 超及腹部 CT 检查均提示：胰头周围液体渗出，胆囊体积增大，腹腔少量积液。

血常规(06－27)：白细胞 17.9×10^9/L、中性粒细胞 85%、淋巴细胞 13%。

血生化(06－27)：血淀粉酶 360 U/L、血钾 3.2 mmol/L、血钠 110 mmol/L、血钙 2.0 mmol/L。

（三）护理计划

日期	护理诊断	护理目标、措施	评价
2022-06-27	1. 疼痛：腹痛与胰腺周围组织炎症、水肿或出血坏死有关	护理目标：患者主诉疼痛不适感减轻 护理措施： 1. 观察患者疼痛的部位、性质、持续时间、程度，做好记录及时通知医生 2. 嘱患者禁食、胃肠减压 3. 协助患者取弯腰、屈膝侧卧位，以缓解患者疼痛 4. 腹痛剧烈者，必要时给予药物止痛，如哌替啶等	06-29 患者疼痛症状明显减轻
2022-06-27	2. 有体液不足的危险：与大量呕吐导致失水有关	护理目标：防止体液不足的发生 护理措施： 1. 密切监测患者的生命体征、意识、皮肤温度，准确记录出入量 2. 建立静脉通路，积极补充水分和电解质 3. 防止低血容量性休克 4. 注意保暖	06-29 患者未发生体液不足等临床表现
2022-06-27	3. 电解质紊乱：与呕吐、胃肠减压有关	护理目标：患者水电解质平衡、生命体征平稳、无休克发生 护理措施： 1. 及时询问患者有无不适 2. 观察患者有无皮肤湿冷、四肢无力、神志淡漠等临床表现 3. 准确记录出入量 4. 遵医嘱补充电解质，根据抽血结果及时调整患者用药	06-29 患者电解质基本平衡
2022-06-27	4. 营养失调：低于机体需要量与呕吐、胃肠减压、禁食有关	护理目标：改善患者营养状况、患者营养适当，体重较前无明显下降 护理措施： 1. 及时补充水分和电解质，早期给予全胃肠外营养，慢慢过渡至肠内营养，遵医嘱制定肠内/肠外营养计划 2. 轻症急性胰腺炎患者当疼痛减轻、发热消退后，可给予少量无脂流质饮食 3. 鼓励患者适当活动，增加食欲	06-29 患者营养状况较前好转
2022-06-27	5. 自理能力下降：与身体虚弱、行动不便有关	护理目标：患者卧床期间生活需要得到满足 护理措施： 1. 床旁备呼叫器，将患者常用的物品放在患者伸手可及的地方 2. 协助患者使用便盆 3. 帮助患者洗漱、更衣、床上擦浴等 4. 做好患者口腔护理及会阴护理	06-29 患者生活需求基本满足
2022-06-27	6. 体温过高：与胰酶破坏腹部组织出现感染，胰腺坏死有关	护理目标：使患者的体温维持在正常范围内 护理措施： 1. 密切监测患者体温变化 2. 遵医嘱合理使用抗生素，预防控制感染 3. 操作时严格执行无菌原则，做好各类导管的护理 4. 及时协助患者更换潮湿衣物，加强患者皮肤护理，保持床单位的清洁干燥	06-29 患者体温逐渐恢复正常

（续表）

日期	护理诊断	护理目标、措施	评价
2022-06-27	7. 气体交换受损：与疼痛、胸廓活动受限有关	护理目标：改善患者呼吸 护理措施： 1. 保持室内空气新鲜，定时通风，每次通风30分钟，通风时注意给患者保暖 2. 抬高床头，协助患者取半坐卧位，可有效缓解患者呼吸困难的症状 3. 遵医嘱予患者持续低流量吸氧 4. 保持患者呼吸道通畅 5. 卧床休息，降低耗氧量	06-29 患者呼吸困难症状缓解
2022-06-27	8. 焦虑：与担心疾病预后不良有关	护理目标：患者焦虑紧张感减轻 护理措施： 1. 多与患者交流，积极开导患者，鼓励患者保持乐观积极的心态，解释病情，帮患者树立战胜疾病的信心 2. 评估患者家庭状况、经济条件、文化程度等，并进行相应的心理疏导 3. 做好患者家属的沟通工作、加强陪护	06-29 患者焦虑紧张感减轻，积极配合治疗
2022-06-27	9. 潜在并发症：低血容量性休克与有效循环血容量不足、胰腺坏死释放心肌抑制因子致心肌收缩不良有关	护理目标：护士能及时发现休克发生并配合抢救 护理措施： 1. 严密监测生命体征，注意有无脉搏细速、呼吸急促、尿量减少等低血容量的表现 2. 维持有效血容量，建立静脉通路输入液体及电解质，注意根据患者脱水程度、年龄和心肺功能调节输液速度 3. 如患者出现神志改变、脉搏细速、血压下降、皮肤黏膜苍白、冷汗等低血容量性休克表现，积极配合医生进行抢救	06-29 患者治疗期间未发生相关并发症
2022-06-27	10. 有皮肤完整性受损的危险：与长期卧床有关	护理目标：患者住院期间不发生压力性损伤 护理措施： 1. 避免患者局部皮肤长时间受压，嘱患者在床上勤翻身，翻身时切忌拖、拉、推，以防擦破皮肤 2. 更换体位时应注意观察压力性损伤好发部位 3. 保持床单位整洁、无皮肤碎屑 4. 做好皮肤护理，保持皮肤清洁、避免局部刺激 5. 加强患者营养支持	06-29 患者未发生压力性损伤
2022-06-27	11. 有导管滑脱的危险：与未妥善固定有关	护理目标：患者住院期间不发生导管滑脱 护理措施： 1. 妥善固定各类导管 2. 标识醒目 3. 告知患者及家属导尿管、胃管及鼻空肠营养管的重要性、嘱其勿拔管 4. 翻身、起床时注意防止管道牵拉 5. 加强巡视	06-29 各类导管均已妥善固定，未发生导管滑脱

（续表）

日期	护理诊断	护理目标、措施	评价
2022-06-27	12. 知识缺乏：与缺乏疾病的相关知识有关	护理目标：患者了解自己疾病的形成原因、预后及注意事项 护理措施： 1. 向患者及家属宣教急性胰腺炎相关知识，积极配合医生治疗 2. 指导患者及家属如何预防急性胰腺炎，积极做好自我管理 3. 鼓励患者和家属共同参与计划和目标的制订过程	06-29 患者基本了解自身疾病的相关知识
2022-06-27	13. 潜在并发症：高血压危象与患者血压高有关	护理目标：维持患者血压在正常范围内 护理措施： 1. 向患者阐述保持良好的心理状态和遵医嘱服药对于预防发生高血压危象的重要意义 2. 一旦发生高血压急症，应绝对卧床休息，抬高床头，减少搬动 3. 避免情绪紧张	06-29 患者血压基本控制正常

（四）健康指导

1. 急性胰腺炎患者急救

（1）严密监测患者的生命体征，禁食、胃肠减压，观察和记录胃液的颜色、性质及量。

（2）迅速建立静脉通道，给予补液治疗，遵医嘱应用奥曲肽等抑酶药物。

（3）患者腹痛不能缓解时，必要时遵医嘱予止痛药物，如哌替啶，禁用吗啡。

（4）在肠道功能逐渐恢复的时候，尽早开始肠内营养。

（5）做好心理护理，及时处理各种并发症。

（6）中药治疗：生大黄灌肠及芒硝外敷。

2. 急性重症胰腺炎的预防

（1）正确认识胰腺炎、强调复发的重要性。

（2）积极治疗胆道相关疾病。

（3）戒酒、忌暴饮暴食。

（4）加强自我观察，出现腹痛、腹胀、呕吐等情况应及时就医。

（五）重点知识速递

速递1　急性胰腺炎定义

急性胰腺炎指因胰酶异常激活对胰腺自身及周围器官产生消化作用而引起的、以胰腺局部炎症反应为主要特征，甚至可导致器官功能障碍的急腹症。急性胰腺炎是常见的需住院治疗的消化系统急症。急性胰腺炎病因众多，不同病因引起的急性胰腺炎的患者年龄、性别分布及疾病严重程度各不相同。在我国，胆石症仍是急性胰腺炎的主要病因，其次为高甘油三酯血症及过度饮酒。

速递2　急性胰腺炎的临床表现

急性胰腺炎的典型症状为急性发作的持续性上腹部剧烈疼痛，常向背部放射，伴有腹胀、恶心、呕吐，且呕吐后疼痛不缓解，部分患者可出现心动过速、低血压、少尿等休克表现，严重脱水和老年患者可出现精神状态改变。临床体征轻者仅表现为腹部轻压痛，重者可出现腹膜刺激征，偶见脐周皮下瘀斑征（Cullen 征）和腰肋部皮下瘀斑征（Grey-Turner 征）。急性胰腺炎可并发一个或多个器官功能障碍，以呼吸功能、肾功能损害常见。实验室检查可见血清淀粉酶及脂肪酶升高，血清淀粉酶及脂肪酶升高程度与疾病的严重程度无关。腹部 CT 检查是诊断急性胰腺炎的重要影像学检查方法。急性胰腺炎早期典型的影像学表现为胰腺水肿、胰周渗出、胰腺和（或）胰周组织坏死等。

速递 3　急性胰腺炎的诊断标准

急性胰腺炎的诊断标准包括以下 3 项：①上腹部持续性疼痛。②血清淀粉酶和（或）脂肪酶浓度高于正常上限值 3 倍。③腹部影像学检查结果显示符合急性胰腺炎影像学改变。上述 3 项标准中符合 2 项即可诊断为急性胰腺炎。

速递 4　急性胰腺炎的严重程度分级

修订版 Atlanta 分级（RAC）标准：①轻症急性胰腺炎（MAP）：占急性胰腺炎的 80%～85%，不伴有器官功能障碍及局部或全身并发症，通常在 1～2 周内恢复，病死率极低。②中重症急性胰腺炎（MSAP）：伴有一过性（≤48 h）的器官功能障碍和（或）局部并发症，早期病死率低，如坏死组织合并感染，则病死率增高。③重症急性胰腺炎（SAP）：占急性胰腺炎的 5%～10%，伴有持续（>48 h）的器官功能障碍，病死率高。

速递 5　急性胰腺炎的治疗

研究表明，急性胰腺炎的治疗主要包括液体治疗、镇痛与营养支持、针对病因和早期并发症的治疗。

①液体治疗：确诊急性胰腺炎的患者应使用晶体液，以每小时 5～10 mL/kg 的速度即刻进行液体治疗。②镇痛治疗：镇痛是急性胰腺炎的重要辅助治疗措施，可能改善患者预后，应根据病情合理选择镇痛药物与方式。③营养支持治疗：在胃肠功能耐受的情况下，应尽早开展经口或肠内营养。对于不能经口进食的急性胰腺炎患者，肠内营养效果优于肠外营养。④高甘油三酯血症性急性胰腺炎的早期治疗：急性胰腺炎合并静脉乳糜状血或血三酰甘油>11.3 mmol/L 可诊断高甘油三酯血症性急性胰腺炎，需采用综合治疗手段以快速降低三酰甘油水平。

速递 6　急性胰腺炎的复发预防及随访

腹腔镜下胆囊切除术是预防胆源性胰腺炎复发的主要手段，原则上应尽早进行。轻症急性胰腺炎伴胆囊结石的患者，在排除胆总管结石的情况下，建议在当次发病出院前完成胆囊切除术，中度重症急性胰腺炎及重症急性胰腺炎患者可在发病后 1～3 个月实施手术。

急性胰腺炎患者 1 年内发生胰腺外分泌功能不全的发生率为 61%～85%，部分患者的外分泌功能不全会持续 6～18 个月；约 1/3 的患者会出现胰腺内分泌功能不全，约 40%的患者会在急性胰腺炎后出现糖尿病或糖尿病前驱表现。

（冯欣伟）

参考文献

[1] 中华医学会外科学分会胰腺外科学组. 中国急性胰腺炎诊治指南(2021)[J]. 中华外科杂志，2021，59(07)：10.
[2] Yang A L, McNabb-Baltar J. Hypertriglyceridemia and acute pancreatitis [J]. Pancreatology, 2020, 20(05): 795 - 800.
[3] 赵永生，李欣欣，孔令雪，等. 老年重症急性胰腺炎患者死亡风险分析[J]. 中华老年多器官疾病杂志，2021，20(06)：4.
[4] 丁春红，王晓云. 基于健康意识理论的健康教育在急性胰腺炎康复期患者中的应用效果[J]. 当代护士(下旬刊)，2021，28(05)：3.
[5] 杨玄，王会英，王玉玲，等. 急性胰腺炎患者健康管理干预策略的研究进展[J]. 护士进修杂志，2018，33(08)：4.

病例 7
淋 巴 瘤

查房目的：掌握淋巴瘤的护理、治疗预案，提高急救应急处理能力
查房形式：护理个案查房

（一）基本情况

患者男性，31 岁，诊断为“非霍奇金淋巴瘤”。

【现病史】患者 2021 年 9 月发现右侧腋窝肿块，鹌鹑蛋大小，触之不痛，未引起重视。后患者出现乏力、肿块逐渐增大，于医院就诊行 B 超检查，提示数个淋巴结肿大，形态欠规则，呈融状。为进一步明确淋巴结性质，行腋窝淋巴结活检术，术后病理结果提示考虑为非霍奇金淋巴瘤。2021 年 12 月 16 日于血液科门诊就诊，行 PET - CT 检查。2021 年 12 月 21 日门诊拟“非霍奇金淋巴瘤”收治入院。入院后进一步行骨髓穿刺术明确疾病分期。12 月 22 日行输液港置管术，12 月 23 日起予 R - CHOP 方案（利妥昔单抗注射液＋环磷酰胺＋多柔比星脂质体＋长春地辛＋泼尼松）化疗，并予保肝、保胃、止吐支持治疗。化疗相关口腔黏膜炎危险因素评估为中度风险，营养状况评估 3 分。12 月 24 日，患者主诉恶心、呕吐，体温 39.2 ℃，脉搏 103 次/分，呼吸 20 次/分，血压 116/64 mmHg。今日为患者化疗后第 7 天，查体患者精神食欲可，生命体征平稳。自理能力评分 70 分，压力性损伤危险因素评分 30 分，导管危险因素评分 2 分，血栓危险因素评分 4 分，营养状况评估 3 分，化疗相关口腔黏膜炎危险因素评估为重度风险。

【既往史】十二指肠溃疡 1 个月余，未规律治疗，“右侧腋窝肿块切除活检术”术后。

【个人史】已婚，育有 1 女，配偶及女儿身体均健康。住院期间父母照顾。家庭经济条件良好，住院有医保。

【家族史】无家族遗传病史。

（二）辅助检查

1. 体格检查 贫血貌，全身皮肤无出血点、瘀斑。口腔黏膜完整，咽部黏膜发红，主诉无疼痛。右侧腋窝数个淋巴结肿大，表面光滑，活动度尚可，肿块触之不痛，质硬。右侧腋下可见长度 8 cm 大小手术瘢痕，愈合良好。

2. 异常实验室检查

B 超、PET - CT 均提示：右侧腋窝淋巴结肿大。

骨髓穿刺术：粒红比例减少，形态未见明显异常。

血常规（2021 - 12 - 21）：血红蛋白 99 g/L，红细胞 3.8×10^{12}/L。

血常规（2021 - 12 - 25）：白细胞 3.5×10^{9}/L。

（三）护理计划

日期	护理诊断	护理目标、措施	评价
2021-12-21	1. 活动无耐力：与贫血有关	护理目标：改善贫血症状，贫血程度达轻度贫血 护理措施： 1. 活动与休息：严密监测血常规变化，根据贫血的程度进行活动。轻度贫血时，活动无太多限制，严禁剧烈运动。中度贫血时增加卧床休息时间，严密监测生命体征的变化，如出现明显心悸、胸闷气促时绝对卧床休息，予半卧位，遵医嘱给予氧气吸入。重度贫血时，绝对卧床休息 2. 饮食：高维生素、高蛋白质、高热量、清淡易消化饮食 3. 遵医嘱输注红细胞悬液，密切监测有无输血反应，并做好护理记录 4. 遵医嘱皮下注射重组人促红素注射液，观察用药后反应，及时监测血常规变化，根据血常规结果进行药物调整	12-29 患者血常规结果提示血红蛋白值 105 g/L，主诉乏力症状减轻
2021-12-21	2. 知识缺乏：与缺乏疾病的相关知识有关	护理目标：患者了解自己疾病的原因、预后及注意事项 护理措施： 1. 向患者及家属讲解淋巴瘤相关疾病知识，树立战胜疾病的信心 2. 耐心与患者进行沟通，倾听患者的主诉，了解患者对未来生活的看法，鼓励积极接受治疗，并讲解成功治疗的案例，树立积极治疗，战胜疾病的信心 3. 指导家属充分体谅和理解患者，照顾中营造轻松的环境，缓解患者的紧张和不安 4. 提供疾病相关健康宣教资料，方便随时阅读	12-29 患者基本了解疾病相关知识，积极配合治疗
2021-12-22	3. 有感染的危险：与输液港置入有关	护理目标：患者未发生导管感染 护理措施： 1. 着宽松病号服，防止摩擦伤口 2. 加强宣教，指导患者勿抓挠穿刺部位，穿刺初期禁止压迫穿刺部位，禁止手臂上抬，未拆线时严禁沐浴 3. 观察穿刺部位有无渗血渗液，及时做好伤口换药工作，换药时严格无菌操作 4. 输液港使用中，无损伤针每 7 天更换一次，更换时严格落实无菌操作，每日观察皮肤情况，并做好护理记录	12-29 患者未发生导管感染
2021-12-23	4. 有口腔黏膜完整性受损的危险：与化疗后骨髓抑制有关	护理目标：患者未发生口腔黏膜炎 护理措施： 1. 每日做好口腔黏膜情况动态监测。根据评估后不同风险程度给予对应处理措施 2. 使用软毛牙刷刷牙，每天至少 2 次。必要时给予口腔护理 3. 嘱患者饭前、饭后、睡前加强漱口，采取不同机制漱口水交替漱口，必要时 2 小时漱口一次 4. 避免进食尖锐、粗糙、辛辣、过咸、过热等易损伤或刺激口腔黏膜的食物 5. 必要时采取口腔低温治疗、口腔黏膜保护剂	12-29 患者未发生口腔黏膜炎

（续表）

日期	护理诊断	护理目标、措施	评价
2021-12-23	5. 营养失调：低于机体需要量与肿瘤对机体的消耗或化疗有关	护理目标：患者能每日按时就餐，营养得到及时补充，体重无明显下降 护理措施： 1. 指导家属给予高热量、高蛋白质、高维生素饮食 2. 采取舒适的进食体位，选择正确的时机，避免在使用化疗药物时用餐 3. 遵医嘱使用止吐、保胃药物，改善因化疗带来的不适而减少进食 4. 向患者及家属讲解按时进食的重要性，鼓励有食欲时尽量多进食 5. 病情允许的情况下，指导患者多下床活动，从而增加食欲 6. 必要时遵医嘱给予要素饮食或胃肠外饮食	12-29 患者体重无明显下降，每日正常进食
2021-12-24	6. 体温过高：与机体抵抗力下降有关	护理目标：有效控制体温，降至正常范围 护理措施： 1. 休息：尽量多卧床休息，减少消耗。保持室温恒定，房间每日开窗通风 2 次，每日空气消毒 2 次。着棉质宽松衣物，及时更换潮湿衣服及床单位，防止受凉 2. 饮食：高热量、高维生素、清淡易消化饮食。每日饮水 200 mL 以上 3. 首选物理降温，禁止酒精擦浴。必要时遵医嘱给予药物降温，采取降温措施后半小时复测体温，并做好生命体征的监测，防止虚脱，及时做好护理记录 4. 严密观察病情：严格做好导管维护、口腔护理、肛周护理，观察有无感染灶存在的症状与体征 5. 及时遵医嘱做好血培养的采集及抗生素的运用，并观察药物疗效并做好护理记录	12-28 患者已经连续 3 日体温正常
2021-12-24	7. 舒适的改变：与化疗后出现恶心、呕吐有关	护理目标：患者主诉恶心、呕吐不适感减轻 护理措施： 1. 严格遵医嘱使用保胃、止吐药物，观察用药后效果，及时汇报给医生 2. 观察呕吐物的颜色、性状及量，及时做好记录及汇报 3. 给予清淡易消化流质饮食，少吃油腻食物 4. 及时做好口腔护理，保持口腔清洁卫生 5. 医务人员及家属共同加强对患者思想安抚，协助使用听音乐、聊天等方式分散注意力，防止因身体不适而引发悲观治疗情绪	12-27 患者主诉恶心、呕吐症状减轻
2021-12-24	8. 自理能力缺陷：与贫血、发热、恶心、呕吐有关	护理目标：患者严格卧床期间生活需要得到满足 护理措施： 1. 呼叫器及常用生活物品置于患者伸手可及的地方 2. 每日给予口腔护理，协助温水擦浴、更换衣物等，大便后给予温水坐浴 3. 病区环境做到四轻，提供安静的休养环境 4. 严密监测患者血象情况，根据血象情况，指导患者逐步增加生活自理和运动	12-27 患者生活需求基本满足

(四) 健康指导

1. 饮食指导 合理膳食,清淡、易消化饮食,避免油腻、辛辣刺激性食物,尽量采取蒸和煮的方式烹饪食物;多食蔬菜水果,保持大便通畅;戒烟、戒酒,不喝浓茶和咖啡。

2. 心理调整 由于淋巴瘤患者群体越来越年轻,年轻患者常出现烦躁、沮丧、易怒等不良情绪。充分理解患者的痛苦和心情,建立良好的家庭氛围,营造轻松、舒适的家庭环境,对患者提出的要求尽量不要推诿、埋怨。医务人员及时向患者及家属传达最新医疗消息,新技术、新方法诞生使得淋巴瘤缓解率已经大大提高,应坚定信心,定期巩固强化治疗,延长缓解期和生存期。

3. 用药指导及自我监测 严格遵医嘱服用药物,避免漏服错服,若出现漏服不可随意增加,及时与医生联系,在医生的指导下进行服药。日常自我监测,若出现发热、皮肤出现出血点、咳嗽、腹痛、腹泻、持续消瘦等情况及时就诊。

(五) 重点知识速递

速递 1 淋巴瘤的定义

淋巴瘤起源于淋巴结和淋巴组织,发生多与免疫应答过程中淋巴细胞增殖分化产生的某种免疫细胞恶变有关,是免疫系统的恶性肿瘤。淋巴瘤可以发生于身体的任何部位,通常是以实体瘤的形式生长于淋巴组织丰富的组织器官中,其中常以淋巴结、扁桃体、脾及骨髓等部位最易受累。原发的部位可以在淋巴结,也可以在结外的淋巴组织。临床上常以无痛性淋巴结肿大和局部肿块为特征,同时可有相应器官受压迫或浸润受损的症状。

速递 2 淋巴瘤的分类

淋巴瘤主要根据病理学结果进行诊断和分型,临床常分为霍奇金淋巴瘤(Hodgkin's lymphoma, HL)和非霍奇金淋巴瘤(non-Hodgkin's lymphoma, NHL)两大类。霍奇金淋巴瘤根据病理又分为经典型霍奇金淋巴瘤、结节性淋巴细胞为主型霍奇金淋巴瘤。预后与组织类型及临床分期紧密相关,以淋巴细胞为主的预后较好。

非霍奇金淋巴瘤主要依据细胞的来源又分为三种基本的类型:B 细胞、T 细胞、NK/T 细胞型的非霍奇金淋巴瘤。

临床中除了确诊和分类外,以上还会按照淋巴结病变的范围及有无全身症状对淋巴瘤患者进行分期和分组,以便指导化疗方案的确定。

速递 3 淋巴瘤的临床表现

霍奇金淋巴瘤、非霍奇金淋巴瘤两者在病理特点和临床表现方面均有明显不同。

淋巴结肿大:霍奇金淋巴瘤多以无痛性、进行性的颈部或锁骨上淋巴结肿大为首发表现,其次主要是腋下、腹股沟等处的淋巴结肿大。非霍奇金淋巴瘤多表现为深部的淋巴结肿大,深部淋巴结的肿大可以引起压迫症状,比如纵隔淋巴结肿大可引起咳嗽、胸闷、气促、肺不张及上腔静脉压迫综合征等;腹膜后淋巴结肿大亦可以压迫输尿管,引起肾盂积水等。

全身症状:常见全身症状有发热、乏力、盗汗、皮肤瘙痒及体重减轻等症状。HL 常以不明原因的持续性发热为首发症状,多不规则发热,可呈持续性高热,也可以是间歇性低热,无明显周期性发热。皮肤瘙痒是 HL 较为特异性的临床症状,也是唯一的全身症状。NHL 若出现乏力、盗汗、体重减轻，往往提示疾病处于晚期或已经有内脏累及。早期全身症状相对较少。若出现全身症状并伴有发热则大多数为晚期表现。

速递4　淋巴瘤的常用化疗方案

淋巴瘤治疗方法主要有化疗、放疗、造血干细胞移植。两种淋巴瘤的治疗方法有所不同，HL主要采用化学治疗与放射治疗相结合的综合治疗方法。NHL的病理分型类型多，需要根据不同的病理亚型、分期等制订治疗原则，化疗是主要的治疗手段。HL首选方案为由多柔比星（ADM）、博来霉素（BLM）、长春新碱（VLB）、达卡巴嗪（DTIC）组成的ABVD方案。疗效高而毒性较低的CHOP（环磷酰胺、多柔比星、长春新碱、泼尼松）为侵袭性NHL的标准治疗方案。

随着各种新药的不断问世，淋巴瘤的治疗还可以根据不同类型淋巴瘤选择新型抗体、小分子靶向药物、免疫调节剂等新治疗新方法，嵌合抗原受体T细胞（CAT－T）免疫疗法目前已在国内上市，在淋巴瘤的治疗方面有着较好疗效。

速递5　注射利妥昔单抗突发过敏的紧急处理

利妥昔单抗为CD20单抗，是一种生物制剂，在首次输注时易发生过敏反应，主要表现为发热、寒战、荨麻疹或皮疹、呼吸困难、舌头麻木、暂时性低血压等。

预防：输注前遵医嘱使用甲泼尼龙或地塞米松静脉推注，预防过敏反应。输注速度宜慢，首次输注时采用输液泵控制滴数，起始速度为50 mL/h，在无不良反应的前提下每小时递增50 mL，最高速度不超过200 mL/h。严密监测血压变化1/15分钟×4次，1/30分钟×4次。

过敏反应后紧急处理：立即停止输注，更换输液导管维持静脉通路，遵医嘱给予对症处理。原液放入4℃冰箱保存。监测患者病情，若过敏症状好转后再次缓慢滴注。配制好的药液在2～8℃冰箱内可以保存24小时。一旦发生过敏性休克，立即启动药物引起过敏性休克处理流程（图2－12）。

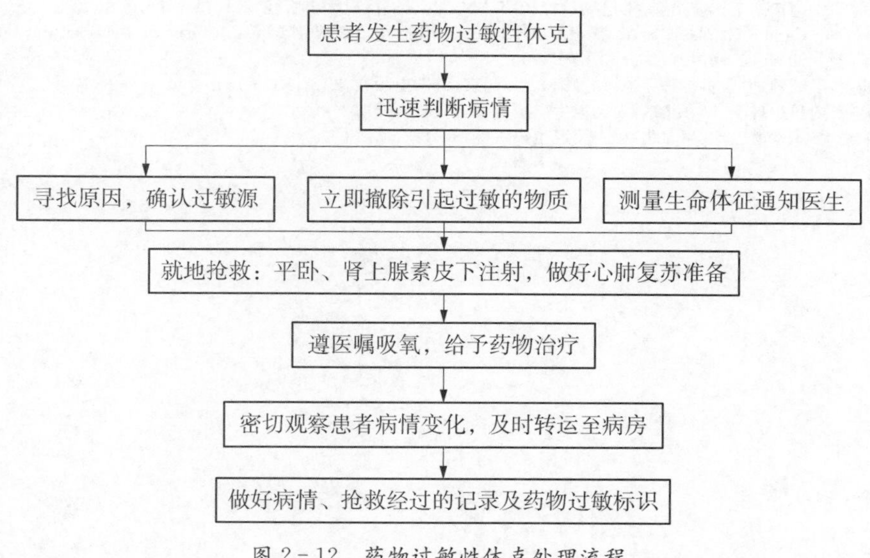

图2－12　药物过敏性休克处理流程

速递 6　突发高热的紧急处理流程

见图 2－13。

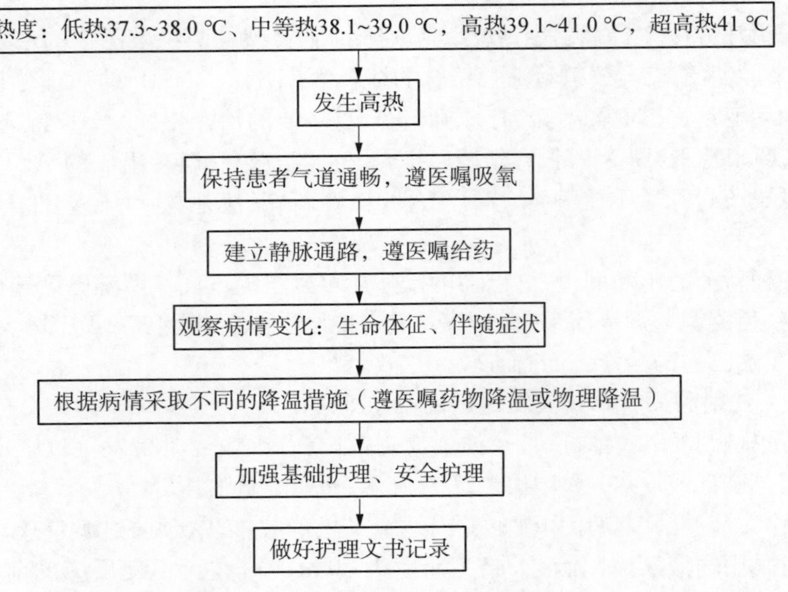

图 2－13　突发高热的紧急处理流程

（石　浪）

参考文献

[1] 王蓓，彭飞，杨亚娟. 内科疾病健康宣教手册[M]. 上海：上海科学技术出版社，2020：247－258.

[2] 中国临床肿瘤学会指南工作委员会. 淋巴瘤诊疗指南[M]. 北京：人民卫生出版社，2018：1－196.

[3] Swerdlow S H, Campo E, Pileri S A, et al. The 2016 revision of the World Health Organization classification of lymphoid neoplasms [J]. Blood, 2016, 127(20):2375－2390.

[4] 冷亚美，刘霆，王颖莉. 血液科护理手册[M]. 第 2 版. 北京：科学出版社，2015：130－136.

[5] 尤黎明，吴瑛. 内科护理学[M]. 北京：人民卫生出版社，2015：510－518.

[6] 沈志祥，朱雄增. 恶性淋巴瘤[M]. 北京：人民卫生出版社，2011：2－309.

病例 8

急性白血病

查房目的：掌握急性白血病的护理、治疗方案，提高急救应急处置能力
查房形式：护理个案查房

(一) 基本情况

患者男性，59 岁，诊断为“急性淋巴细胞白血病”。

【现病史】患者 2021 年 11 月初运动后出现乏力，后逐渐加重，伴有夜间盗汗。于当地医院就诊查血常规，结果提示白细胞升高。为进一步检查，11 月 21 日于血液科门诊就诊，以“白细胞升高待查”收治入院，入院后完善检验检查，行 PET－CT、骨髓穿刺术及血检验，结合血象、骨髓象考虑为急性白血病。11 月 22 日外周血涂片明确诊断为急性淋巴细胞白血病。11 月 23 日完成输液港植入术。11 月 26 日开始化疗，辅以保肝、保胃、止吐、水化治疗。11 月 29 日，患者晨起出现鼻衄。今日为化疗后第 10 天，处于重度骨髓抑制期，查体精神食欲尚可，生命体征平稳，嘱其绝对卧床休息。自理能力评分为 60 分，疼痛评分为 1 分，压力性损伤危险因素评分为 26 分，导管危险因素评分为 2 分，血栓危险因素评分为 4 分，营养状况评估为 3 分，化疗相关口腔黏膜炎危险因素评估为重度风险。

【既往史】结肠息肉切除术后 2 年。

【个人史】饮酒史 20 年，每天约半斤白酒。已婚已育，妻儿体健。

【家族史】无家族遗传病史。

(二) 辅助检查

1. 体格检查　双侧颈部淋巴结可触及，直径约 1.5 cm；有胸骨压痛，躯干部有散在出血点；眼睑及结膜无充血、无苍白。

2. 异常实验室检查　B 超(2021－11－22)：提示双侧颈部淋巴结肿大，脾大。

PET－CT(2021－11－23)提示：骨髓增生活跃，两侧颈部多发小淋巴结。

骨髓穿刺术(2021－11－22)提示：原始细胞占 91%，粒系、红系数目减低，巨系共计巨核细胞 11 个。外周血分类原始细胞占 90%。

血常规(2021－11－22)：白细胞 220×10^{9}/L，血红蛋白 71 g/L，红细胞 2.4×10^{12}/L，血小板 30×10^{9}/L。

血常规(2021－12－02)：白细胞 1.5×10^{9}/L，中性粒细胞 0×10^{9}/L。

（三）护理计划

日期	护理诊断	护理目标、措施	评价
2021-11-21	1. 活动无耐力：与白细胞极度增生导致贫血有关	护理目标：乏力症状减轻，贫血程度未增加 护理措施： 1. 活动与休息：严密遵医嘱监测血常规变化，根据贫血的程度进行活动；贫血严重时增加卧床休息时间，严密监测生命体征的变化，必要时可预防性遵医嘱给予氧气吸入 2. 饮食：遵医嘱给予高维生素、高蛋白质、高热量、清淡易消化饮食 3. 遵医嘱输注红细胞悬液，高白血症时暂缓输注，密切监测有无输血反应，并做好护理记录 4. 遵医嘱皮下注射重组人促红素注射液，观察用药后反应，及时监测血常规变化，根据血常规结果进行药物调整	12-05 患者血常规结果提示血红蛋白值77 g/L，贫血程度未增加，主诉乏力症状减轻
2021-11-22	2. 有出血的危险：与血小板减少有关	护理目标：患者积极配合采取有效预防措施，减少或避免出血 护理措施： 1. 嘱患者绝对卧床休息，加强生活协助，避免发生外伤 2. 每日观察患者皮肤有无出血点、瘀点、瘀斑。避免不必要的穿刺，注射部位每次按压至少30分钟 3. 严密监测血常规变化，若血小板计数＜50×10^9/L，应多卧床休息，加强出血的预防。若血小板计数＜20×10^9/L，严密观察患者有无头痛、头晕、视物模糊、心慌等症状，警惕颅内出血；同时观察大小便颜色，有无黑便、血尿，并观察有无呕血等情况，警惕消化道出血的发生 4. 鼻出血的预防：严禁用手挖鼻孔，若出现鼻出血予干棉球压迫止血或肾上腺素棉球压迫止血 5. 口腔、牙龈出血的预防：使用软毛牙刷刷牙，禁忌使用牙签、牙线，温凉饮食。若出现口腔牙龈出血，予冰去甲肾上腺素盐水漱口，必要时给予棉球压迫止血 6. 若眼底出血，禁止揉擦眼睛，避免出血加重。勿用手抓挠皮肤，保持大便通畅，禁止用力排便 7. 必要时遵医嘱输注血小板、凝血因子及新鲜冷冻血浆，并做好护理记录	12-05 鼻出血症状改善，皮肤出血点减少，血小板计数略有上升，未出现出血症状
2021-11-22	3. 潜在并发症：白细胞瘀滞症	护理目标：未发生白细胞瘀滞症 护理措施： 1. 嘱患者每日多饮水，每日饮水量在2 000 mL以上 2. 遵医嘱给予水化、碱化治疗，严密监测血常规变化 3. 加强生命体征的监测，观察有无呼吸困难、低氧血症。同时加强与患者的沟通，观察患者有无言语不清、反应迟钝的现象，倾听患者主诉有无头晕等症状，一旦出现上述情况，立即使用血细胞分离机，单采清除过高的白细胞，并及时给予水化、碱化，警惕高尿酸血症、电解质紊乱等并发症 4. 及时遵医嘱给予化疗	11-29 白细胞3.6×10^9/L，未发生白细胞瘀滞症

（续表）

日期	护理诊断	护理目标、措施	评价
2021-11-22	4. 疼痛：与白血病细胞增殖浸润有关	护理目标：疼痛未加剧 护理措施： 1. 及时遵医嘱进行化疗，做好化疗后不良反应的观察与护理，并做好护理记录 2. 每日进行疼痛评估，及时告知医生，根据疼痛情况遵医嘱使用药物，观察用药后改善情况，及时做好护理记录 3. 嘱家属加强陪护，多与患者沟通交流，指导其听音乐、听广播等，分散患者注意力	12-05 疼痛评分为1分，疼痛未加剧
2021-11-22	5. 预感性悲哀：与患者明确诊断及急性白血病治疗效果差、死亡率高有关	护理目标：患者能积极配合治疗 护理措施： 1. 护士耐心倾听患者的主诉，鼓励患者说出内心的感受。以专业的知识向患者说明长期情绪低落可能带来的后果，积极介绍治疗成功的案例；合理安排床位，与成功治疗后入院复查患者同住一个房间，使彼此能够互相交流养病治疗的经验 2. 建立家庭社会支持系统，指导家属及时调整心态，控制自己情绪，要多关心、帮助患者，使患者感受到家人的爱与支持，增加战胜疾病的信心 3. 加强对患者的健康教育，指导患者建立良好的生活方式。特别对于活动与指导，根据患者不同治疗时期，进行适当的活动，使患者感受到自身的价值 4. 及时通过科室宣教平台，传达疾病治疗新技术新方法，带给患者治疗希望，提高生存的信心	12-05 患者已积极配合完成第一疗程治疗
2021-11-22	6. 知识缺乏：与缺乏疾病的相关知识有关	护理目标：患者了解自己疾病的原因、预后及注意事项 护理措施： 1. 向患者及家属讲解急性白血病相关疾病知识，树立战胜疾病的信心 2. 耐心与患者进行沟通，倾听患者的主诉，了解患者对患病、未来生活的看法，鼓励积极接受治疗，并讲解成功治疗的案例，树立积极治疗、战胜疾病的信心 3. 指导家属充分体谅和理解患者，照顾中营造轻松的环境，缓解患者的紧张和不安 4. 提供疾病相关健康宣教资料，方便随时阅读	12-05 患者基本了解疾病相关知识，积极配合治疗
2021-11-26	7. 有口腔黏膜完整性受损的危险：与白血病细胞浸润、化疗后反应等有关	护理目标：患者未发生口腔黏膜炎 护理措施： 1. 每日做好口腔黏膜情况动态监测。根据评估后不同风险程度给予对应处理措施 2. 使用软毛牙刷刷牙，每天至少2次。必要时给予口腔护理 3. 嘱患者饭前、饭后、睡前加强漱口，采取不同机制漱口水交替漱口，必要时2小时漱口一次 4. 避免进食尖锐、粗糙、辛辣、过咸、过热等易损伤或刺激口腔黏膜的食物 5. 必要时采取口腔低温治疗、口腔黏膜保护剂	12-05 患者未发生口腔黏膜炎

（续表）

日期	护理诊断	护理目标、措施	评价
2021-11-26	8. 潜在并发症：肿瘤溶解综合征	护理目标：患者未发生肿瘤溶解综合征 护理措施： 1. 预防：每日多饮水，准确记录24小时尿量，并监测尿pH值，保持尿pH值在7.0以上。遵医嘱及时给予水化、碱化，每日监测电解质水平，督促患者按时服用碳酸氢钠片 2. 对于高危肿瘤溶解综合征患者，在化疗期间每日监测一次生化指标 3. 加强高尿酸血症、高钾血症、高磷酸血症、低钙血症临床症状的监护，予心电监护，实时判断心电活动状态，及早发现高钾血症的出现。当出现少尿、无尿、肾功能不全时，应按急性肾功能衰竭处理	12-05 患者未发生肿瘤溶解综合征
2021-12-02	9. 有感染的危险：与化疗后机体抵抗力下降有关	护理目标：有效控制体温，未出现感染 护理措施： 1. 休息：保持室温恒定，房间每日开窗通风2次，每日空气消毒2次 2. 严密观察病情：严格做好导管维护、口腔护理、肛周护理，观察有无感染灶存在的症状与体征 3. 及时监测血常规变化，做好感染预防。遵医嘱做好抗生素的运用，观察药物疗效并做好护理记录。若患者出现粒细胞缺乏时给予保护性隔离，有条件者入住层流病房 4. 遵医嘱及时给予升细胞治疗，观察用药疗效，及时做好护理记录	12-05 患者无体温升高，未出现感染

（四）健康指导

1. 疾病预防指导 生活中避免接触对造血系统有损害的因素，如电离辐射、染发剂、油漆等含苯物质。

2. 疾病知识指导 合理膳食，清淡、易消化饮食，避免油腻、辛辣刺激性食物，避免对口腔黏膜的损伤；尽量采取蒸和煮的方式烹饪食物；多食蔬菜水果，保持大便通畅；戒烟、戒酒，不喝浓茶和咖啡；保证充足的睡眠与休息；避免皮肤损伤，血小板低下时使用温水沐浴，避免水温过高促进血管扩张，加重皮肤出血，出现发热时，禁止使用酒精擦浴。

3. 感染的预防 避免人多聚集的地方，注意保暖，避免受凉；学会自我监测体温，出现发热及时就诊；房间每日开窗通风；勤漱口，保持口腔干净清洁；大便后进行坐浴，预防肛周感染。

4. 出血的预防 使用软毛牙刷刷牙，禁止剔牙、挖鼻孔，外出时着防滑鞋，避免摔倒；及时监测血常规变化，血小板低下时卧床休息，及时就诊。

5. 心理调整 充分理解患者的痛苦和心情，建立良好的家庭氛围，营造轻松、舒适的家庭环境，对患者提出的要求尽量不要推诿、埋怨；医务人员及时向患者及家属传递最新医疗讯息、新技术。

（五）重点知识速递

速递 1　急性白血病的定义

急性白血病(acute lymphoblastic leukemia，ALL)是一种造血干细胞的恶性克隆性疾病。发病时骨髓中异常的原始细胞及幼稚细胞大量增殖并广泛浸润肝、脾、淋巴结等脏器，抑制正常的造血。它是一种常见的血液系统恶性疾病，近年来 ALL 发病率呈逐年上升的趋势，也越来越受到关注。成人的发病率为 0.69/10 万，大多初治患者在经过多种药物的联合化疗后得到了完全缓解，但终究会出现复发，5 年的长期生存率仅有 20%～40%。

速递 2　急性白血病的病因

白血病的病因目前主要认为与生物因素、化学因素、放射因素、遗传因素等有关。

(1) 生物因素：主要包括病毒感染及自身免疫功能异常。这些病毒并非如流感病毒一样会传染，即使与亲密的人接触也不会传染。还有一种特殊病毒成人 T 淋巴细胞白血病病毒，目前已证实会导致白血病的发生。一些自身免疫性疾病因免疫功能异常也可能会导致白血病患病概率增加。

(2) 化学因素：1982 年，国际癌症研究机构(International Agency for Research on Cancer，LARC)正式确认苯为白血病的致病因素。甲醛也被 WHO 确定为一类致癌物质。据调查显示，儿童白血病、老年白血病的患者家中在半年内都有过装修。此外，以烷化剂为代表的某些抗肿瘤的细胞毒性药物也被公认会导致白血病。

(3) 放射因素：包含电离辐射、电磁辐射。大量动物实验和临床观察证实，电离辐射可诱发恶性肿瘤和白血病。

(4) 遗传因素：白血病并不遗传，只是家属得病概率会比别人高。当有染色体畸形时，该类人群白血病的发病率高于正常人。

速递 3　急性白血病的临床表现

正常造血功能抑制后的临床表现如下。

(1) 贫血：早期即可出现，主要表现为面色苍白、心悸、气短，常伴有乏力。

(2) 出血：皮肤出血点、牙龈出血、鼻腔出血最为常见。当血小板$<20\times10^9$/L 时，可能出现致命性出血，如颅内出血、消化道出血。女性常有以月经过多为首发症状。

(3) 发热：多为就诊的主要原因，长期不同程度、不同热型的发热，50%以上患者因发热起病，多半为继发感染导致，白血病本身也能引起发热，即为肿瘤热。

白血病细胞增殖浸润导致的症状：

(1) 骨骼和关节：胸骨压痛对白血病的诊断有一定价值。疼痛是白血病常见症状，常表现为骨和关节疼痛。

(2) 肝脾和淋巴结：急性白血病常有轻、中度肝脾肿大，但并非广泛的存在。50%的急性淋巴细胞白血病伴有淋巴结肿大。

(3) 中枢神经系统白血病：为急性白血病最为严重的并发症。主要因颅内有血脑屏障，化疗药物难以通过血脑屏障，导致隐藏的白血病细胞不能有效地被杀灭，也是白血病髓外复发的根源。主要表现为头痛、头晕，重者可出现颅内高压症状。其治疗方法主要是通过腰椎穿刺行鞘内注射治疗。

(4) 口腔和皮肤：齿龈肿胀、溃疡；皮肤可出现斑丘疹、结节肿块、红皮病、多形红斑等。

速递 4　急性白血病的常见化疗方案

化疗是治疗白血病的主要手段，也是造血干细胞移植的基础。急性白血病根据治疗阶段主要分为诱导缓解和缓解后治疗。

诱导缓解治疗：常采取联合化疗，尽早、尽快、尽可能地杀灭白血病细胞，使患者能够尽快恢复造血功能，尽快获得完全缓解，主要表现为症状、体征消失，血象和骨髓象基本恢复正常。

缓解后治疗：即为完全缓解后的巩固治疗、维持治疗，或者选择造血干细胞移植。根据白血病细胞动力学的原理，选择作用于细胞增殖不同阶段的药物来制定联合化疗方案。

造血干细胞移植是使用大剂量的化疗药物将体内的肿瘤细胞清除，将正常的供体或者自体的造血干细胞通过血管输注的方式回输到患者体内，使其能够重建造血功能和免疫功能。

速递 5　高白细胞血症的紧急处置

正常白细胞值为$(4\sim10)\times10^9/L$，当白细胞值$>100\times10^9/L$时称为高白细胞血症，会增加患者的早期死亡率，也会增加髓外白血病的发病率及复发率。当白细胞值$>200\times10^9/L$时可能会发生白细胞瘀滞症，血流缓慢瘀滞，血管堵塞，组织器官相继出现缺血、缺氧的状态，主要表现为言语不清、反应迟钝、头晕、呼吸困难、低氧血症等。当出现高白细胞血症时，立即建立静脉通路，充分给予水化及碱化，必要时辅以化疗。同时立即予血细胞分离机器给予单采，清除过高的白细胞，同时要警惕肿瘤溶解综合征的发生。

（石　浪）

参考文献

[1] Draper G, Vincent T, Kroll M E, et al. Childhood cancer in relation to distance from high voltage power lines in England and Wales: a case-control study [J]. BMJ, 2005,330(7503):1290.
[2] 林果为，欧阳仁荣，陈珊珊，等. 现代临床血液病学[M]. 上海：复旦大学出版社，2013：807 - 816.
[3] 冷亚美，刘霆，王颖莉. 血液科护理手册[M]. 第 2 版. 北京：科学出版社，2015：90 - 107.
[4] 尤黎明，吴瑛. 内科护理学[M]. 北京：人民卫生出版社，2015：494 - 505.
[5] 王蓓，彭飞，杨亚娟. 内科疾病健康宣教手册[M]. 上海：上海科学技术出版社，2020：223 - 236.

病例 9
慢性肾衰竭

查房目的：熟悉慢性肾衰竭治疗方式，掌握慢性肾衰竭护理
查房形式：护理个案查房

（一）基本情况

患者男性，56 岁，诊断为“慢性肾衰竭-CKD5 期”

【现病史】患者 3 年前开始出现颜面和双下肢水肿，尿中泡沫增多，无肉眼血尿。当地医院查尿常规（＋＋）、测血压 165/95 mmHg，服中药治疗，间断出现水肿，蛋白尿维持在＋＋～＋＋＋之间，高血压未正规治疗。半年前出现血肌酐升高至 415 μmol/L，经治疗后好转。患者 3 天前感冒后，出现尿量减少至 500 mL/d，恶心呕吐，胸闷气短，不能平卧，来医院就诊，为进一步治疗于 2022 年 3 月 8 日收入院，自理能力评分为 90 分，NRS 疼痛评估 2 分，跌倒风险评估 2 分，血栓风险评估 3 分，心理评估正常。

【既往史】2 型糖尿病 14 年，“痛风”病史 7 年，无传染病史及手术史，否认食物及药物过敏史。

【家族史】无特殊家族遗传史。

（二）辅助检查

1. 体格检查　血压 170/100 mmHg，端坐位，贫血貌，双下肢中度水肿。

2. 异常实验室检查　血常规（2022-03-09）：白细胞 11.5×10^{9}/L，中性粒细胞百分比 86.7%，血红蛋白 78 g/L。

肝肾功能（2022-03-09）：血肌酐 960 μmol/L，尿酸 730 μmol/L，尿素氮 28 mmol/L。

尿常规（2022-03-09）：隐血＋＋＋，尿蛋白＋＋。

B 超（2022-03-12）：肾实质稍增强，双肾缩小，结构不清，皮质回声稍增强。

（三）护理计划

日期	护理诊断	护理目标、措施	评价
2022-03-08	1. 体液过多	护理目标：水肿程度减轻至干体重 护理措施： 1. 休息：卧床休息，下肢明显水肿者，卧床休息时可抬高下肢，以增加静脉回流，减轻水肿 2. 饮食护理。①糖尿病钠盐：限制钠的摄入，每天以 2～3 g 为宜。②液体：液体入量视水肿程度及尿量而定。	03-14 住院第 7 天，患者双下肢水肿明显减轻至轻度水肿，体重下降 4 kg

（续表）

日期	护理诊断	护理目标、措施	评价
2022-03-08	1. 体液过多	若尿量＞1000 mL/天，一般不需严格限水。若尿量＜500 mL/天或有严重水肿者应量出为入。③蛋白质：若血尿素氮正常，可给予0.8～1.0 g/(kg·d)的优质蛋白质，有氮质血症的水肿患者，一般给予0.6～0.8 g/(kg·d)的优质蛋白质。④热量：补充足够的热量以免引起负氮平衡。⑤其他：注意补充各种维生素 3. 病情观察：记录24小时出入量、体重、身体各部位水肿情况，有无急性左心衰和高血压脑病的表现 4. 用药护理：遵医嘱使用利尿剂，观察药物的疗效及不良反应 5. 健康指导：①告知患者出现水肿的原因，水肿与钠、水潴留的关系；②教患者根据病情合理安排每天食物的含盐量和饮水量；③指导患者避免进食腌制食品、罐头食品、啤酒、汽水、味精、面包、豆腐干等含钠丰富的食物；④教会患者通过正确测量每天出入液量、体重等评估水肿的变化；⑤向患者详细介绍有关药物的名称、用法、剂量、作用和不良反应	03-14 住院第7天，患者双下肢水肿明显减轻至轻度水肿，体重下降4 kg
2022-03-08	2. 有皮肤完整性受损的危险	护理目标：保持皮肤完整 护理措施： 1. 皮肤护理：水肿较重的患者应注意衣着柔软、宽松。长期卧床者，预防发生压疮。水肿患者皮肤薄，易发生破损，需协助患者做好全身皮肤的清洁，清洗时勿过分用力，避免损伤 2. 皮肤观察：观察皮肤有无红肿、破损和化脓等情况发生	03-18 患者未发生皮肤破损
2022-03-08	3. 知识缺乏：与疾病的相关知识有关	护理目标：患者了解自己疾病的原因、预后及慢性肾病管理的注意事项 护理措施： 1. 向患者及家属宣教慢性肾病知识及用药，围透析期管理，使其树立战胜疾病的信心 2. 鼓励患者多与其他病友沟通 3. 主动听患者主诉并及时给予反馈 4. 饮食指导：透析给予低盐糖尿病低蛋白质饮食，透析后给予优质蛋白质饮食，宣教容量管理相关知识 5. 使用各种方法向患者提供其感兴趣的知识 6. 学习时尽可能包括家属，确保以后能得到连续性支持 7. 督促患者学习，并鼓励患者提问，耐心给予解答 8. 根据患者的病情，制定合适的教育计划 9. 在患者理解的基础上教授，使其理解和掌握	03-18 患者基本了解自身疾病相关知识

（续表）

日期	护理诊断	护理目标、措施	评价
2022-03-08	4. 潜在并发症：心衰	护理目标：不发生心衰或心衰症状缓解 护理措施： 1. 立即协助患者端坐卧位，双腿下垂 2. 向患者解释说明心衰的诱发因素，如容量负荷过重、情绪激动等，以及预防措施 3. 遵医嘱准确记录24小时出入量 4. 严密观察神志、出汗、发绀、咯痰、心率、呼吸、血压、尿量等情况，随时报告病情变化 5. 遵医嘱给予高流量吸氧，并给予20%～50%酒精湿化 6. 严格掌握输液滴速，控制液体入量 7. 根据病情遵医嘱给予强心、利尿、镇静、扩血管等药物治疗	03-14 患者水肿减轻，可平卧
2022-03-08	5. 焦虑：与知识缺乏有关	护理目标：患者焦虑缓解，心情放松 护理措施： 1. 热情接待患者和家属，介绍医生、护士及住院环境 2. 鼓励家属陪伴患者，给其提供现实保证 3. 在患者进行诊断、手术、检查及各种治疗护理前，耐心做好解释和宣教，消除其焦虑不安的情绪 4. 加强与患者沟通，鼓励其说出心理感受，并表示理解 5. 及时为患者提供疾病诊断、治疗信息，增强其信心 6. 保持患者舒适的体位	03-10 患者焦虑紧张感减轻，积极配合治疗
2022-03-12	6. 有感染的危险：与腹膜透析导管及深静脉置管有关	护理目标：不发生导管相关性感染 护理措施： 1. 穿刺和透析严格无菌操作 2. 保持敷料清洁干燥，如有潮湿立即更换 3. 瘘部周围皮肤瘙痒时不能用手抓 4. 严密观察患者体温变化 5. 观察导管部位或动-静脉瘘口周围有无红肿、发热、触痛或渗液，如有异常及时报告医生 6. 操作过程严格无菌技术 7. 保持腹透引流袋低于腹腔，防止逆流 8. 保持室内空气新鲜，每日开窗通风，室温控制在18～22℃，操作场地每日空气消毒2次 9. 吸烟患者劝其戒烟，严禁任何人在病区吸烟，减少探视人员进出 10. 感冒流行季节少到人群密集地方 11. 按医嘱给药，并观察药物作用及副作用	03-18 患者未发生感染

（四）健康指导

1. 疾病预防指导　老年、高血脂、肥胖、有肾脏疾病家族史是慢性肾脏病的高危因素，此类人群应定期检查肾功能，早发现、早治疗各种可能导致肾损害的疾病，如高血压、糖尿病等。已有肾脏基础病变者，注意避免加速肾功能减退的各种因素，如血容量不足、肾毒性药物的使用、尿路梗阻等。

2. 疾病知识指导 向患者及家属讲解慢性肾衰竭的基本知识，使其理解本病虽然预后较差且不可逆，但只要坚持积极治疗，消除或避免加重病情的各种因素，可以延缓病情进展，提高生存质量。指导患者根据病情和活动耐力进行适当的活动，以增强机体抵抗力，但需避免劳累，做好防寒保暖。注意个人卫生，注意室内空气清洁，经常开窗通风，但避免对流风，避免与呼吸道感染者接触，尽量避免去公共场所。指导家人关心、照顾患者，给患者以情感支持，保持稳定积极的心理状态。

3. 饮食指导 强调合理饮食对治疗本病的重要性，慢性肾衰竭透析前给予优质低蛋白饮食，减轻肾脏负担，教会患者在保证足够热量供给、限制蛋白质摄入的前提下，选择适合自己病情的食物。指导患者在血压升高、水肿、少尿时，应严格限制水钠摄入。有高钾血症时，应限制含钾量高的食物。

4. 病情监测指导

（1）指导患者准确记录每天的尿量和体重。

（2）指导患者掌握自我监测血压的方法，每天定时测量、CKD1～4 期者确保用药期间血压控制目标为<130/80 mmHg，CKD5 期者<140/90 mmHg。

（3）合并糖尿病者定期监测血糖，控制目标为空腹血糖 5～7.2 mmol/L。

（4）监测体温变化。

（5）定期复查血常规、尿常规、肾功能、血清电解质等情况。

（6）一般每 1～3 月随访 1 次，出现下列情况时需及时就医：食欲下降、体重迅速增加、水肿加重、血压显著增高、发热、乏力等。

5. 治疗指导 遵医嘱用药，避免使用肾毒性药物，不要自行调整药物。向患者解释有计划地保护前臂、肘等部位的大静脉，做好肾脏替代治疗准备，使患者理解并配合治疗。已行血液透析者应指导其保护好动静脉瘘管，腹膜透析者保护好腹膜透析导管及告知居家自我管理的重要性。

（五）重点知识速递

速递 1 慢性肾衰竭的定义

慢性肾衰竭（chronic renal failure，CRF）是指各种慢性肾脏病（chronic kidney disease，CKD）引起的肾小球滤过率（glomerular filtration rate，GFR）严重下降及与此相关的代谢紊乱和全身各系统受累为主要表现的临床综合征。CRF 代表了 CKD 的失代偿阶段，是 CKD 持续进展的结果，CRF 晚期称为尿毒症。

速递 2 慢性肾脏病的分期和治疗计划

见表 2-2。

表 2-2 慢性肾脏病的分期和治疗计划

分期	特征	GFR[mL/(min・1.73 m²)]	治疗计划
1	肾损害，GFR 正常或稍高	≥90	诊断和治疗：治疗合并疾病；延缓疾病进展；减少心血管患病危险因素
2	肾损害，GFR 轻度降低	60～89	评估、减慢疾病进展

（续表）

分期	特征	GFR[mL/(min·1.73 m²)]	治疗计划
3a	GFR 轻到中度降低	45～59	评估、预防和诊断并发症
3b	GFR 中到重度降低	30～44	治疗并发症
4	GFR 重度降低	15～29	准备肾脏替代治疗
5	终末期肾病	<15(或透析)	肾脏替代治疗

速递 3　慢性肾衰竭的临床表现

慢性肾脏病起病缓慢，早期(CKD1～3 期)常无明显临床症状或仅有乏力、夜尿增多等症状，当发展至残余肾单位无法代偿满足机体最低需求时，才出现明显症状。尿毒症时出现全身多个系统的功能紊乱。

(1) 水电解质酸碱代谢紊乱：可出现水、钠潴留或脱水、低钠血症、高钾或低钾血症、高磷血症、低钙血症、高镁血症、代谢性酸中毒等；

(2) 消化系统：食欲不振是最常见和最早期表现，还可表现为恶心、呕吐、腹胀、腹泻。晚期患者呼出气体中有尿味，口腔黏膜溃疡，胃和十二指肠溃疡及上消化道出血也较常见；

(3) 呼吸系统：常表现为气促，合并代谢性酸中毒时可表现为呼吸深而长、体液过多，心功能不全时可发生肺水肿；

(4) 循环系统：主要表现高血压和左心室肥大、心力衰竭、尿毒症性心肌病、心包炎、动脉粥样硬化；

(5) 血液系统：由于肾脏促红细胞生成素(EPO)生成减少导致肾性贫血；血小板功能障碍及凝血因子减少会有出血倾向，表现为鼻出血、皮肤瘀斑等；

(6) 泌尿系统：获得性肾囊肿和尿路结石等；

(7) 风湿性疾病：痛风和肾性骨病等；

(8) 神经系统：尿毒症脑病、脑血管疾病、周围神经病、自主神经病和神经精神异常；

(9) 皮肤并发症：皮肤黄色或黄褐色、皮肤瘙痒等。

速递 4　慢性肾衰竭的诊治流程

(1) 原发疾病和加重因素的治疗　①该患者原发病为糖尿病肾病，应积极控制高血糖；②纠正加重肾功能恶化的可逆因素：包括积极控制上呼吸道感染，将血压降至靶目标，避免使用肾毒性药物等。

(2) 饮食控制和营养治疗　进入透析前给予低盐优质低蛋白饮食，蛋白质摄入量 0.6～0.8 g/(kg·d)，同时加用复方 α-酮酸片增加必需氨基酸。患者进入维持性透析后蛋白质摄入量提高至 1.2 g/(kg·d)，同时维持每日充足热量 30～35 kcal/(kg·d)，补充适量维生素、矿物质等营养素。不食动物内脏等高嘌呤食物，控制钾和磷的摄入。

(3) 药物治疗　旨在延缓慢性肾度竭的进展，防治并发症。

速递 5　围透析期健康教育及流程

围透析期 CKD 是指患者估算肾小球滤过率从<15 mL/(min·1.73 m²)起，一直到初始透析 3 个月这一段时间，包括透析前期和初始透析两个阶段，时间为 1～2 年。围透析期需要与患者及家属建立良好的沟通及随访，并进行宣教。教育内容包括：①肾脏结构与功能、CKD

主要临床表现及防治措施。②肾脏替代模式选择，包括肾移植、腹膜透析、家庭或透析中心血液透析原理、适应证、禁忌证、操作方法及注意事项。③CKD患者饮食、生活方式、上肢血管保护等内容。④患者应每1～2个月随访一次，监测血红蛋白、血钾和肌酐等指标。⑤选择不同肾脏替代治疗后教育，新置管腹膜透析患者系列培训。围透析期健康教育及流程见图2-14。

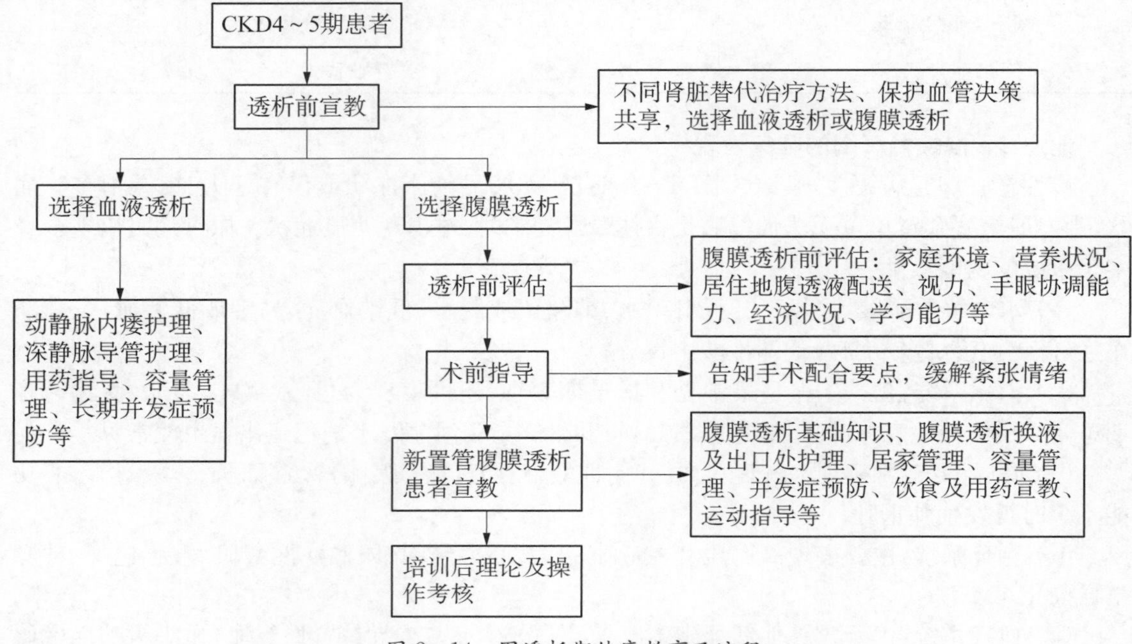

图2-14 围透析期健康教育及流程

（邢小红）

参考文献

[1] 梅长林.中国围透析期慢性肾脏病管理规范[J].中华肾脏病杂志，2021，37(8)：690-704.
[2] 尤黎明，吴瑛.内科护理学[M].北京：人民卫生出版社，2017.
[3] 梅长林，余学清.内科学肾脏内科分册[M].北京：人民卫生出版社，2015.
[4] 余学清，赵明辉.肾内科学.第3版[M].北京：人民卫生出版社，2021.

病例 10
肾病综合征

查房目的：熟悉肾病综合征治疗方式，掌握肾病综合征护理
查房形式：护理个案查房

（一）基本情况

患者男性，17 岁，诊断“肾病综合征”。

【现病史】2022 年 1 月下旬患者无明显诱因出现尿中泡沫增多、双下肢凹陷性水肿。当地医院尿常规：蛋白（+++），尿红细胞数正常。自患病以来，体重增加 7.5 kg，饮食、睡眠欠佳，尿量逐渐减少，伴有气促，夜间不能平卧。心脏体检未见明显阳性体征，双眼睑水肿。腹部移动性浊音（+），双下肢中度凹陷性水肿，皮肤完好，患者 2 个月前体检肾功能正常。2022 年 3 月 8 日因“尿泡沫增多、双下肢水肿 1 个月”收入院，生活自理能力评分 90 分，NRS 疼痛量表评分 0 分，血栓风险评估 3 分，心理评估正常。

【既往史】无。

【家族史】父母、哥哥身体健康，无特殊家族遗传史。

（二）辅助检查

1. 体格检查　脉搏 76 次/分，血压 135/75 mmHg。双眼睑水肿。腹部移动性浊音（+），双下肢中度凹陷性水肿，皮肤完好。

2. 异常实验室及其他检查　尿生化（2022-03-09）：24 小时尿蛋白定量 4.2 g。

肝功能（2022-03-08）：血清白蛋白 19 g/L；肾功能：尿素氮 5.6 mmol/L，尿酸 382 μmol/L，血肌酐 162 μmol/L。

血脂（2022-03-08）：总胆固醇 10.8 mmol/L，甘油三酯 4.6 mmol/L。

B 超（2022-03-09）：左肾 115 mm×53 mm，右肾 114 mm×50 mm，双肾皮质回声增强，皮、髓质分界清楚。

肾穿刺（2022-03-16）：光镜检查：11 个肾小球，1 个全球硬化。肾小球细胞数约 80 个/小球。系膜基质轻度增生，系膜细胞 2～3 个/系膜区。未见新月体形成；MASSON 染色：基底膜上皮侧可见较多大块嗜复红物质沉淀；免疫荧光：IgG 和 C3 沿肾小球毛细血管袢弥漫性颗粒状沉淀；电镜：基底膜弥漫增厚。

（三）护理计划

日期	护理诊断	护理目标、措施	评价
2022-03-08	1. 体液过多	护理目标：水肿明显减轻 护理措施： 1. 休息：急性期患者应绝对卧床休息 2～3 周，部分患者需卧床休息 4～6 周，待水肿消退、血压恢复正常后，方可逐步增加活动量 2. 卧床休息，并每日测量体重、腹围、脚围 3. 饮食护理：急性期应严格限制钠的摄入，每天盐的摄入量应低于 3 g。尿量明显减少者，还应注意控制水和钾的摄入 4. 病情观察：记录 24 小时出入量、体重、身体各部位水肿情况，有无急性左心衰和高血压脑病的表现 5. 用药护理：遵医嘱使用利尿剂，观察药物的疗效及不良反应	03-18 住院第 11 天查房评估患者双下肢水肿明显减轻至轻度水肿，体重下降 4 kg
2022-03-08	2. 营养失调：低于机体需要量	护理目标：纠正低蛋白血症 护理措施： 1. 给予营养丰富，易消化的食品 2. 根据肾小球滤过率调整蛋白质摄入量 3. 鼓励适当活动，从而增加食欲 4. 避免饮咖啡（会降低食欲）和碳酸饮料（导致饱胀感） 5. 宣教摄取充足的营养物质对保持并恢复身体健康的重要意义 6. 保证良好的进食环境 7. 注意补充维生素、铁、钙等 8. 给予低盐饮食减轻水肿 9. 定期测量血清白蛋白、血红蛋白指标，评估集体营养状况 10. 做好营养监测：记录进食情况，评估饮食结构是否合理，热量是否充足	03-22 血清白蛋白 32 g/L，低蛋白血症明显纠正
2022-03-08	3. 有感染的危险：与营养不良、免疫功能紊乱、应用糖皮质激素有关	护理目标：不发生感染 护理措施： 1. 保持病房环境清洁，定时开门窗通风换气，做好环境消毒 2. 尽量减少病区的探访人次，限制上呼吸道感染者探访 3. 告知患者预防感染的重要性，严密观察患者体温变化 4. 协助患者加强全身皮肤、口腔黏膜和会阴护理，防止皮肤和黏膜损伤，指导其加强营养、休息，增强机体抵抗力 5. 流感季节避免到人群密集地方，注意保暖 6. 观察有无咳嗽、咳痰、肺部干湿啰音、尿路刺激征、皮肤红肿等感染征象 7. 按医嘱给药，并观察药物作用及副作用	03-22 患者住院期间未发生感染

（续表）

日期	护理诊断	护理目标、措施	评价
2022-03-10	4. 焦虑：与本病的病程长、易反复有关	护理目标：不发生焦虑或焦虑减轻，配合治疗 护理措施： 1. 评估患者病情及患者对疾病了解程度和知识需求 2. 在患者进行诊断、手术、检查及各种治疗护理前，耐心做好解释和宣教，消除其焦虑不安的情绪 3. 加强与患者沟通，鼓励其说出心理感受，家人和朋友要关心患者 4. 及时为患者提供疾病诊断、治疗信息，增强其信心 5. 在焦虑问题发生后应该多和朋友进行交流，说出自己的压力来宣泄压力 6. 家人和朋友要关心患者，回归社会转移注意力，减轻患者的心理压力 7. 要对焦虑患者进行关心，力所能及地帮助患者做一些事情，转移患者的注意力，减轻患者的心理压力 8. 必要时邀请心理会诊	03-22 患者焦虑紧张感减轻，积极配合治疗
2022-03-08	5. 潜在并发症：血栓形成	护理目标：不发生血栓 护理措施： 1. 严格交接班，密切观察患肢远端血运、温度、颜色、肿胀程度、感觉及运动情况 2. 鼓励患者的足和脚趾经常主动活动，并嘱多做深呼吸及咳嗽动作 3. 评估患者有无患肢疼痛麻木，一旦发现血液循环障碍，应及时报告医生并做相应的处理，抬高下肢 15°～30°，以利于静脉回流 4. 病情允许的情况下，尽早进行功能锻炼，指导患者进行患肢股四头肌等长收缩训练，预防股四头肌萎缩，逐渐加强训练量。避免直腿抬高活动 5. 锻炼原则：次数由少到多，时间由短到长，强度逐渐增强，循序应用气压泵、药物低分子肝素钠等	03-22 患者未发生深静脉血栓

（四）健康指导

1. 疾病知识指导　向患者及其家属介绍肾病综合征的特点，讲解常见的并发症及预防方法，如避免受凉、注意个人卫生、预防感染等。注意休息，避免劳累，同时应适当活动，以免静脉血栓等并发症。告诉患者优质蛋白、高热量、低脂、高膳食纤维和低盐饮食的重要性，指导患者根据病情选择合适的食物，并合理安排每天饮食。

2. 用药指导与病情监测　告诉患者不可擅自减量或停用激素，介绍各类药物的使用方法、使用时注意事项及可能的不良反应。指导患者学会对疾病的自我监测，监测水肿、尿蛋白和肾功能的变化，定期随访。

（五）重点知识速递

速递 1　肾病综合征的定义

肾病综合征（nephrotic syndrome，NS）是指大量蛋白尿（成人＞3.5 g/d）、低蛋白血症（＜

30 g/L)、明显水肿和(或)高脂血症等一组临床综合征。其中大量蛋白尿和低蛋白血症是诊断的必备条件。

速递 2　肾病综合征的临床表现

典型原发性肾病综合征的临床表现如下：

(1) 大量蛋白尿：典型病例可有大量选择性蛋白尿(尿蛋白＞3.5 g/d)。各类增加肾小球内压力和导致高灌注、高滤过的因素均可加重尿蛋白的排出，如高血压、高蛋白质饮食或大量输注血浆蛋白等。

(2) 低蛋白血症：血浆清蛋白低于 30 g/L，主要为大量清蛋白自尿中丢失所致。尤其是肾小球病理损伤严重，大量蛋白尿和非选择性蛋白尿时更为显著。

(3) 水肿：水肿是肾病综合征最突出的体征，其发生主要与低蛋白血症所致血浆胶体渗透压明显下降有关。严重水肿者可出现胸腔、腹腔和心包积液。

(4) 高脂血症：肾病综合征常伴有高脂血症，其中以高胆固醇血症最为常见，甘油三酯、低密度脂蛋白(LDL)、极低密度脂蛋白(VLDL)和脂蛋白 a 也常可增加。

(5) 并发症：①感染：为肾病综合征常见的并发症，也是导致本病复发和疗效不佳的主要原因。其发生与蛋白质营养不良、免疫功能紊乱及应用糖皮质激素治疗有关。常见感染部位的顺序为呼吸道、泌尿道及皮肤；②血栓、栓塞：血栓形成和栓塞是直接影响肾病综合征治疗效果和预后的重要因素。其中以肾静脉血栓最为多见，但 3/4 病例因慢性形成常无症状；③急性肾损伤：肾病综合征因有效循环血容量不足，肾血流量下降，可诱发肾前性氮质血症，经扩容、利尿治疗后多可恢复。少数可出现急性肾损伤，多见于微小病变型，表现为无明显诱因出现少尿、无尿，扩容利尿无效。④其他：长期高脂血症易引起动脉硬化、冠心病等心血管并发症；长期大量蛋白尿可导致严重的蛋白质营养不良，儿童生长发育迟缓；金属结合蛋白丢失可致体内微量元素(铁、锌、铜等)缺乏；内分泌激素结合蛋白不足可诱发内分泌紊乱。

速递 3　肾病综合征患者导致大量蛋白尿的原因

大量蛋白尿是本病最主要的临床特征，以下因素是导致蛋白尿的原因：①基底膜电荷屏障(如足细胞足突病变导致负电荷减少)和孔径屏障(滤过膜病变致其本身孔径变大)的异常，均可引起部分带负电荷的白蛋白或血浆蛋白自肾小球滤过膜滤出增加。②基底膜毛细血管内皮细胞和脏层上皮细胞(足细胞)损伤可直接导致蛋白尿。③系膜细胞增生或基质增生、系膜区免疫复合物沉积也会影响肾小球的滤过功能，增加蛋白尿。④非免疫因素如肾小球内压力增加及导致高灌注、高滤过的因素(如高血压、高蛋白质饮食或大量输注白蛋白)也可加重尿蛋白的排出。

速递 4　肾病综合征的治疗要点

(1) 一般治疗：卧床休息至水肿消退，但长期卧床会增加血栓形成机会，因此应保持适度床上及床旁活动。肾病综合征缓解后，可逐步增加活动量。给予高热量、低脂、高维生素、低盐及富含可溶性纤维的饮食。肾功能良好者给予正常量的优质蛋白，肾功能减退者则给予优质低蛋白饮食。

(2) 对症治疗

1) 利尿消肿：多数患者经使用糖皮质激素和限水、限钠后可达到利尿消肿目的。经上述治疗水肿不能消退者可使用利尿药，包括：a. 噻嗪类利尿药：常用氢氯噻嗪 25 g，3 次/日口服。b. 保钾利尿药：常用氨苯蝶啶 50 mg 或螺内酯 20 mg，3 次/日作为基础治疗，与噻嗪类利尿药合用，可提高利尿效果，减少钾代谢紊乱。c. 袢利尿药：常用呋塞米(速尿)，20～120 mg/d。

d. 渗透性利尿药：常用不含钠的低分子右旋糖酐静滴，随后加用袢利尿药可增强利尿效果。e. 对于严重低蛋白血症、高度水肿而有少尿者，可考虑静脉输注血浆或白蛋白，提高血浆胶体渗透压，一般同时加用袢利尿药以获得更好的利尿效果。

2）减少尿蛋白：持续大量蛋白尿可致肾小球高滤过，加重损伤，促进肾小球硬化，而减少尿蛋白可有效延缓肾功能恶化。应用血管紧张素转化酶抑制药或血管紧张素Ⅱ受体拮抗药，除可有效控制高血压外，均可通过降低肾小球内压和直接影响肾小球基膜对大分子的通透性而达到不同程度地减少尿蛋白的作用。

3）降脂治疗：高脂血症可加速肾小球疾病的发展，增加心、脑血管病的发生概率。因此，高脂血症者应给予降脂药物治疗。

（3）抑制免疫与炎症反应，为肾病综合征的主要治疗方法

1）糖皮质激素：糖皮质激素可抑制免疫反应，减轻、修复滤过膜损害，并有抗炎、抑制醛固酮和抗利尿激素等作用。激素的使用原则为起始足量、缓慢减药和长期维特。目前常用泼尼松，开始口服剂量 1 mg/(kg・d)，8～12 周后每 2 周减少原用量的 10%，当减至 20 mg/d 时，应更加缓慢减量，最后以最小有效剂量(10 mg/d)维持半年左右。激素可采用全天量顿服；维持用药期间，两天量隔天 1 次顿服，以减轻激素的不良反应。

2）细胞毒药物：用于“激素依赖型”或“激素抵抗型”肾病综合征，常与激素合用。环磷酰胺为最常用的药物，每天 100～200 mg，分 1～2 次口服，或隔天静注，总量达到 6～8 g 后停药。

3）环孢素：用于激素抵抗和细胞毒药物无效的难治性肾病综合征。环孢素可通过选择性抑制 T 辅助细胞及 T 细胞毒效应细胞而起作用。常用剂量为 3～5 mg/(kg・d)，分 2 次空腹口服，服药期间需监测并维持其血药浓度谷值为 100～200 g/ml。服药 2～3 个月后缓慢减量，疗程至少一年。

4）霉酚酸酯：对部分难治性肾病综合征有效。霉酚酸酯在体内代谢为霉酚酸，后者可选择性阻止 T 细胞和 B 细胞增殖和抗体形成而起效。常用剂量为 1.5～2 g/d，分 2 次口服，服药 3～6 个月后逐步减量，疗程 1 年。

（4）中医中药治疗：如雷公藤等，具有抑制免疫、抑制系膜细胞增生、改善滤过膜通透性的作用，可与激素及细胞毒药物联合应用。

（5）并发症防治

1）感染：一般不主张常规使用抗生素预防感染，但一旦发生感染，应选择敏感、强效及无肾毒性的抗生素积极治疗。

2）血栓及栓塞：当血液出现高凝状态时应给予抗凝血药如低分子肝素，并辅以抗血小板药如双嘧达莫或阿司匹林。一旦出现血栓或栓塞时，应及早予尿激酶或链激酶溶栓，并配合应用抗凝血药。

3）急性肾损伤：利尿无效且达到透析指征时应进行透析治疗。

（邢小红）

参考文献

[1] 梅长林. 中国围透析期慢性肾脏病管理规范[J]. 中华肾脏病杂志，2021，37(8)：690 - 704.
[2] 尤黎明，吴瑛. 内科护理学[M]. 北京：人民卫生出版社，2017.
[3] 梅长林，余学清. 内科学肾脏内科分册[M]. 北京：人民卫生出版社，2015.
[4] 余学清，赵明辉. 肾内科学. 第 3 版[M]. 北京：人民卫生出版社，2021.

病例 11
糖 尿 病

查房目的：掌握糖尿病疾病护理、治疗预案，提高并发症急救应急处理能力
查房形式：护理个案查房

(一) 基本情况

患者男性，62 岁，诊断为“糖尿病”。

【现病史】患者于 20 余年前无明显诱因出现消瘦，体重下降约 10 kg，至医院就诊，诊断为“糖尿病”，给予格列齐特口服治疗，平时未监测血糖。2016 年患者因右足小趾发黑伴感觉异常，院外行右足小趾截肢术，术后恢复良好，调整治疗方案为胰岛素，血糖自述未定期按时监测。2022 年 7 月 4 日患者因全身乏力症状于内分泌门诊就诊，查快速随机血糖 33.0 mmol/L，尿葡萄糖 3＋，尿酮体阴性，门诊以“糖尿病”收住内分泌科，入科后随机血糖为 30.1 mmol/L，立即给予生理盐水 500 mL＋诺和灵 R16IU 静滴降糖补液处理，监测末梢血糖每小时一次，血糖降至 13.7 mmol/L。今日为患者入院第 4 天，查体患者精神可，生命体征平稳，空腹血糖控制在 4.8～7.1 mmol/L，餐后 2 h 血糖控制在 8.4～13.9 mmol/L，自理能力评分 85 分，疼痛评分为 1 分，血栓危险因素评分为 5 分，患者无心慌、手抖、出冷汗、恶心、呕吐症状，有主诉全身轻度乏力症状。

【既往史】否认高血压病、冠心病病史，右足小趾截肢术史，否认食物及药物过敏史。

【个人史】吸烟史 30 余年，约每日 20 支，偶有饮酒，适龄结婚，育有 2 女，均体健。

【家族史】无特殊家族遗传病史。

(二) 辅助检查

1. 体格检查 皮肤完整，一般情况可，体检未见明显异常，右足小趾缺失。

2. 专科体检 双下肢温度觉、压力觉正常，振动觉、针刺觉未见明显异常，双侧足背动脉搏动正常，双下肢无水肿。

3. 异常实验室检查 肌电图(2022－07－06)提示：异常运动传导速度，双下肢血管彩超示右下肢血管硬化伴斑块形成。

尿常规(2022－07－04)：尿葡萄糖(＋＋＋)，尿蛋白(＋＋＋)。

尿常规(2022－07－05)：尿葡萄糖(＋)，尿蛋白(＋＋＋)。

尿生化(2022－07－07)：24 小时尿蛋白定量 4 853 mg/L，尿微量白蛋白 1 795 mg/L。

（三）护理计划

日期	护理诊断	护理目标、措施	评价
2022－07－04	1. 潜在并发症：酮症酸中毒	护理目标：患者未发生酮症酸中毒 护理措施： 1. 密切观察患者病情变化，观察患者的呼吸频率和深度，有无库斯曼氏呼吸，气味有无烂苹果味，“三多一少”症状是否加重等，出现异常及时通知医生，给予对症紧急处理，如吸氧、补液、监测血糖、生命体征及尿量等 2. 监测患者血糖、血钾及血气分析、尿常规指标 3. 指导患者合理控制饮食，避免饮食不当、创伤等诱发酮症酸中毒的因素 4. 预防感染 5. 准确及时记录患者24小时出入量	07－11 患者未发生酮症酸中毒
2022－07－04	2. 潜在并发症：低血糖	护理目标：患者未发生低血糖 护理措施： 1. 密切监测患者血糖 2. 听取患者有无心慌、手抖、出冷汗、强烈饥饿感、头晕等不适主诉，异常及时给予患者血糖监测，通知医生，及时处理 3. 患者在用降糖药物或胰岛素期间，要及时进餐，避免饮食不当，引起低血糖 4. 加强患者宣教，告知患者不可擅自加大药量 5. 适当运动，运动量适宜，避免在空腹时运动，餐后1小时后运动 6. 一旦出现低血糖，及时遵医嘱给予口服糖水，或静脉推注50%葡萄糖，并及时复测血糖	07－11 患者未发生低血糖情况
2022－07－04	3. 活动无耐力：与糖代谢障碍、蛋白质过多分解消耗有关	护理目标：患者全身乏力症状缓解，活动时感觉无异常 护理措施： 1. 保持病室安静，给患者提供良好的休息环境 2. 告知患者多休息，保持良好的体力 3. 找出患者全身无力的原因，及时给予对症处理，如及时处理高血糖或是低血糖，加强患者的营养支持 4. 加强患者心理疏导，避免紧张焦虑情绪，告知患者体力恢复是循序渐进的过程，不要操之过急 5. 生活中协助患者生活，告知患者可主动寻求帮助	07－08 患者全身乏力症状已缓解
2022－07－04	4. 潜在并发症-感染：与机体高血糖利于细菌生长及机体防御机制减弱有关	护理目标：患者知晓预防感染的措施，无感染发生 护理措施： 1. 操作时注意无菌操作 2. 病房每日2次进行开窗通风 3. 注意保暖，防着凉，不去人群密集的场所 4. 注意避免抓伤皮肤，注意安全，保持皮肤完整性 5. 皮肤如有伤口，应注意伤口周围皮肤变化，并及时用药就医 6. 指导患者平时加强双足保护，如合适的鞋袜选择、指甲的修剪等，足部一旦发生问题要及时去医院就诊	07－07 患者能复述预防感染的措施

（续表）

日期	护理诊断	护理目标、措施	评价
2022-07-05	5. 血栓的危险	护理目标：患者无血栓形成 护理措施： 1. 告知患者及家属，加强宣教，控制血糖在正常范围内 2. 告知患者戒烟，适当运动，促进血液循环 3. 清淡饮食，进行适度的肢体锻炼，注意保暖 4. 注意观察患者肢体循环及全身情况，下肢颜色、温度、感觉及动脉搏动有无异常，有无水肿情况 5. 监测患者的血脂及凝血功能，可给予药物口服预防，如他汀类或阿司匹林等	07-11 患者无血栓形成
2022-07-05	6. 知识缺乏：与缺乏疾病相关知识有关	护理目标：患者对自身疾病有正确的认知，掌握疾病相关的多方面的知识 护理措施： 1. 向患者及家属讲解疾病的病因与发展，增强患者对疾病的知识掌握，加强遵医意识 2. 与患者有效沟通，关心患者，树立患者对疾病的正确心理建设 3. 向患者及家属提供知识宣教手册，并及时反馈患者对知识的掌握程度 4. 饮食指导：饮食规律，掌握正确的烹饪方式，进食量要合理 5. 运动指导：选择合适的运动方式及运动量及强度，选择有氧运动，运动前应监测血糖，选择合适的运动鞋 6. 用药指导：按时用药，用药期间谨遵医嘱，不得随意增减药量，并了解药物作用及副作用 7. 血糖监测：掌握血糖监测的方法及时间，注意要坚持监测，不要随意减少或中断监测次数 8. 加强患者对疾病本身的自我管理意识，正确预防和处理低血糖，定期按时复诊	07-08 患者对自身疾病相关知识已了解
2022-07-07	7. 营养失调：低于机体需要量与胰岛素分泌不足所致糖、蛋白质、脂肪代谢异常及大量蛋白尿有关	护理目标：患者知晓营养失调的原因，保证患者营养摄入，恢复正常营养状态 护理措施： 1. 向患者及家属讲解营养对疾病支持的重要性 2. 加强患者饮食指导，告知患者可增加优质蛋白食物的摄入，如鸡蛋、牛奶、瘦肉、鱼等 3. 鼓励患者按时进餐，保证食物的摄取量 4. 及时复查患者的血象，掌握患者目前营养状况的变化 5. 遵医嘱给予患者药物治疗，补充白蛋白，减少尿蛋白的流失	07-12 患者营养指标有所改善

（四）健康指导

1. 心理指导　糖尿病是慢性终身性疾病，病程长，多与患者沟通，进行心理疏导与安慰，改善患者的不良情绪。

2. 饮食指导　合理控制饮食，少量多餐，定餐定量。饮食选择多样化、易消化、清淡，保证营养的摄入，食物选择新鲜的蔬果、鱼、蛋、奶、肉类等，烹饪方式避免煎、炸、烤等，可选择炒、蒸、煮的方式，进餐时，应注意细嚼慢咽，避免暴饮暴食，规律进餐。

3. 运动指导　运动的总原则是循序渐进，持之以恒，量力而行，运动项目选择有氧运动，如太极拳、慢跑、散步、健美操、游泳等，运动时要注意选择合适的鞋子，并注意安全，避免跌倒碰伤，建议餐后1小时后进行，避免空腹，以防低血糖。

4. 用药指导　正确选择服药时间，根据药物的作用时间及药理作用选择，仔细阅读说明书，或者在医生指导下按时按量服用药物。不可随意更换药物，或是增减药量，用药期间注意监测血糖，尤其使用胰岛素的患者要掌握正确的注射方法和部位选择，注意及时进餐，避免低血糖。

5. 血糖监测　患者应要了解监测血糖的重要性，每日要进行血糖监测并记录，对血糖的动态变化及时有所掌握，尤其是在用药期间，以及身体感觉有异常时，运动的前后、生活方式有改变时，都要进行血糖的监测。

6. 自我管理　了解糖尿病的知识，积极预防并发症，平时加强血压、血糖、血脂等监测，控制体重，避免烟酒等不良嗜好，定期医院复查血指标及相关血管、神经、眼底等检查，及时发现并发症并进行干预治疗。

7. 糖尿病足的预防　积极控制高血糖，每天检查脚部的情况，观察足部是否有破损溃疡、红肿，足部是否有麻木、刺痛等感觉异常，异常时要及时就医处理。平时洗脚水温要合适，温度不要超过40度，洗完脚要及时用软毛巾擦干。平时穿合适的鞋袜，袜口要宽松，鞋袜要以舒适、透气好为准。如果是穿新鞋，前几次穿的时间不要过长，并要注意足部的检查。修剪指甲时要注意，避免剪破皮肤，有脚癣时要积极治疗。

（五）重点知识速递

速递1　糖尿病的定义

糖尿病(diabetes)是以慢性高血糖为特征的一组异质性代谢性疾病，与遗传、自身免疫和环境因素有关。因胰岛素分泌和(或)胰岛素作用缺陷，引起糖类、蛋白质和脂肪等代谢异常。长期病程可引起多系统损害，导致血管、心脏、神经、肾脏、眼等组织器官的慢性并发症，病情严重时可发生糖尿病酮症酸中毒和糖尿病高血糖高渗状态等急性并发症。

速递2　糖尿病的临床表现

典型症状：最常见的是三多一少症状，即多饮、多食、多尿和消瘦。由于血中的葡萄糖高浓度造成渗透压增高，引起口渴饮水；由于胰岛素相对或绝对地缺乏，导致体内的葡萄糖不能被利用，蛋白质和脂肪消耗会增多，从而引起乏力、体重的减轻；机体为了维持活动，因此会饥饿多食。有一些2型糖尿病患者症状并不典型，仅有头昏、乏力等，甚至会没有症状。当患者在应激情况下，病情可能会突然加重，一般是由于急剧增高的血糖造成机体渗透压异常，引起急性并发症会出现食欲减退、呕吐、恶心、腹痛、多尿加重、嗜睡、视物模糊、头晕、呼吸困难、昏迷等。患者随着病程延长，慢性并发症血管、神经病变会出现如眼底视网膜病变、糖尿病性肾病、糖尿病神经病变、反复的感染、糖尿病足、皮肤瘙痒、心、脑、肾血管动脉硬化性病变等。

速递3　胰岛素注射治疗术

(1) 胰岛素的保存：未开封的胰岛素(包括瓶装胰岛素、胰岛素笔芯和胰岛素特充注射笔)

应储藏在 2～8 ℃的环境中，避免冷冻和阳光直射，防止反复震荡。已开封的胰岛素可室温保存，在 28 天内有效。如果室温超过 30 ℃，正在使用的胰岛素应当贮存在冰箱中。注射前，应当使其回暖。比如可在手掌之间滚动使其回暖或提前 30 分钟取出。

(2) 应用时注意胰岛素的换算，应采用专用胰岛素注射器。

(3) 剂量必须准确，抽吸时避免振荡。两种胰岛素合用时，先抽吸正规胰岛素后抽取鱼精蛋白胰岛素。

(4) 注射部位轮换方案(图 2-15)：将注射部位分为四个等分区域(大腿或臀部可等分为两个等分区域)，每周使用一个等分区域并始终按顺时针方向进行轮换。在任何一个等分区域内注射时，每次的注射点都应间隔至少 1 cm，以避免重复的组织损伤。

(5) 选择合适的注射针头，建议选择 4 mm 的针头，必要时捏皮，避免注射至肌肉层。

(6) 注射前评估患者有无皮下脂肪的增生，避免注射至增生部位。

(7) 注射时做好患者的心理疏导，减少患者的疼痛及恐惧感。

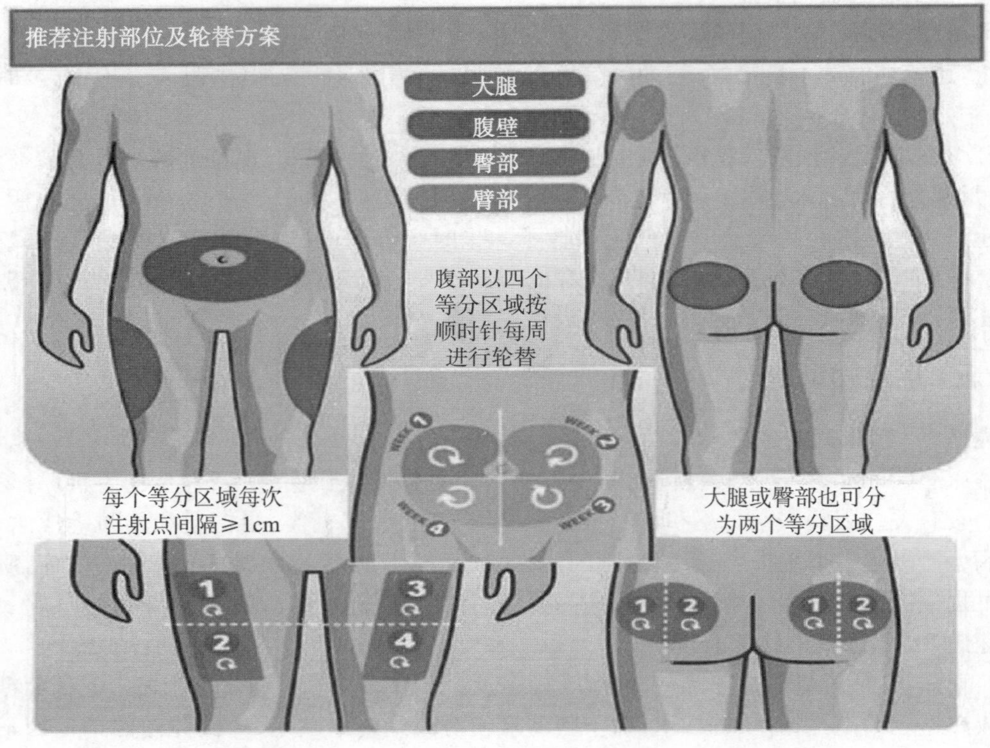

图 2-15 胰岛素注射部位

速递 4 糖尿病急性并发症-酮症酸中毒紧急处理流程

糖尿病酮症酸中毒(diabetic ketoacidosis, DKA)常呈急性起病。在 DKA 起病前数天可有多尿、烦渴多饮和乏力症状的加重，失代偿阶段出现食欲减退、恶心、呕吐、腹痛，常伴头痛、烦躁、嗜睡等症状，呼吸深快，呼气中有烂苹果味(丙酮气味)；病情进一步发展，出现严重失水现象，尿量减少、皮肤黏膜干燥、眼球下陷、脉快而弱、血压下降、四肢厥冷；到晚期各种反射迟钝甚至消失，终至昏迷。一旦发生需紧急处理。酮症酸中毒紧急处理流程见图 2-16。

评估：多饮、多尿症状加重，乏力、肌肉酸痛，高血糖及酮体明显增高
绝对卧床休息，保持呼吸道通畅，吸氧
密切观察生命体征及神志变化，特别注意呼吸气味、深度和频率的改变
建立静脉通道，补充血容量，改善周围循环和肾功能
迅速补充胰岛素，纠正电解质及酸碱失衡
加强基础护理，预防并发症发生
观察病情变化，做好护理记录

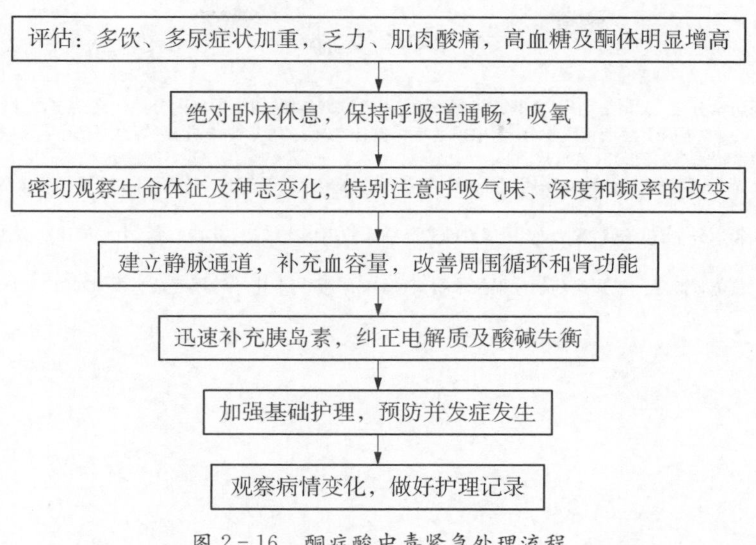

图 2-16 酮症酸中毒紧急处理流程

速递5 糖尿病急性并发症-低血糖紧急处理流程

见图 2-17。

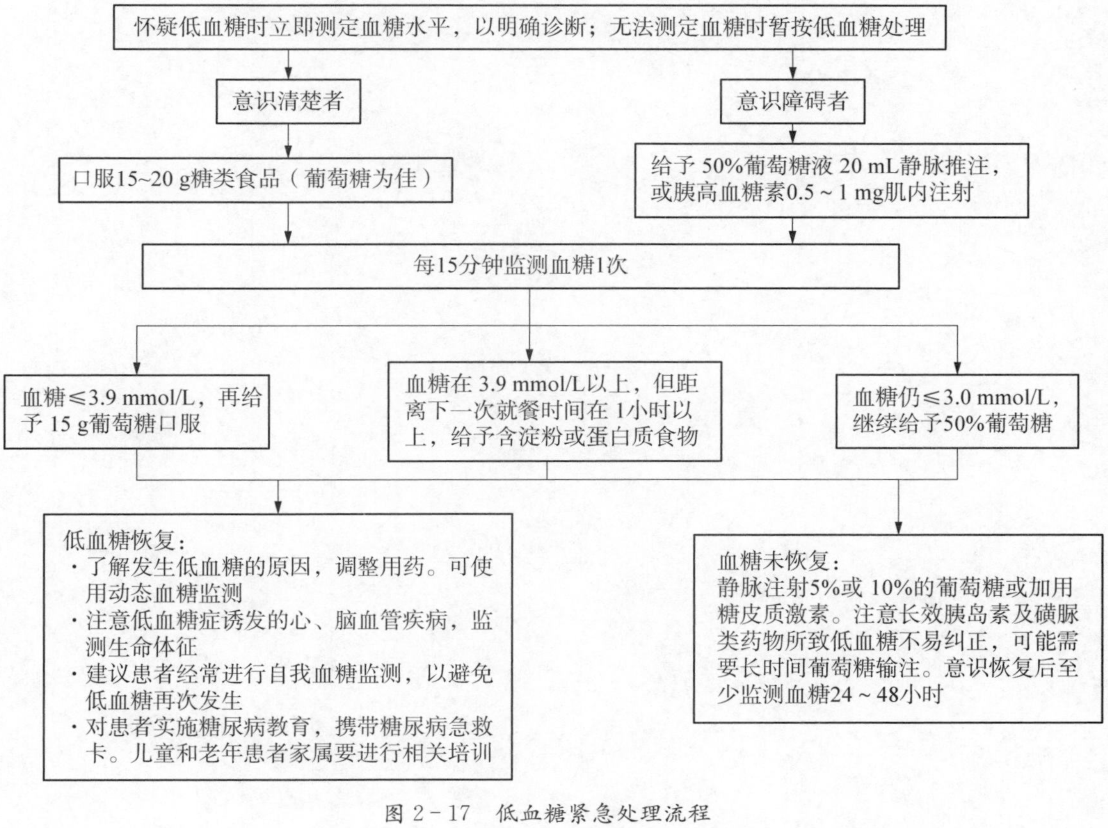

怀疑低血糖时立即测定血糖水平，以明确诊断；无法测定血糖时暂按低血糖处理
意识清楚者
意识障碍者
口服15~20 g糖类食品（葡萄糖为佳）
给予 50%葡萄糖液 20 mL静脉推注，或胰高血糖素0.5 ~ 1 mg肌内注射
每15分钟监测血糖1次
血糖≤3.9 mmol/L，再给予 15 g葡萄糖口服
血糖在 3.9 mmol/L以上，但距离下一次就餐时间在 1小时以上，给予含淀粉或蛋白质食物
血糖仍≤3.0 mmol/L，继续给予50%葡萄糖
低血糖恢复：
· 了解发生低血糖的原因，调整用药。可使用动态血糖监测
· 注意低血糖症诱发的心、脑血管疾病，监测生命体征
· 建议患者经常进行自我血糖监测，以避免低血糖再次发生
· 对患者实施糖尿病教育，携带糖尿病急救卡。儿童和老年患者家属要进行相关培训
血糖未恢复：
静脉注射5%或 10%的葡萄糖或加用糖皮质激素。注意长效胰岛素及磺脲类药物所致低血糖不易纠正，可能需要长时间葡萄糖输注。意识恢复后至少监测血糖24 ~ 48小时

图 2-17 低血糖紧急处理流程

（杜锦霞）

参考文献

[1] 中华医学会糖尿病学分会,朱大龙. 中国2型糖尿病防治指南(2020年版)[J]. 中华内分泌代谢杂志,2021,37(04):311-398.

[2] 国家老年医学中心,中华医学会老年医学分会,中国老年保健协会糖尿病专业委员会,等. 中国老年糖尿病诊疗指南(2021年版)[J]. 中华糖尿病杂志,2021,13(01):14-46.

[3] 林苏,颖颖,林晶晶. 急救护理对急诊糖尿病酮症酸中毒患者的临床疗效及有效率分析[J]. 糖尿病新世界,2022,25(05):112-115.

[4] 中华医学会糖尿病学分会,包玉倩,朱大龙. 中国血糖监测临床应用指南(2021年版)[J]. 中华糖尿病杂志,2021,13(10):936-948.

[5] 纪立农,郭晓蕙,黄金,等. 中国糖尿病药物注射技术指南(2016年版)[J]. 中华糖尿病杂志,2017,9(02):79-105.

病例 12
甲状腺功能亢进症

查房目的：掌握甲状腺功能亢进疾病的护理、甲亢危象治疗预案，提高急救应急处理能力

查房形式：护理个案查房

（一）基本情况

患者女性，34 岁，诊断为“甲状腺功能亢进症”。

【现病史】患者于 2021 年 8 月无明显诱因下出现心悸手抖、体重减轻伴腹泻，无纳差呕吐，无胸闷气急，无乏力多汗，无易饥多食，无烦躁易怒就诊于当地医院，抽血查甲状腺功能，结果示：T3 3.73 nmol/L，FT3 19.15 pmol/L，FT4 45.65 pmol/L，TSH 0.01 mIU/L，确诊甲亢，予甲巯咪唑 10 mg 口服 1/日，2022 年 3 月无明显诱因下出现双眼肿胀、干涩伴晨起复视，逐渐出现畏光流泪，无异物感、无眼球自发性胀痛、活动痛等症状，6 月 16 日因症状加重，为进一步治疗来我院就诊，门诊以“甲状腺功能亢进症”收治入科。入科后继续予甲巯咪唑 10 mg 口服 1/日，进一步完善检查。患者现入科第 5 天，查体患者精神尚可，生命体征平稳，今晨 T 36.8 ℃，P 85 次/分，R 20 次/分，BP112/65 mmHg。CAS 评分 4 分（眼睑水肿、充血、球结膜水肿、突眼度 22 mm），自理能力评分 95 分，疼痛评分为 1 分，压力性损伤评分 32 分，跌倒/坠床评分 1 分，血栓危险因素评分 0 分。二便正常。

【既往史】患者既往有多囊肝病史。

【个人史】高知人才，未婚未育，父母身体均健康，平日家庭和睦，家庭经济能力尚可。

【家族史】父亲及姑姑多囊肝。

（二）辅助检查

1. 体格检查　左眼球突眼度 22 mm，右眼球突眼度 20 mm，闭目睫毛细震颤阴性。甲状腺Ⅰ度肿大，质软，未闻及血管杂音，双手平举细颤弱阳性。

2. 异常实验室检查　眼眶 MRI（2021－06－17）：提示双侧眼球突出及眼肌增粗。

甲状腺功能检测（2021－06－17）：T3 1.08 ng/mL、T4 24.3 μg/dL、FT3 3.45 pmol/L、FT4 3.16 pmol/L、TSH 0.2 mU/L、TR－Ab 22.6 U/L、甲状腺球蛋白＞500 ng/mL。

肝功能检测（2021－06－17）：总胆红素 24.5 μmol/L、直接胆红素 4.4 μmol/L、间接胆红素 20.10 μmol/L。

血检验（2021－06－19）：白蛋白 29 g/L。

（三）护理计划

日期	护理诊断	护理目标、措施	评价
2021-06-16	1. 舒适的改变：与眼部不适有关	护理目标：患者眼部不适感减轻 护理措施： 1. 关心体贴患者，给患者建立安全且愉快的治疗环境 2. 协助患者高枕卧位，遵医嘱低盐饮食，使用利尿剂，帮助患者减轻球后水肿，改善眼肌功能 3. 指导患者做眼球运动锻炼眼肌，改善眼肌功能 4. 眼睑不能完全闭合时，可在睡前使用眼膏，保护角膜 5. 眼部干涩，可遵医嘱使用人工泪液等改善症状	06-20 患者眼部不适感减轻
2021-06-16	2. 自我形象紊乱：与眼球突出有关	护理目标：患者能正确面对自身形象的改变 护理措施： 1. 多以尊重和关心的态度与患者交流，鼓励患者以各种方式表达外观改变所致的心理感受，在情感上给予患者支持 2. 指导患者改善外观的方法，比如佩戴心仪的墨镜，保护眼睛的同时，可以修饰外观 3. 事先告知疾病的相关知识，帮助患者及家属正确认识疾病所致的外观改变，提高对形体改变的认识和适应能力	06-18 患者主动戴上墨镜与其他病友愉快聊天
2021-06-16	3. 焦虑：与担心疾病预后不良和环境改变有关	护理目标：患者适应住院环境，焦虑紧张感减轻 护理措施： 1. 主动向患者介绍病区环境及床位医生和责任护士，消除患者的陌生和紧张感 2. 认识到患者的焦虑，承认患者的感受，多与患者交流，了解患者心理状况，积极开导，鼓励患者保持乐观积极的心态，解释病情，让患者可以正确对待自己的疾病 3. 保持病室环境安静舒适，空气流通 4. 解释各种检查和治疗的必要性 5. 评估患者家庭状况、经济条件、文化程度，是否为焦虑原因的来源，并进行相应的心理疏导	06-18 患者焦虑紧张感减轻，积极配合治疗
2021-06-16	4. 疼痛：与患者眼部不适后揉搓有关	护理目标：患者疼痛感减轻 护理措施： 1. 向患者阐述疾病过程，讲解眼部变化的根本原因 2. 指导患者正确用眼。保护眼睛，避免揉搓 3. 遵医嘱使用人工泪液减轻干涩，必要时使用迪可罗软膏、氧氟沙星滴眼液等药液治疗感染	06-21 患者疼痛感减轻
2021-06-17	5. 知识缺乏：与缺乏疾病的相关知识有关	护理目标：患者基本了解疾病相关知识 护理措施： 1. 向患者及家属宣教甲亢相关疾病知识及正确用药，使其树立战胜疾病的信心 2. 鼓励患者进行有效的沟通 3. 安慰体贴患者，认真倾听其主诉，并及时给予反馈 4. 饮食指导：给予高蛋白质、高热量、高维生素的饮食。出现腹泻时，限制含纤维高的食物，并注意补充液体。忌饮酒、咖啡、浓茶，以减少食物对患者的不良刺激	06-19 患者基本了解自身疾病的相关知识

（续表）

日期	护理诊断	护理目标、措施	评价
2021-06-17	6. 知识缺乏：与缺乏疾病的相关知识有关	5. 休息：在病情允许范围内，适当运动，注意避免疲乏，病情加重时，应严格卧床休息	06-19 患者基本了解自身疾病的相关知识
2021-06-17	7. 潜在并发症：甲亢危象	护理目标：患者未发生甲亢危象 护理措施： 1. 密切观察患者的病情变化，监测生命体征，发现异常及时汇报 2. 指导患者自我心理调整，避免感染、严重精神刺激、创伤等诱发因素 3. 发现甲亢危象前兆，立即开放静脉通道，按医嘱紧急处理	06-21 患者未发生甲亢危象
2021-06-17	8. 潜在并发症：甲状腺功能亢进性心脏病	护理目标：患者未发生甲状腺功能亢进性心脏病 护理措施： 1. 密切观察患者的病情变化，监测生命体征，尤其心率的变化，发现异常及时汇报 2. 遵医嘱按时用药，积极的治疗甲亢原始疾病 3. 病情进展期以休息为主，减轻心脏负荷。休息的方式和时间根据心功能情况而定	06-21 患者未发生甲状腺功能亢进性心脏病
2021-06-19	9. 营养失调：低于机体需要量与基础代谢率高、吸收差有关	护理目标：患者营养状况改善 护理措施： 1. 讲解疾病特点，让患者主动补充营养 2. 创造良好的就餐环境，鼓励家属给患者准备喜欢的饮食 3. 遵医嘱给予患者高蛋白质饮食方案，必要时肠外营养 4. 及时关注患者营养改善情况	06-21 患者营养状况改善，白蛋白 32 g/L

（四）健康指导

1. 心理支持　因激素水平影响，患者容易出现情绪不安、精神紧张等心理特征，应及时给予精神安慰、心理疏导，让患者认识到这是疾病带来的情绪变化，调整心态，保持愉悦的心情。也可以告知患者通过转移注意力的方式，比如听轻音乐、练字等平静心情，避免情绪的恶性循环。

2. 劳逸结合　患者生病期间，应适当卧床休息。保持环境安静，空气流通，室温适宜。可下床活动，以不感到疲劳为度。

3. 饮食宜忌　烟酒可使患者兴奋、激动，甚至烦躁、心跳加快，会加重病情，需戒烟忌酒。禁用咖啡、浓茶等各种刺激性食品，尽量减少患者的过度兴奋。甲亢患者代谢率增高，能量消耗增多，饮食宜高热量、高维生素、足够的蛋白质和糖类。淀粉为主食，蛋白质一般每日每千克体重不得少于 1.5 g，应以肉、鱼、蛋、禽类及豆制品为主。多食新鲜蔬菜、水果及钙质多的奶类、鱼虾等食品，补充甲亢引起的缺钾和缺钙。多喝水，每日宜 1 500～3 000 mL，及时补充因多汗而丢失的水分。不吃含碘食物，如海带、紫菜，含碘的食物不利于甲亢症状的改善。

4. 保护眼睛

（1）戴深色眼镜，减少光线和灰尘的刺激。

（2）睡前涂抗生素眼膏，眼睑不能闭合者覆盖纱布或眼罩，将角膜、结膜发生损伤、感染和溃疡的可能性降至最低限度。

（3）眼睛勿向上凝视，以免加剧眼球突出和诱发斜视。

（4）定期眼科角膜检查以防角膜溃疡造成失明。

（5）减轻眼部症状：

1）全程使用无防腐剂并具有渗透压保护作用的人工泪液滴眼。

2）高枕卧位和限制钠盐摄入可减轻球后水肿，改善眼部症状。

3）每日做眼球运动以锻炼眼肌，改善眼肌功能。

5. 定期复查 坚持在医生的指导下服药，克服那些认为症状缓解就自行停药或怕麻烦不坚持用药的想法，在用药期间定期前往门诊随访，了解相关肝肾功能、电解质、血常规、甲功的情况，根据实际情况及时调整用药种类和剂量，避免不良反应发生未及时纠正导致严重后果。

（五）重点知识速递

速递1 甲亢的定义

甲状腺功能亢进症（hyperthyroidism）指甲状腺腺体不适当地持续合成和分泌过多甲状腺激素而引起的内分泌疾病，简称甲亢。甲状腺毒症（thyrotoxicosis）是指任何原因导致血液循环中甲状腺激素过多的一组临床综合征，甲亢是其病因之一，临床上，需要与非甲亢性甲状腺毒症鉴别。后者甲状腺腺体并无功能亢进，是由于摄入过量外源性甲状腺激素或甲状腺炎症破坏甲状腺滤泡，导致甲状腺激素释放至血液增多等病因所致，产生一过性甲亢。

速递2 甲亢的临床表现

（1）甲亢患者以代谢亢进和神经、循环、消化等系统兴奋性增高为主要临床表现。

1）高代谢综合征：是最常见的临床表现，包括乏力、怕热、多汗、皮肤温暖、潮湿、低热、体重下降等。

2）神经系统：易激惹、失眠、紧张、焦虑、烦躁、常常注意力不集中。伸舌或双手平举可见细震颤、腱反射活跃。

3）眼部表现：分为两种类型，一类为非浸润性（单纯性）突眼，病因与甲状腺毒症所致的交感神经兴奋性增高有关，眼球轻度突出，可见眼裂增宽、瞬目减少等眼征。另一类为浸润性突眼，即Graves眼病，病因与眶后组织的炎症反应有关。双眼球明显突出，眼部可有异物感、胀痛、畏光、流泪、复视、视力下降等症状，查体可见眼睑肿胀、结膜充血水肿、眼球活动受限，严重者眼球固定、眼睑闭合不全、角膜外露而形成角膜溃疡、全眼炎，甚至失明。

4）甲状腺：Graves病患者甲状腺多呈弥漫性肿大，质地软或坚韧，无压痛，上、下极可触及震颤，闻及血管杂音。结节性毒性甲状腺肿患者可触及甲状腺结节性肿大。甲状腺自主性高功能腺瘤患者可扪及孤立结节。

5）心血管系统：患者感到心悸、气促，活动后加剧。心率增快、心尖部第一心音亢进、可闻及收缩期杂音；心律失常以房性期前收缩为最常见，也可见室性或交界性期前收缩、阵发性或持续性心房颤动。严重者可发生心肌缺血、心脏增大、心力衰竭。

6）消化系统：常表现为食欲亢进、大便次数增多或腹泻、肠鸣音活跃。少数患者可出现恶心、呕吐等症状，或出现转氨酶升高、黄疸等肝功能异常表现。

7）血液系统：部分患者有轻度贫血，外周血白细胞和血小板计数可有轻度降低。

8）胫前黏液性水肿：是 Graves 病的特征性皮肤表现，发生率大约为 5%。常见于胫骨前下 1/3 部位，皮损多为对称性，早期皮肤增厚、变粗、毛囊角化，可见广泛大小不等的红褐色或暗紫色突起不平的斑块或结节，后期皮肤如橘皮或树皮样，可伴继发性感染和色素沉着。

9）内分泌系统：女性常表现为月经量减少、周期延长，甚至闭经。男性可出现乳房发育、阳痿等症状。由于骨代谢转换加速，可引起低骨量或骨质疏松症。

（2）甲亢特殊临床表现和类型

1）甲状腺危象：也称甲亢危象，是甲状腺毒症急性加重致多系统损伤的一组综合征。通常发生于未经治疗或治疗不当的 Graves 病患者中，多数有一定的诱因，例如感染、创伤、精神应激、手术、妊娠等。典型症状为高热、大汗、烦躁、面部潮红、心动过速、呕吐、腹泻，部分患者可发生心律失常、肺水肿、充血性心力衰竭、黄疸等，病情进一步加重可出现休克、谵妄、昏迷，甚至危及生命。

2）甲亢性心脏病：过量甲状腺激素可导致心动过速，心脏收缩功能增强、排血量增多，造成心脏负荷加大、心肌氧耗量增加、冠状动脉供血相对不足，可引起心脏异常改变，在具有潜在缺血性心脏病的患者中容易发生。

速递 3　Graves 眼病治疗

（1）一般治疗：发生或加重浸润性突眼的危险因素包括甲状腺功能异常、吸烟、高滴度 TR－Ab 及 ^{131}I 治疗等。因此，应积极控制甲亢，尽量维持患者的甲状腺功能正常，使 TR－Ab 水平下降。吸烟的甲亢患者，嘱其戒烟。^{131}I 治疗后应密切监测甲状腺功能，发现异常及时治疗。

（2）轻度浸润性突眼：该类患者以控制危险因素和局部治疗为主。治疗措施包括：戴有色眼镜减轻畏光、羞明症状；白天使用不含防腐剂的人工泪眼、夜间使用润滑型眼膏，保持房角湿润、遮盖角膜；减少食盐摄入量，使用利尿剂减轻眶周水肿等。

（3）中、重度浸润性突眼：中、重度活动期患者，一线治疗为大剂量静脉使用糖皮质激素治疗，效果不佳可选择二线治疗，包括重复冲击或其他免疫抑制剂、局部眼眶照射或局部激素注射治疗等。非活动期稳定 6 个月以上，影响视功能或生命质量的患者可选用眼科康复手术。

速递 4　甲亢危象紧急处理流程

甲亢危象是各种原因导致的甲状腺激素大量释放入血，使患者原有甲亢病情急剧恶化，且由于糖皮质激素代谢加速造成肾上腺皮质压力增大，应激条件下使得肾上腺皮质功能衰竭，导致病情突然恶化，全身代谢机能严重紊乱，甚至危及患者生命。它是甲状腺功能亢进病程中出现的一种严重并发症。本病病死率高。一般占住院甲亢患者总数的 1%～2%。及时有效的救治，对降低甲亢患者死亡率非常重要。紧急处理流程见图 2－18。

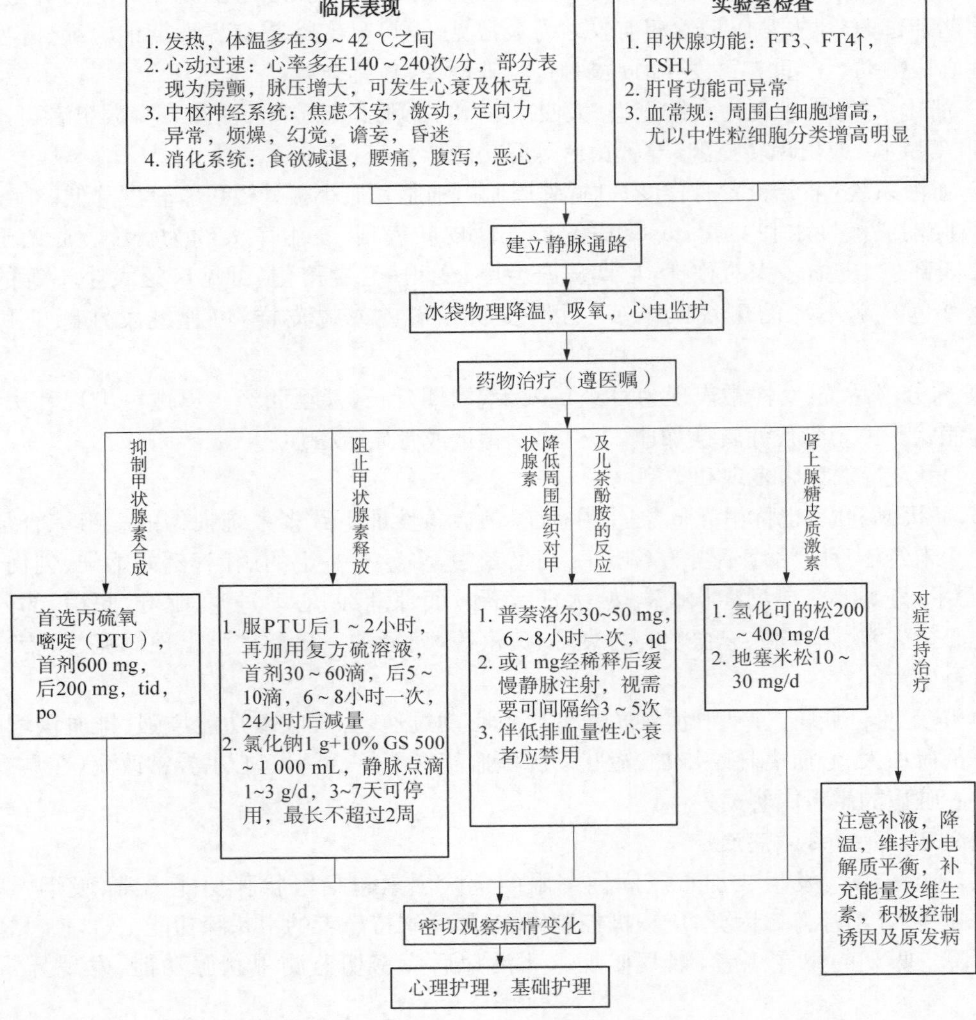

图 2-18 甲亢危象紧急处理流程

（杜锦霞）

参考文献

[1] 中华医学会，中华医学会杂志社，中华医学会全科医学分会，等. 甲状腺功能亢进症基层诊疗指南[J]. 中华全科医师杂志，2019，18(12)：1118－1128.
[2] 王蓓，彭飞，杨亚娟. 内科疾病健康宣教手册[M]. 上海：上海科学技术出版社，2020：318－330.
[3] 刘光辉. 甲状腺危象的识别和治疗[J]. 医师在线，2019，9(31)：32－33.
[4] Chiha M, Samarasinghe S, Kabaker A S. Thyroid storm: an updated review [J]. Intensive Care Med, 2015, 30(03): 131－140.
[5] 中华医学会内分泌学分会《中国甲状腺疾病诊治指南》编写组. 中国甲状腺疾病诊治指南—甲状腺功能亢进症[J]. 中华内科杂志，2007，46(10)：876－882.
[6] 陶红，朱大桥，丁小萍. 内科护理查房[M]. 上海：上海科学技术出版社，2011，2：351－364.

病例 13
类风湿关节炎

查房目的：掌握类风湿关节疾病的护理、治疗预案，提高急救应急处理能力
查房形式：护理个案查房

（一）基本情况

患者女性，59 岁，诊断为“类风湿关节炎”。

【现病史】患者 20 多年前无明显诱因出现多关节肿胀、疼痛，主要为双手腕关节、指间关节、远端指间关节及双侧下肢踝关节疼痛，有晨僵，以双手关节疼痛较剧，严重时持物困难，曾在盐城市第一人民医院住院，诊断为“类风湿关节炎”，予激素治疗好转后出院，后病情时有反复，出现手足畸形，不能行走，长时间卧床，1 年前患者出现腰背部及臀部皮肤破溃，抗感染对症治疗后好转。2 个月前出现压力性损伤破溃加重，当地局部用药缓解不理想。1 月前关节痛又有加重，为进一步诊治，于 2022 年 4 月 21 日收治入院。入院后给予塞来昔布胶囊 200 mg 口服（每日 1 次）、甲泼尼龙（甲强龙）40 mg 静脉滴注（每日 1 次）消炎止痛治疗，头孢他啶注射液 1 g 静脉滴注（每日 2 次）抗感染治疗，今日为入院后第 5 天，经再次评估，患者生命体征平稳，自理能力评分为 35 分，疼痛评分为 3 分，压力性损伤评分为 23 分。病程中患者精神差，无恶心呕吐，无心慌气喘，大小便正常，生命体征平稳。

【既往史】无高血压、糖尿病病史，有慢性胃炎病史，反复“胃痛”不适，自停所有口服药物；有“褥疮”史；无传染病史；无传染病接触史；否认手术、外伤史；否认输血史；否认药物、食物过敏史。

【个人史】农民，家庭居住条件一般，否认疫水接触史。无工业毒物、粉尘、放射性物质接触史，无吸烟史，无嗜酒史。

【家族史】无特殊家族遗传病史。

（二）辅助检查

1. 体格检查 体型极度消瘦，双手指间关节、腕关节变形，下肢足背部及膝关节皮肤温度升高，肿胀僵化变形。背部髂后上棘连线与脊柱交点处可见直径约 3 cm 类圆形深溃疡，其右侧一约 2 cm 类圆形溃疡，表面有白色脓液附着。

2. 异常实验室检查 血液检查（2022－04－22）：红细胞沉降率 96 mm/h，C 反应蛋白 128 mg/L，补体 C3 0.34 g/L，补体 C4 0.23 g/L，类风湿因子 440 U/mL。

关节 B 超检查（2022－04－22）：手指关节、腕关节、膝关节腔内血流增快，炎症为活动期。

胸部 CT（2022－04－22）：肺部纤维化，间质性改变。

（三）护理计划

日期	护理诊断	护理目标、措施	评价
2022-04-21	1. 疼痛：与长期关节炎性反应有关	护理目标：减缓患者关节炎的疼痛感 护理措施： 1. 评估患者关节的疼痛部位、性质、持续时间、关节肿胀和活动受限的程度 2. 创造安静舒适的休息环境，避免噪声刺激 3. 采取适宜的体位，避免挤压疼痛部位，如：膝下、足踝下垫小枕 4. 指导患者使用放松技巧，如：听音乐，转移注意力 5. 注意保暖，避免寒冷、潮湿加重关节疼痛，指导患者起床时用温水洗脸、手，晚上用热水泡脚 6. 遵医嘱给予消炎止痛药	04-22 患者服止痛药后，关节疼痛有所缓解
2022-04-21	2. 有失用综合征：与关节疼痛、畸形引起的功能障碍有关	护理目标：减缓患者关节受限的程度 护理措施： 1. 告知患者在疼痛加重期需减少活动，卧床休息，保持关节功能位 2. 病情观察：①耐心倾听患者对疼痛性质的描述，观察关节肿胀、活动受限、畸形的程度；②注意关节外症状，如胸闷、腹痛、头痛、发热、咳嗽等，提示病情严重，应及时给予干预 3. 指导患者晨起进行有规律的关节锻炼操 4. 晨僵的护理：鼓励患者晨起用温水浸泡僵硬的关节；注意保暖，可减轻晨僵的程度	04-28 患者肌肉松弛，减轻了疼痛，消除关节僵硬
2022-04-21	3. 自理活动受限：与关节疼痛、畸形引起的功能障碍有关	护理目标：帮助患者培养自理能力 护理措施： 1. 根据患者活动受限的程度，协助患者日常起居活动。如：进餐、洗漱、梳头，大小便等 2. 多与患者交谈沟通，及时发现患者的需求并积极给予帮助和满足 3. 严密观察患病关节的情况，并进行关节锻炼，防止关节肌肉萎缩 4. 加强翻身拍背，指导有效咳嗽，防止肺部感染 5. 加强安全措施，予架床栏，加强巡视，防止跌倒/坠床	04-28 关节疼痛减轻，关节活动度增加
2022-04-21	4. 皮肤完整性受损：长期卧床等因素有关	护理目标：保持患者皮肤的完整性，皮肤破溃处愈合 护理措施： 1. 指导患者家属使用便器时，避免强拉硬塞，必要时在便器边缘垫上软纸保护 2. 保持床单位及衣物清洁，勤剪患者及陪护指甲，避免抓伤 3. 加强翻身，翻身时切忌拖、拉、推，以防擦破皮肤。每次更换体位时都应注意观察并按摩压疮好发部位，骨突处垫软枕，减少摩擦 4. 溃疡处每日皮肤消毒液擦拭 2 次，待干后涂抹复方特美舒乳膏，保持皮肤周围干燥	05-10 皮肤溃疡愈合

（续表）

日期	护理诊断	护理目标、措施	评价
2022-04-21	5. 舒适的改变：与关节疼痛和皮肤瘙痒有关	护理目标：改善患者舒适度及对疾病认知度 护理措施： 1. 入院环境介绍，多与患者沟通，减轻陌生感 2. 遵医嘱给予消炎止痛药物 3. 协助患者自我放松，转移注意力 4. 每日擦身，更换干净棉质衣服，保持皮肤清洁 5. 必要时遵医嘱使用止痒药膏，嘱患者勿挠抓皮肤	04-28 环境的熟悉及关节疼痛逐渐缓解，患者舒适度增加
2022-04-21	6. 预感性悲哀：与病程漫长、关节改变畸形、生活质量下降有关	护理目标：缓解焦虑情绪 护理措施： 1. 主动关心患者，重视患者感受 2. 帮助患者正确认识疾病，在面对压力事件时采取适当的应对方式 3. 鼓励患者参与集体活动，主动寻求社会支持 4. 护士与患者应多沟通，态度和蔼，采取疏导、解释、安慰、鼓励等方法做好心理护理	04-28 情绪稳定

(四) 健康指导

(1) 合理饮食，以清淡、易消化、富含蛋白质维生素、含钾钙丰富的食物为宜，忌辛辣刺激性食物。

(2) 避免寒冷、潮湿、感染、过劳等诱发因素，保持情绪乐观开朗，保证良好的睡眠。

(3) 遵医嘱坚持正确服药，了解药物的副作用，提高药物的依从性。

(4) 养成良好的生活习惯，指导进行功能锻炼。

(5) 定期检测血、尿常规及肝、肾功能等，一旦发现严重的不良反应，应立即停药并及时就医。

(6) 病情反复时及早就医，以免重要脏器受损。

(五) 重点知识速递

速递1　类风湿关节炎概念

类风湿关节炎(rheumatoid arthritis, RA)是一种常见的以全身进行性关节破坏为特征的慢性致残性疾病。其特征性的表现为对称性、周围性、多个关节慢性炎性病变。可表现为受累的关节疼痛、肿胀、功能下降，病变呈持续、反复发作过程。基本病理改变为慢性滑膜炎导致关节软骨和骨的破坏。本病可见于任何年龄，其中以35～50岁多见，男女之比为1∶3。

速递2　类风湿关节炎病因

一般认为，某些可疑病原体(细菌、病毒、支原体)感染人体，在某些诱因(寒冷、潮湿、疲劳、感染、创伤、精神刺激等)作用下，侵及滑膜和淋巴细胞，引发自身免疫反应，产生一种自身抗体IgM，称类风湿因子(RF)。RF作为一种自身抗原与体内变性的IgM免疫反应，形成抗原抗体复合物沉积在滑膜组织上，激活补体，产生多种过敏因素，引起关节滑膜炎症，使软骨和骨质破坏加重。

速递3　类风湿关节炎临床表现

1. 全身表现　起病缓慢，在明显的关节症状前多有一段乏力、全身不适、发热、食欲减退、手足发冷等全身症状。

2. 关节症状

(1) 晨僵：出现在95%以上的患者。早晨起床后病变关节僵硬明显，持续时间多超过1小时，活动后症状减轻。晨僵持续时间与关节炎症的严重程度成正比，是观察本病活动的指标之一。

(2) 关节肿痛：关节痛常常是最早症状，多发生在腕、掌指关节，近端指关节，多呈对称性、持续性的钝痛或胀痛。关节炎性肿大而附近肌肉萎缩，关节呈梭形如梭状指。

(3) 关节畸形和功能障碍：多见于较晚期的患者。因关节及周围组织病变，使关节不能保持正常位置，出现手指关节半脱位，如尺侧偏斜、屈曲畸形、天鹅颈样畸形等，同时引起该关节功能障碍。

(4) 关节外表现：①类风湿结节是本病较特异的皮肤表现，多位于前臂伸面、肘鹰嘴附近、枕、跟腱等处皮下，结节直径数毫米至数厘米不等，质硬、无压痛，对称性分布，提示病情活动。②类风湿血管炎可发生在任何部位，是关节外损害的基础。肢体末端动脉炎可表现为甲床裂片样出血，病情较重者可累及多个脏器。③其他：部分患者可出现口、眼干燥和贫血等。

速递4　类风湿关节炎治疗要点

见图2-19。

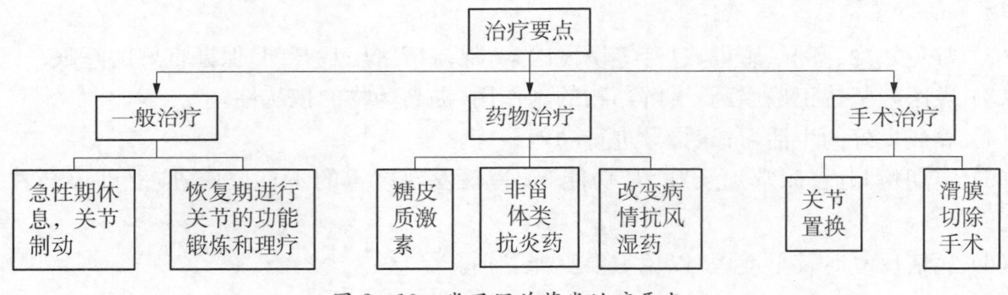

图2-19　类风湿关节炎治疗要点

（盛　荣）

参考文献

[1] 田新平，李梦涛，曾小峰. 我国类风湿关节炎诊治现状与挑战：来自中国类风湿关节炎2019年年度报告[J]. 中华内科杂志，2021，60(07)：593-598.

[2] LiZG. A new look at rheumatology in China-opportunities and challenges [J]. Nat Rev Rheumatol, 2015, 11(05): 313-317.

[3] Fraenkel L, Bathon J M, England B R, et al. 2021 American Col-lege of Rheumatology guideline for the treatment of rheumatoid arthritis [J]. Arthritis Rheumatol, 2021, 73(07): 1108-1123.

[4] 中华医学会风湿病学分会. 2018中国类风湿关节炎诊疗指南[J]. 中华内科杂志，2018，57(04)：242-251.

[5] 刘毅，杨航. 风湿免疫病慢病管理的价值体现[J]. 西部医学，2019，31(11)：641-642.

[6] Yu C, Li M, Duan X, et al. Chinese registry of rheumatoid arthritis (CREDIT): I. Introduction and prevalence of remission in Chinese patients with rheumatoid arthritis [J]. Clin ExpRheumatol, 2018, 36(05): 836-840.

[7] 中华医学会健康管理学分会，中华健康管理学杂志编委会. 健康管理概念与学科体系的中国专家初步共识[J]. 中华健康管理学杂志，2019，3(03)：141-147.

[8] 杨航，赵毅，刘毅. 风湿免疫病慢病管理，你准备好了吗？[J]. 中华内科杂志，2017，56(09)：633-634.

病例 14

系统性红斑狼疮

查房目的：掌握系统性红斑狼疮疾病的护理、治疗方案，提高急救应急处理
查房形式：护理个案查房

（一）基本情况

患者女性，55 岁，诊断为“系统性红斑狼疮”。

【现病史】患者于 2010 年 11 月无明显诱因出现双下肢结节样红斑，伴压痛，少量脱屑无发痒、破溃等。2 月患者出现面部暗红蝶形斑，躯干、四肢暗红斑，无发热、发痒等不适，就诊于外院考虑“药物疹、结缔组织病”予甲泼尼龙 40 mg 静滴治疗，症状好转后出院。于 2014 年出现双手肿胀伴左手示指、小指关节痛，遂就诊，诊断为“系统性红斑狼疮”，经治疗病情稳定。于 2019 年 10 月 31 日因出现癫痫大发作入院治疗，予甲泼尼龙冲击治疗＋丙种球蛋白＋环磷酰胺治疗，哌拉西林他唑巴坦、大扶康、更昔洛韦抗感染治疗。输注血浆 1 000 mL 支持治疗，病情好转后激素逐渐减量。2022 年 1 月无明显诱因出现流涕、咳白色黏痰、体温升高，为进一步治疗门诊拟“系统性红斑狼疮”收入院。入院后给予患者甲泼尼龙 80 mg 静脉滴注（每日 1 次）控制病情，奥克肠溶胶囊 20 mg 口服（每日 1 次）护胃，西乐葆胶囊 200 mg 口服（每日 1 次）消炎止痛，亚胺培南西司他丁钠 500 mg 静脉滴注（每日 3 次）抗感染治疗，拜阿司匹林 100 mg 口服（每日 1 次）抗凝治疗，替米沙坦 40 mg 口服（每日 1 次）降压治疗，今为患者入院后第 7 天，查体患者精神状态一般，生命体征平稳，自理能力评分为 70 分，跌倒/坠床危险因素评分为 2 分，血栓危险因素评分为 5 分，压力性损伤评分为 29 分，NRS 疼痛量表评分为 2 分。继续维持以上治疗，根据患者病情变化及时调整护理措施。

【既往史】患者平素体健，否认高血压、糖尿病，否认冠心病，否认结核、肝炎等传染病史，否认外伤史，否认手术史，否认药物过敏史，有输血史。

【个人史】久居原籍，否认水疫、疫区接触史，无吸烟史，无饮酒史，预防接种随当地。

【家族史】无特殊家族遗传病史。

（二）辅助检查

1. 体格检查 患者面部蝶形红斑，躯体、四肢暗红，双侧扁桃体无肿大，全身多发浅表淋巴结肿大，上下肢无水肿，无关节疼，腹部平软，无压痛、反跳痛，肝脾未触及。

2. 异常实验室检查 风湿相关抗体（2022－01－15）：抗核抗体 1∶100 阳性，抗核抗体 1∶1000 弱阳性，抗 U1－RNP 抗体阳性，抗 SSA 抗体阳性，抗 Smith 抗体阳性，抗核小体抗体弱阳性。

CD 细胞（2022－01－15）：CD4/CD8 0.94。

血常规(2022-01-15):白细胞 1.3×10^9/L,红细胞 3.6×10^9/L,血红蛋白 97 g/L,血小板 60×10^9/L,D-二聚体 1.12 μg/mL。

痰培养(2022-01-17):革兰阳性杆菌阳性、革兰阴性杆菌阳性、革兰阳性球菌阳性。

骨髓穿刺病理报告(2022-01-15):狼疮性肾炎Ⅱ型。

24 小时尿蛋白定量(2022-01-17):1 076 mg/24 h。

(三) 护理计划

日期	护理诊断	护理目标、措施	评价
2022-01-15	1. 体温过高:与白细胞偏低有关	护理目标:降低患者体温,并能得到及时有效处理,且恢复正常 护理措施: 1. 指导患者多饮水,必要时物理降温或者遵医嘱使用退热药 2. 口腔护理:嘱患者晨起、餐后、睡前漱口、防止口腔感染 3. 定时监测体温变化,多关心、安慰患者 4. 皮肤护理:保持皮肤清洁,及时为患者更换衣服、床单,防止压力性损伤 5. 鼓励患者多进食高蛋白质、高维生素、易消化饮食,提高机体抵抗力 6. 保持室温适宜,环境安静,空气流通 7. 严密观察患者的白细胞指标的变化	01-23 患者体温降至正常,未再出现体温升高
2022-01-15	2. 有感染的危险:与三系减低、革兰氏菌阳性有关	护理目标:患者能够掌握预防感染的知识,不发生外源性感染 护理措施: 1. 执行各项护理操作时应严格遵守无菌技术操作规程 2. 加强患者营养支持,给予丰富易消化饮食,增强患者抗感染能力 3. 指导并协助患者做好个人卫生,保持皮肤口腔清洁,勤剪指甲,避免抓伤皮肤,注意会阴部、肛周清洁,预防损伤及感染 4. 预防交叉感染,保持病室清洁,舒适,空气新鲜,温湿度适宜,定时紫外线消毒,限制探视,用消毒液擦拭地面及床头柜等。为患者创造良好的休养环境,利于恢复体力 5. 使用激素治疗后可诱发和加重感染,严密观察患者体温变化,采取相应措施,预防感染	01-25 患者住院期间未发生外源性感染,并掌握预防感染相关知识
2022-01-15	3. 有出血的危险:与三系减低有关	护理目标:患者发生出血能被及时发现并能得到有效处理或者不发生出血 护理措施: 1. 病情观察:密切观察生命体征,尤其是面色、神志、意识、血压脉搏的变化。注意观察患者出血发生部位。此外高热可增加出血的危险 2. 执行护理操作时动作轻柔,尽可能减少不必要的刺激	01-26 患者住院期间未发生出血,并掌握预防出血的知识

（续表）

日期	护理诊断	护理目标、措施	评价
2022-01-15	3. 有出血的危险：与三系减低有关	3. 注意观察患者有无牙龈、口腔黏膜出血，大小便是否带血，如有要及时告知医护人员，并及时做好护理措施。指导患者使用软毛牙刷刷牙，忌用牙签剔牙。口唇干裂可涂唇膏润滑。指导患者切勿用手抠鼻、用力擤鼻 4. 鼓励患者多进食高维生素、易消化的饮食，避免进食过硬、粗糙的食物，有出血者可食温凉饮食，出血严重者禁食 5. 嘱患者保持大便通畅，避免用力排便，注意保暖，预防感冒，避免剧烈咳嗽等 6. 继续观察患者的血红蛋白、红细胞、血小板等指标的变化情况	01-26 患者住院期间未发生出血，并掌握预防出血的知识
2022-01-15	4. 有血栓的危险：与长期卧床有关	护理目标：患者能够掌握如何预防发生血栓 护理措施： 1. 观察患者双下肢末梢循环和血小板计数 2. 血栓高危患者放置血栓警示牌，进行三级监控，班班交班，并查看双下肢末梢循环，看皮温、色泽、有无肿胀、足背动脉搏动等 3. 适当抬高下肢，进行屈膝、伸腿和踝泵运动，每日至少30～50次，按摩下肢，防止下肢血栓发生 4. 必要时遵医嘱使用药物抗血栓治疗	01-25 患者住院期间未发生血栓
2022-01-15	5. 皮肤完整性受损：与疾病所致的血管炎性反应等因素有关	护理目标：患者住院期间不发生压力性损伤 护理措施： 1. 避免局部皮肤长期受压，鼓励患者翻身1次/2 h，翻身时忌拖、拉、推以防擦破皮肤。每次更换体位时应注意观察并适当按摩压疮好发部位 2. 嘱患者及家属剪平指甲，防止抓伤皮肤 3. 保持床单位平整、干燥、清洁、无褶皱、无碎屑 4. 保持皮肤清洁和完整 5. 必要时使用海绵垫、压力性损伤贴、局部换药等 6. 鼓励摄入充足的营养物质和水分 7. 汗湿的衣服裤子及时给予患者更换，避免着凉	01-26 患者未发生压力性损伤
2022-01-15	6. 潜在并发症、肾衰竭：与24小时蛋白尿升高有关	护理目标：患者能够掌握发生肾衰竭的原因、症状及预防，及时发现肾衰竭 护理措施： 1. 指导患者进食低盐优质蛋白饮食，限制每日饮食中的蛋白含量，建议患者首选瘦肉等富含优质蛋白食物 2. 积极治疗原发病 3. 遵医嘱及时准确记录患者的尿量，观察患者尿液的色、量、性状 4. 必要时进行透析或者肾移植术，在免疫抑制剂的使用下移植肾很少再发狼疮性肾炎	01-25 患者对肾衰竭的原因及相关症状有所了解，在住院期间未发生肾衰竭

（续表）

日期	护理诊断	护理目标、措施	评价
2022-01-15	7. 焦虑：与担心疾病预后不良和环境有关	护理目标：患者适应住院环境，焦虑紧张减轻 护理措施： 1. 主动介绍病区环境、责任医生、责任护士，消除陌生和紧张感 2. 保持病区环境安静舒适，空气流通 3. 多与患者沟通交流，了解患者心理状态，积极开导患者，鼓励患者保持乐观积极的心态，解释病情，让患者可以正确对待自己的疾病 4. 保证患者充足的睡眠	01-25 患者焦虑紧张感减轻，积极配合治疗
2022-01-15	8. 知识缺乏：与缺乏疾病的相关知识有关	护理目标：患者能够掌握系统性红斑狼疮的相关知识 护理措施： 1. 向患者及家属宣教疾病相关知识、定期检查及卧床休息的重要性，提高患者自我保健的意识 2. 耐心解答患者及家属提出的各种问题，介绍本病治疗效果及预后，使患者树立积极向上、乐观心理，树立战胜疾病的信心 3. 鼓励患者进行有效的沟通 4. 给予患者宣教治疗常用药物的名称、剂量、用法、药物的作用及副作用 5. 饮食指导患者进食清淡易消化食物，宜少量多餐，忌食辛辣刺激性食物，注意忌口的食物如：芹菜、香菜、菌菇类、海产品等；不吸烟、不饮酒等	01-26 患者及家属了解了疾病相关知识，并提高了自我护理意识

（四）健康指导

（1）注意休息和加强营养，增加机体抵抗力；注意保暖，避免受凉，预防感冒；适当活动，避免强体力活动，可适当散步、打太极拳等；注意预防各种外伤。

（2）用药指导：长期使用糖皮质激素者必须按医嘱、按时、按疗程用药，不可自行减药或停药，尤其是年轻女性，怕影响容貌和形体，会擅自减量或停药，因此在用药的过程中需要向患者强调使用糖皮质激素的重要性和必要性，否则易出现反跳现象；服药期间注意个人卫生，防止感染；告知患者定期复查的重要性。

（3）饮食护理：饮食上以清淡为主，低盐优质蛋白饮食，不食用增强光敏感作用食物如：芹菜、香菜、无花果、蘑菇、紫云英等。忌辛辣刺激性食物，不吸烟，不饮酒等。

（4）自我保护方法：嘱患者不与有感染病的患者接触，避免交叉感染，日常生活中注意口腔护理，如出现口腔黏膜皮损可用1%～4%碳酸氢钠溶液漱口或用2.5%制霉菌素甘油涂敷患处。出院后外出时尽量佩戴口罩，戴宽边帽，穿长袖衣服或打太阳伞等，避免过多的紫外线暴露。

（5）心理护理：多鼓励和安慰患者，与患者建立良好的关系，赢得患者的信任，主动向患者及家属进行疾病相关知识的宣教，主动帮助患者正确认识疾病发生的性质，增强他们的治疗信心。对紧张、焦虑等不良心理的患者，给予心理上疏导，保持心情愉悦和乐观的生活态度，积极配合治疗。

(五) 重点知识速递

速递 1　系统性红斑狼疮的定义

系统性红斑狼疮(systemic lupus erythematosus，SLE)是一种累及多系统、脏器及组织的慢性疾病。SLE 好发于育龄女性，临床表现多种多样：发热，疲乏，面颊部蝴蝶型红斑或盘状红斑，光过敏，口/鼻黏膜溃疡，网状青斑，雷诺现象，多关节肿痛等。SLE 常累及多个脏器系统，包括肾脏、神经系统、血液系统、心脏、肺、消化系统等。

速递 2　系统性红斑狼疮的临床表现

(1) 鼻梁和双颧、颊部呈蝶型分布的红斑，是系统性红斑狼疮特征性改变；系统性红斑狼疮的患者约 80%有皮肤损害，包括：光过敏、脱发、手足掌面和甲周红斑、盘状红斑、结节性红斑、网状青斑、口腔溃疡、雷诺现象等。

(2) 约 90%患者在病程出现低、中度发热；伴有疲乏，疲乏是容易被忽视的症状，也是狼疮活动的先兆。

(3) 对称性多关节疼痛、肿胀，通常不会引起骨质破坏。

(4) 狼疮性肾炎是系统性红斑狼疮最常见的并发症，且男性患者肾脏受累(男性 44.8%和女性 29%)较女性多见。

(5) 心血管：以心包炎最常见。有心肌损害，可有气促、心前区疼痛及心律失常等表现，严重者可发生心力衰竭。

(6) 肺：表现为发热、干咳、胸痛、气促及低氧血症等。少数患者可出现肺间质性病变。

(7) 消化系统：表现有食欲减退、恶心、呕吐、腹痛、腹泻及腹水等。少数可并发胰腺炎、肠坏死和肠梗阻等。

(8) 神经系统：约 25%患者累及中枢神经系统，尤其脑损害最为多见，故称神经精神狼疮，轻者有偏头痛、性格改变、记忆力减退或轻度认知障碍；重者可表现脑血管意外、昏迷、癫痫持续状态等。

(9) 血液系统：贫血、和(或)白细胞减少或血小板减少常见，部分患者在起病初期或疾病活动期伴有淋巴结肿大或脾肿大。

(10) 眼部受累：如结膜炎、葡萄膜炎、眼底改变等。

速递 3　系统性红斑狼疮的治疗

强调早期诊断，早期治疗，以避免或延缓不可逆的组织的病理损害。对症治疗和去除各种影响疾病预后的因素。

(1) 一般治疗：正确认识疾病，消除恐惧心理，明白规律用药的意义。

(2) 对轻型 SLE 的药物治疗包括：①非甾体类抗炎药(NSAIDs)可控制关节炎。②抗疟药可控制皮疹和减轻敏感。③小剂量激素有助于控制住病情。④沙利度胺对抗疟药不敏感的顽固性皮损。

(3) 对重型 SLE 的治疗主要以糖皮质激素为首选药物，免疫抑制剂辅助治疗如：环磷酰胺、他克莫司、甲氨蝶呤、硫唑嘌呤、羟氯喹、环孢素。

(4) 配合辅助静脉治疗包括：丙种球蛋白、血浆置换。

(5) 生物制剂：贝利优单抗等。

速递 4　系统性红斑狼疮出现癫痫紧急处理流程

见图 2-20。

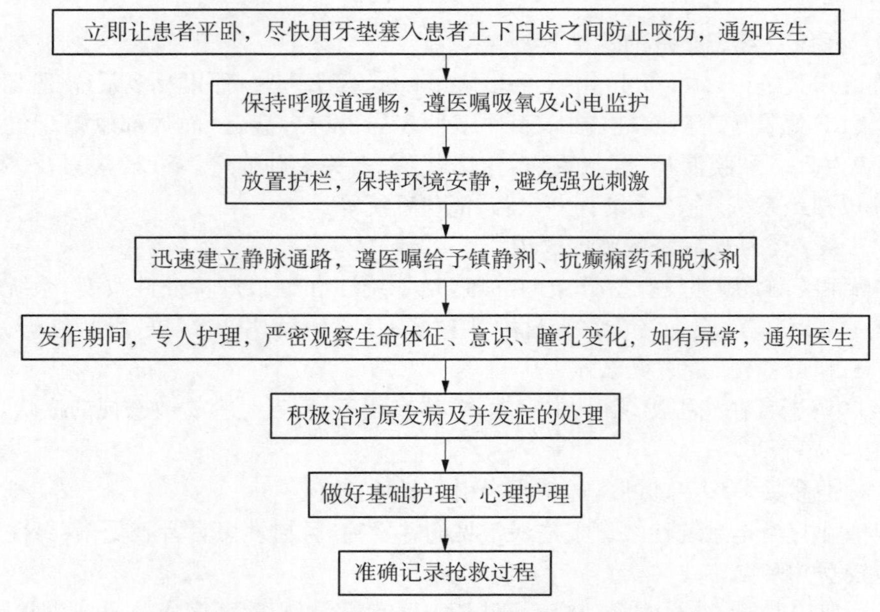

图 2-20　系统性红斑狼疮出现癫痫紧急处理流程

（盛　荣）

参考文献

[1] 吴欧，冯玫，陈立红. 他克莫司治疗系统性红斑狼疮患者皮肤损害患者的护理[J]. 护理研究，2009，23(01)：183-184.

[2] 陈爱萍，曹雪红. 中西医结合护理对系统性红斑狼疮患者皮肤损害的应用研究[J]. 护理实践与研究，2014，11(11)：135-136.

[3] 中华医学会风湿学分会. 系统性红斑狼疮诊断及治疗指南[J]. 中华风湿病学杂志，2010，14(05)：342-346.

[4] Riveros F A. Casas I, Raa-Figueroa I, et al. Systemic lupus erychematosus in Spanish males: a study of the spanish rheumatology society lupus (RELESSER) cohort [J]. Lupus, 2017, 26(07): 698-706.

病例 15

病毒性肝炎

查房目的：掌握病毒性肝炎疾病的护理、治疗预案，提高急救应急处理能力
查房形式：护理个案查房

（一）基本情况

患者男性，45 岁，诊断为“慢性病毒性乙型肝炎”。

【现病史】患者于 2021 年 10 月 4 日受凉后出现发热，体温最高 39.9 ℃，皮肤巩膜重度黄染，周身乏力，纳差；于当地诊所静脉滴注“清开灵”等药物治疗（具体用药剂量不详）效果欠佳，曾化验乙肝六项 HBsAg(＋)，HBeAb(＋)，HBcAb(＋)，2021 年 10 月 14 日为进一步诊治门诊以“慢性病毒性肝炎”收入院。测体温 39.5 ℃，心率 96 次/分，呼吸 20 次/分，自理能力 40 分，压力性损伤评分 27 分，疼痛评分为 1 分。患者现入院第 3 天，查体患者精神尚可，生命体征平稳，自理能力评分为 40 分，压力性损伤评分为 27 分，疼痛评分为 1 分，体温 37.6 ℃，血压 120/80 mmHg，脉搏 80 次/分，呼吸 18 次/分。

【个人史】既往体健，吸烟史 500 支/年。

【家族史】其母有乙肝病史；其配偶及其子均体健。

（二）辅助检查

1. 体格检查　皮肤巩膜重度黄染，无皮疹，未见血管蜘蛛痣。

2. 异常实验室检查　血浆(2021－10－15)：丙氨酸氨基转移酶 ALT：324 U/L；天冬氨酸氨基转移酶 285 U/L；总胆红素 110.4 μmol/L；直接胆红素 56.3 μmol/L；间接胆红素 54.1 μmol/L；丙氨酸氨基转移酶 365 μ/L；天门冬氨酸氨基转移酶 162 μ/L；γ 谷氨酰基转移酶 89 μ/L。

乙肝两对半(2021－10－15)：HBsAg(＋)；HBeAb(＋)；HBcAb(＋)。

（三）护理计划

日期	护理诊断	护理目标、措施	评价
2021－10－14	1. 体温过高：与病毒作用于机体引起感染有关	护理目标：患者体温在治疗后趋于正常 护理措施： 1. 监测体温变化，每日 4 次，记录体温情况 2. 嘱患者卧床休息，保持病室安静，维持适宜温度 3. 给予物理降温，禁酒精擦浴，以免加重皮肤充血、出血 4. 给予足够热量、高维生素的流质或半流质食物，鼓励患者病情允许的情况下多饮水	10－20 患者体温恢复正常

（续表）

日期	护理诊断	护理目标、措施	评价
2021-10-14	1. 体温过高：与病毒作用于机体引起感染有关	5. 鼓励患者经常漱口，必要时给予口腔护理，保持口腔清洁 6. 遵医嘱使用抗菌药物及抗病毒药物，观察疗效和不良反应	10-20 患者体温恢复正常
2021-10-14	2. 活动无耐力：与肝代谢受损、能量代谢障碍有关	护理目标：患者住院期间恢复体力 护理措施： 1. 嘱患者以卧床休息为主，减少能量消耗，减轻肝代谢负担 2. 症状好转、黄疸减轻、肝功能改善后，逐渐增加活动量，以不感到疲劳为度 3. 肝功能正常1～3个月后可恢复活动，但应避免过度劳累和重体力劳动 4. 病情严重者协助做好生活护理	10-20 患者自理能力恢复，上下楼梯无需帮助
2021-10-14	3. 知识缺乏：缺乏肝炎的预防及护理知识	护理目标：患者了解自己的疾病的形成原因，疾病预后及疾病相关知识注意事项 护理措施： 1. 向患者及家属宣教病毒性肝炎相关疾病知识及正确用药，使其树立战胜疾病的信心 2. 鼓励患者进行有效的沟通 3. 安慰体贴患者，认真倾听其主诉，并及时给予反馈 4. 饮食指导：进食高蛋白质、易消化食物，少量多餐，避免过饱，禁食刺激性食物，禁食烟酒，多吃蔬菜，多喝水 5. 活动指导：逐步增加活动量，以不出现疼痛及不适为标准 6. 预防感冒，注意保暖，避免情绪激动 7. 宣教常用药物名称、剂量、用法、作用、副作用	10-20 患者基本了解自身疾病的相关知识
2021-10-14	4. 自理能力下降：与疾病有关	护理目标：患者住院期间生活需要得到满足 护理措施： 1. 床旁备呼叫器、常用物品 2. 为患者提供适合就餐的体位和环境，帮助患者洗漱、更衣、床上擦浴等 3. 协助患者进行晨、晚间护理。对患者进行心理疏导，主动发挥自我护理的能力，做些力所能及的事情 4. 去除外来压力对患者的影响 5. 在患者活动的范围内，鼓励患者从事部分生活自理和运动，以增加患者的自我价值感 6. 提供患者有关疾病、治疗及预后的确切信息，说明正向效果，以增进患者自我照顾的能力和信心	10-20 患者的生活需求基本满足

（续表）

日期	护理诊断	护理目标、措施	评价
2021-10-14	5. 焦虑：与担心疾病预后不良，与环境改变有关	护理目标：患者适应住院环境，焦虑紧张感减轻 护理措施： 1. 主动向患者介绍病区环境及床位医生和责任护士，消除患者的陌生和紧张感 2. 认识到患者的焦虑，承认患者的感受，多与患者交流，了解患者心理状况，积极开导患者，鼓励患者保持乐观积极的心态，解释病情，让患者可以正确对待自己的疾病 3. 保持病室环境安静舒适，空气流通 4. 解释各种检查和治疗的必要性 5. 评估患者家庭状况、经济条件、文化程度，是否为焦虑原因的来源，并进行相应的心理疏导 6. 了解患者既往的健康状况，是否有慢性疾病影响到现疾病的愈合，并积极干预 7. 保证患者充足的睡眠	10-20 患者焦虑紧张感基本消除，积极配合治疗
2021-10-14	6. 有皮肤完整性受损的危险：与胆盐沉积刺激皮肤神经末梢引起瘙痒有关	护理目标：患者皮肤保持完整 护理措施： 1. 嘱患者衣着宜柔软、宽松、舒适 2. 长期卧床者每1～2小时变换一次体位 3. 保持床单位和患者皮肤清洁 4. 瘙痒严重者遵医嘱用药，注意观察皮肤有无红肿、破溃、化脓	10-20 患者皮肤完整

（四）健康指导

1. 病毒性肝炎急救

（1）绝对卧床休息。

（2）建立有效静脉通道。

（3）吸氧，保持呼吸道通畅。

（4）禁酒，合理用药。

（5）生命体征的观察。

（6）积极对症治疗，防治并发症。

2. 病毒性肝炎的预防

（1）乙型肝炎（HBV）疫苗：研究指出接种乙型肝炎疫苗是我国预防和控制乙型肝炎流行的最关键措施。易感者均可接种，新生儿应进行普种，与HIV感染者密切接触者、医务工作者、同性恋者、药瘾者等高危人群及从事托幼保育、食品加工、饮食服务等职业人群亦是主要的接种对象。现普遍采用0、1、6个月的接种程序。接种后随着时间的推移，部分人抗-HBs水平会逐渐下降，宜加强注射一次。HBV慢性感染母亲的新生儿出生后立即注射乙型肝炎免疫球蛋白(HBIG)100～200 U，24小时内接种乙肝疫苗10 μg，出生后1个月重复注射一次，6个月时再注射乙肝疫苗，保护率可达95%以上。

(2) HBIG：属于被动免疫，从人血液中制备。指南表明乙型肝炎免疫球蛋白主要用于HBV感染母亲的新生儿及暴露于HBV的易感者，应及早注射，保护期约3个月。

(五) 重点知识速递

速递1 病毒性肝炎的定义及分类

经研究表明，病毒性肝炎(viral hepatitis)是由多种肝炎病毒引起的，以肝脏损害为主的一组全身性传染病。目前按病原学明确分类的有甲型、乙型、丙型、丁型、戊型五型肝炎病毒。各型病毒性肝炎临床表现相似，以疲乏、食欲减退、厌油、肝功能异常为主，部分病例出现黄疸。甲型和戊型主要表现为急性感染，经粪-口途径传播；乙型、丙型、丁型多呈慢性感染，少数病例可发展为肝硬化或肝细胞癌，主要经血液、体液等胃肠外途径传播。

速递2 病毒性肝炎的临床表现

轻度：病情较轻，可反复出现乏力、头晕、食欲有所减退、厌油、尿黄、肝区不适、睡眠欠佳、肝稍大有轻触痛、可有轻度脾大。部分病例症状、体征缺失。肝功能指标仅1或2项轻度异常。

中度：症状、体征、实验室检查居于轻度和重度之间。

重度：有明显或持续的肝炎症状，如乏力、食欲缺乏、腹胀、尿黄、便溏等，伴肝病面容、肝掌、蜘蛛痣、脾大、ALT和(或)AST反复或持续升高、白蛋白降低、免疫球蛋白明显升高。如发生ALT和AST大幅升高，血清总胆红素超出正常值，提示重症倾向，疾病可迅速向肝衰竭发展。

速递3 意外暴露HBV后的处理方法

在意外接触HBV感染者的血液、体液后，可按照以下方法处理：

(1) 当事人应立即对暴露伤口进行局部处理。被针刺伤的，应立即从伤口近心端向远心端轻轻挤压，尽可能挤出损伤处的血液，再用流动水进行冲洗。被污染部位冲洗后，应当用75%酒精或0.5%碘伏消毒，然后用防水敷料包扎。

(2) 血清学检测应立即检测HBsAg、抗-HBs、ALT等，并在第3和第6个月内复查。

(3) 主动和被动免疫：如已接种过乙型肝炎疫苗，且已知抗-HBs≥10 U/L者可不进行特殊处理。如未接种过乙型肝炎疫苗，或虽接种乙型肝炎疫苗，但抗-HBs<10 U/L或抗-HBs水平不详，应立即注射HBIG200～400 U，并同时于不同部位接种一针乙型肝炎疫苗(20 μg)，于1和6个月后分别接种第2和第3针乙型肝炎疫苗(各20 μg)。

速递4 病毒性肝炎并发肝性脑病的紧急处理流程

见图2-21。

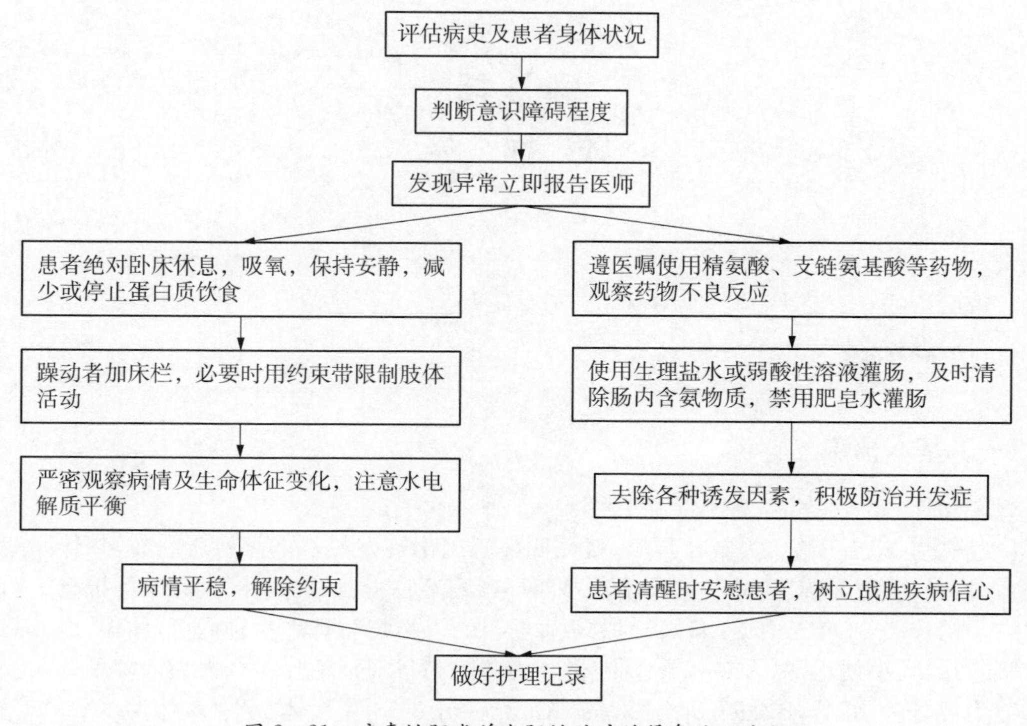

图 2-21　病毒性肝炎并发肝性脑病的紧急处理流程

（皇惠丽）

参考文献

[1] 李兰娟，任红. 传染病学[M]. 第九版. 北京：人民卫生出版社，2019.
[2] 夏泉生，刘士生. 内科护理学[M]. 北京：科学出版社，2010.
[3] 朱颖，张晖. 内科护理查房案例分析[M]. 北京：中国医药科技出版社，2020.

病例 16
败血症

查房目的：掌握败血症的护理、治疗预案，提高应急护理能力
查房形式：护理个案查房

(一) 基本情况

患者女性，68 岁，诊断为"败血症"。

【现病史】患者于 2021 年 8 月 14 日无明显诱因出现发热，体温最高 39.5 ℃，伴寒战，结膜充血，诊断为"败血症"。外院治疗给予多西环素肠溶胶囊、哌拉西林、大氟康等抗感染治疗。为进一步治疗 2021 年 9 月 26 日门诊拟"败血症"收住感染科，患者精神尚可，体温 38.0 ℃，体重减轻 4 kg，大小便正常，入院后予以抗感染、营养支持等对症治疗。今天为入院第 7 天，患者自理能力评分为 40 分，Braden 评分 23 分，Autar 评分 3 分，生命体征平稳，体温 37.0 ℃，血压 118/80 mmHg，脉搏 80 次/分，呼吸 18 次/分。

【既往史】患者平素体健，21 年前因外伤致锁骨骨折并行手术治疗，恢复良好。

【个人史】平时不经常锻炼。育有两女，身体均健康，平日家庭和睦。住院期间保姆照顾。家庭经济能力一般，住院有医保。

【家族史】无特殊家族遗传病史。

(二) 辅助检查

1. 体格检查 患者步入病房，神志清楚，自主体位，检查合作，无贫血貌，皮肤完整。

2. 异常实验室检查 血常规(2021-09-27)：白细胞 11.6×10^9/L，中性粒细胞 8.5×10^9/L，嗜酸性粒细胞 0.10×10^9/L，单核细胞 0.8×10^9/L。

(三) 护理计划

日期	护理诊断	护理目标、措施	评价
2021-09-26	1. 体温升高：与感染有关	护理目标：患者体温保持正常范围 护理措施： 1. 体温过高者，衣服、被盖适中，出汗及时更换衣服，避免影响机体散热，补充足够的水分，发热时遵医嘱给予处理，降温速度不宜过快，以防体温不升，或虚脱 2. 室内定时开窗通风，2 次/日，每次≥30 分钟，并注意保暖。为患者提供一个安静舒适的环境，调节温度维持在 18～22 ℃，湿度 50%～60%	09-30 患者体温维持在 36.3～37.0 ℃

（续表）

日期	护理诊断	护理目标、措施	评价
2021-09-26	1. 体温升高：与感染有关	3. 按医嘱静脉输入对症抗生素，以控制感染。因败血症治疗时间长，要合理使用静脉，保护静脉，有计划地更换穿刺部位，避免交叉感染 4. 保护性隔离避免交叉感染，接触患者前后洗手，患者床位备快速手消剂 5. 观察患者有无呼吸困难、呼吸急促的表现，并记录呼吸频率、幅度及变化特点 6. 遵医嘱给予吸氧，保持呼吸道及输氧装置通道通畅	09-30 患者体温维持在 36.3～37.0℃
2021-09-26	2. 营养失调：低于机体需要量与严重感染引起的纳差、消化吸收营养障碍和代谢消耗过多有关	护理目标：患者获得充足营养 护理措施： 1. 保证营养成分的供给，宜多食富含优质蛋白质、多种维生素和微量元素铁较多的蛋类、牛奶、豆类、新鲜的蔬菜 2. 定期监测实验室指标：白细胞、中性粒细胞、血培养等 3. 就餐时限制液体的摄入量，以免胃部过度扩张；同样在饭前和饭后 1 小时避免摄取液体 4. 避免饮咖啡（会降低食欲）和碳酸盐饮料（导致饱胀感） 5. 限制过量活动，活动量以能增加营养物质的代谢和作用为准，以增加食欲为宜	09-30 患者营养需求基本得到满足
2021-09-26	3. 有皮肤完整性受损的危险：与长期卧床有关	护理目标：患者住院期间皮肤完整，未发生压力性损伤 护理措施： 1. 避免局部长期受压，给予 2 小时翻身一次 2. 避免局部刺激，要注意保持床铺平整干净，注意保持皮肤清洁干燥，勤擦洗，勤更换衣服，大小便后要随时更换。要避免局部长期受压，注意翻身，要防止摩擦力和剪切力损伤皮肤。剪短指甲，防止抓伤皮肤引起感染，防止压力性损伤的发生 3. 避免反复穿刺，可进行外周静脉置管，每天做好留置针的护理 4. 鼓励患者摄入足够的营养和水分 5. 定时评估患者皮肤情况	10-02 患者住院期间皮肤完整，未发生压力性损伤
2021-09-26	4. 焦虑：与担心疾病预后不良和环境改变有关	护理目标：患者适应住院环境，焦虑紧张感减轻 护理措施： 1. 主动向患者介绍病区环境及床位医生和责任护士，消除患者的陌生和紧张感 2. 观察患者心理状态，认识到患者的焦虑，承认患者的感受，多与患者交流，了解患者心理状况，积极开导患者，鼓励患者保持乐观积极的心态，解释病情，让患者可以正确对待自己的疾病 3. 保持病室环境安静舒适，空气流通 4. 解释各种检查和治疗的必要性 5. 评估患者家庭状况、经济条件、文化程度，是否为焦虑原因的来源，并进行相应的心理疏导。做好人文关怀	09-28 患者焦虑紧张感减轻，积极配合治疗

（续表）

日期	护理诊断	护理目标、措施	评价
2021－09－26	5. 自理能力缺陷：与长期发热有关	护理目标：患者卧床期间生活需要得到满足 护理措施： 1. 床旁备呼叫器。常用物品（如毛巾、夜壶、便器等）放在患者伸手可及的地方 2. 指导/协助患者床上使用大小便器，便后协助患者做好会阴部及肛周的清洗工作 3. 为患者提供适合就餐的体位和环境。帮助患者洗漱、更衣、床上擦浴等 4. 协助患者进行晨、晚间护理。对患者进行心理疏导，主动发挥自我护理的能力，做些力所能及的事	09－30 患者生活需求基本满足
2021－09－26	6. 潜在并发症：化脓性脑膜炎或肺炎	护理目标：及时发现并发症并有效处理 护理措施： 1. 感染症状，表现为发热、寒战或上呼吸道感染表现，如咳嗽、咳痰、咽肿痛等 2. 观察有无化脓性脑膜炎的表现，脑膜刺激征主要表现为不同程度的颈项强直，可伴有头痛、呕吐等，新生儿、老年人或昏迷患者脑膜刺激征常不明显 3. 颅内压增高表现为剧烈头痛、呕吐、意识障碍、昏迷等，有的在临床上甚至形成脑疝 4. 局灶症状患者出现局灶性神经功能损害的症状，如偏瘫、失语、谵妄、易激惹等	10－02 患者住院期间未发生并发症

（四）健康指导

1. 加强防护 避免外伤及伤口感染，保护皮肤及黏膜的完整与清洁。

2. 控制传染源 对已发生的疖肿，不要挤压，也不要过早地切开，以免细菌扩散而形成败血症；尽量避免皮肤黏膜受损；及时发现和处理感染病灶；各种诊疗操作应严格执行无菌要求；做好医院各病房的消毒隔离工作，防止致病菌及条件致病菌在医院内的交叉感染；慢性带菌的医护人员应暂调离病房并给予治疗。

3. 合理使用抗菌药 合理应用肾上腺皮质激素和广谱抗生素，注意防止菌群失调。在应用过程中应严加观察，特别注意有无消化道、泌尿道和呼吸道的真菌感染。

4. 保护易感人群 对易患败血症的高危患者应密切观察病情变化，一旦出现败血症征象或疑似病情时要积极检查果断处理。做好婴儿室、手术室、外科病房及免疫缺陷患者的消毒隔离，以防致病菌引起交叉感染。烧伤病房及血液病患者接受化疗或骨髓移植时应采取严密隔离，传染病房住有或曾住过败血症患者的病房应加强消毒隔离措施，以防耐药的金葡菌、绿脓杆菌及真菌等蔓延。工作人员中有慢性金葡菌携带者应暂时调离病房并予治疗，以保护抵抗力低下的患者免受感染。对部分患者可考虑应用免疫增强剂。

5. 及早发现原发病灶 及早发现原发或迁徙病灶，必要时进行外科治疗。积极控制、治疗白血病、糖尿病、慢性肝病等各种易导致感染的慢性病。

6. 心理支持 针对病情及心理特征及时给予患者精神安慰，心理疏导，使患者保持愉悦的心情。

7. 营养与饮食 保证饮水量，低脂、少盐、少油清淡饮食，减少胆固醇摄入，多吃水果、蔬菜，适量饮茶，增加富含纤维素及富含维生素 B6、维生素 C 的食物摄入。

8. 其他 遵医嘱用药，不随意更改用量。

（五）重点知识速递

速递 1 败血症的定义

败血症(septicemia)是指病原菌侵入血循环并在其中生长繁殖产生大量毒素和诱发全身炎症反应综合征的急性全身性感染。当发生严重感染、感染性休克及多器官功能障碍时，又称为全身性炎症反应综合征。多发生于原有严重影响机体防御机能的疾病(如肝硬化、重症肝炎、糖尿病、肾病综合征、再生障碍性贫血、白血病、严重烧伤等)或应用肾上腺皮质激素、抗肿瘤药物、放疗或进行插管检查、内窥镜检查及全静脉营养疗法、透析术或各种手术者。病前常有皮肤、黏膜、中耳、呼吸道、泌尿道、生殖道、肠道、胆道等感染，或有挤压疖肿、切开未成熟脓肿、外伤等病史。突然起病，畏寒或寒战、高热、白细胞及中性粒细胞明显增多，而又无明显原因或局限于某一系统倾向时，即应考虑败血症的可能。若皮肤或黏膜有瘀点、瘀斑，或发现迁徙性病灶或脓肿，或并发感染性休克，败血症的诊断基本可以确定。血和骨髓培养出致病菌则可确诊。

速递 2 败血症的临床表现

败血症的临床表现随致病菌的种类、数量、毒力及患者年龄和抵抗力的强弱不同而异。

症状：轻者仅有一般感染症状，重者可发生感染性休克、弥散性血管内凝血(DIC)、多器官功能衰竭(MSOF)等。通常有下列两项或两项以上表现：①体温>38 ℃或<36 ℃；②心率>90 次/分；③呼吸急促，呼吸频率>20 次/分或通气过度，$PaCO_2$<4.27 kPa(32 mmHg)；④白细胞数>12×10^9/L 或<4×10^9/L，或白细胞总数正常，但未成熟中性粒细胞>10%；⑤伴有全身不适、头疼、肌肉关节疼痛，有的患者伴有胃肠道症状，比如恶心、呕吐、腹痛、腹胀、腹泻，严重者会发生肠麻痹、感染性休克、弥散性血管内凝血、中毒性脑病、中毒性心肌炎，有的患者会出现大关节红肿、疼痛、活动受限。

体征：①血压收缩压<100 mmHg；②皮肤黏膜可见出血点、瘀斑、肝脾肿大。

总的来说，严重的败血症可出现神志改变和感染性休克，少数病例可伴有弥散性血管内凝血和多脏器衰竭。

速递 3 败血症紧急处理流程

当临床患者发生败血症后，应根据患者临床症状和体征进行分析，经确诊后，配合医生进行紧急处理，做好后续病情监测。败血症紧急处理流程见图 2-22。

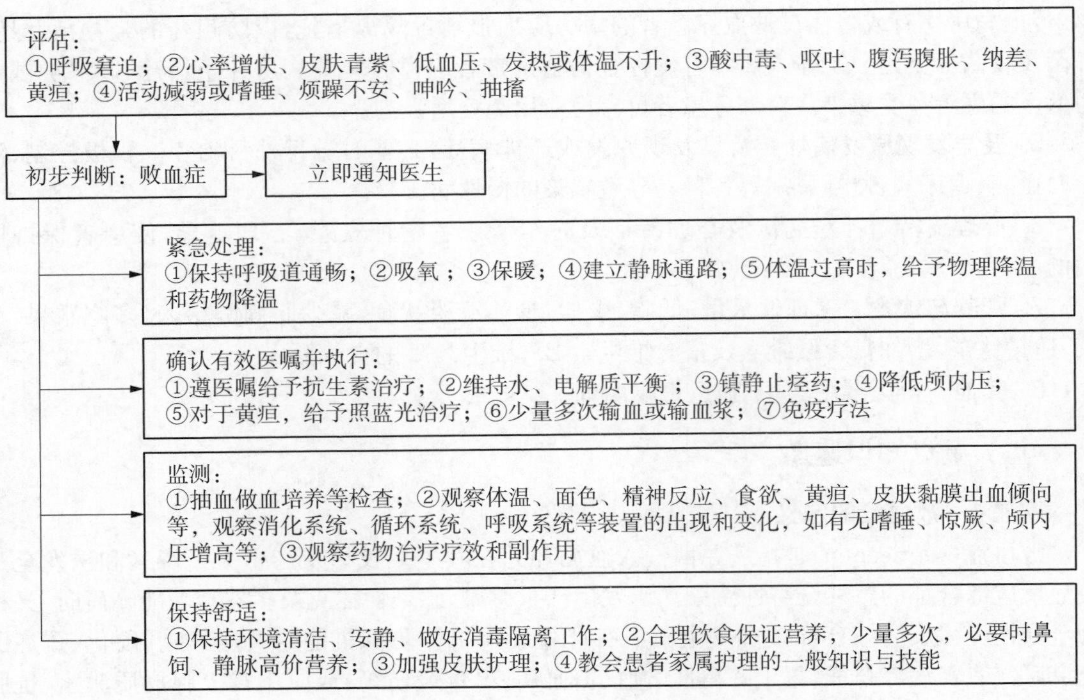

图 2-22 败血症紧急处理流程

（皇惠丽）

参考文献

［1］李兰娟，任红．传染病学[M]．第九版．北京：人民卫生出版社，2019.

［2］何爱云．新生儿败血症的原因分析及护理对策[J]．中外医疗，2008，27(12)：1.

［3］张忠鲁．败血症的现代概念与治疗[J]．医师进修杂志，2002，25(03)：3.

［4］田兰茂，刘仕发．细菌败血症感染病原检验与耐药性分析[J]，医药卫生，2017：6.

案例 17
格林-巴利综合征

查房目的：掌握格林-巴利综合征的护理、治疗预案，提高急救应急处理能力
查房形式：护理个案查房

（一）基本情况

患者男性，48 岁，诊断为“格林-巴利综合征”。

【现病史】患者于 2021 年 2 月 10 日因进食不洁食物出现腹泻，后自行缓解，2021 年 2 月 28 日出现四肢麻木无力，症状呈进行性加重，不能行走，有视物模糊及重影，在南京某医院进行治疗。治疗期间予甲泼尼龙激素改善症状；予腺苷钴胺片、维生素 B1 营养神经；予厄贝沙坦氢氯噻嗪片、苯磺酸左旋氨氯地平片降压等治疗后，症状未见明显改善，于 2021 年 3 月 10 日因四肢麻木无力 11 天，以格林-巴利综合征收入我科。入院后神志清楚，精神差，不能言语，面色灰暗，深大呼吸，四肢麻木无力，体重明显减轻，予气管切开呼吸机辅助呼吸，鼻饲饮食，留置导尿管，便秘。患者因行动不便，跌倒/坠床危险因素评估为 1 分，压力性损伤危险因素评估为 22 分，医院获得性肺炎风险因素评估为 23 分，导管危险因素评估为 8 分，留置导尿管感染风险评估为 9 分，血栓危险因素评估为 3 分，营养状况评估为 5 分，NRS 疼痛评估为 0 分，社会心理评估为心理紧张，危重患者病情预警评分为 19 分。

【既往史】患者平素体健，既往“高血压”病史 7 年，用药不详，血压控制情况不详。20 岁时有黄疸肝炎病史，已治愈。

【个人史】久居原籍，无吸烟、饮酒史，预防接种史随当地。24 岁结婚，有 1 子，现离异。

【家族史】无特殊家族遗传病史。

（二）辅助检查

1. 体格检查　患者四肢肌力评估为双上肢近端肌力 2 级，远端肌力 0 级，双下肢肌力 0 级。全身皮肤完好。

2. 异常实验室检查　血常规（03－23）：白细胞 12.8×10^9/L，中性粒细胞 96.9%，红细胞 4.23×10^9/L，血红蛋白 126 g/L。

生化（03－23）：血清钾 3.29 mmol/L，血清钠 136 mmol/L，血清钙 2.54 mmol/L，白蛋白 25 g/L。

凝血功能（03－23）：凝血酶原时间 17.5 秒，活化部分凝血酶原时间 76.7 秒，D－二聚体：5.3 mg/L。

(三) 护理计划

日期	护理诊断	护理目标、措施	评价
2021-03-10	1. 清除呼吸道无效：与患者本身疾病(咳嗽无力、排痰困难)有关	护理目标：吸痰次数减少，痰液黏稠度降低 护理措施： 1. 定时巡视患者，定时予以翻身、拍背，密切观察痰液的性质和量，发现异常及时报告医生，准备负压吸引器，必要时吸痰 2. 提供舒适的病房环境：室温为 18～22 ℃，湿度为 50%～60%，每日通风两次，每次 15～30 分钟 3. 氧气疗法，持续低流量吸氧 2 L/分，遵医嘱定时给予雾化吸入 4. 遵医嘱使用止咳，化痰药，注意药物不良反应 5. 做好口腔护理	03-18 吸痰次数减少，痰液黏稠度降低
2021-03-10	2. 感染：与患者使用呼吸机辅助呼吸相关	护理目标：患者血象结果较前好转，痰液检验结果正常 护理措施： 1. 在执行护理操作时严格无菌操作，做好手卫生 2. 防止感染，严密监测患者生命体征变化 3. 遵医嘱合理使用抗生素，做到现用现配 4. 在导尿管的日常护理中，给予每日 2 次的会阴护理，尿管给予实行持续夹管定时开放的方式 5. 患者现在气管切开，每班更换气切纱布，如出现渗血、污染，及时更换 6. 颈部固定带松紧适度，以一指的空隙为宜 7. 翻身时两人合作，保持头颈部与气管导管活动的一致性，测气囊压力 4 小时一次 8. 每次吸痰时间，一般以 10～15 秒为宜，吸痰前应严格执行无菌操作，翻身拍背 2 小时一次	03-23 患者血象较前降低，痰液检验结果正常
2021-03-10	3. 自理能力下降：与患者意识障碍、肢体移动障碍有关	护理目标：四肢功能活动恢复 护理措施： 1. 四肢肌力评估为双上肢近端肌力 2 级，远端肌力 0 级，双下肢肌力 0 级，躯体活动重度受限，给予翻身 2 小时一次，功能锻炼。 2. 患者家属打铃及时应答；帮患者及时修剪指甲，协助患者更衣、穿衣、扣纽扣等活动；输液过程中加强巡视，防止输液管道折叠，以保持输液通畅，严密观察输液情况	03-23 患者四肢功能恢复欠佳
2021-03-10	4. 气体交换受阻：与患者呼吸肌麻痹有关	护理目标：患者血氧饱和度维持在 95%以上 护理措施： 1. 保持呼吸道通畅，采取有利于呼吸的体位，减轻呼吸困难 2. 观察咳嗽、咳痰情况，以及痰的颜色、量的变化 3. 观察呼吸的频率、深浅度及伴随症状，有异常及时通知医生 4. 观察患者精神状况，神志变化，有无低氧血症 5. 监测血气分析及血氧饱和度，保持病房安静，安慰患者以增加安全感	03-23 患者血氧饱和度可以维持到 95%以上

（续表）

日期	护理诊断	护理目标、措施	评价
2021-03-10	4. 气体交换受阻：与患者呼吸肌麻痹有关	6. 检查有无皮下气肿而致呼吸困难的发生，限制头部、颈部过度伸展，以免套管脱出 7. 告知患者家属预防肺部感染的方法，避免受凉	
2021-03-10	5. 营养失调（低于机体需要量）：与患者营养摄入不足有关	护理目标：患者白蛋白指标较前增高 护理措施： 1. 遵医嘱不仅给予患者静脉营养补充，还给予肠内营养喂养，尤其在肠内营养喂养时，要注意观察患者的胃肠反应，有无恶心、呕吐、反流误吸、腹胀、腹泻等不耐受表现 2. 指导患者家属准备易消化的优质蛋白质、新鲜水果蔬菜，以补充维生素类 3. 加强口腔护理，保持口腔湿润、清洁，以增进食欲	03-23 患者白蛋白指标较前稍高
2021-03-10	6. 电解质紊乱：与摄入不足、使用脱水剂相关	护理目标：患者血钾、血钠恢复正常 护理措施： 1. 观察患者生命体征变化及有无意识的变化，监测生命体征、尿量、尿比重及颜色，判断血容量有无不足 2. 观察记录皮肤弹性及黏膜改变情况，判断有无液体不足的存在 3. 按医嘱及时送检标本，重视电解质、肾功能等检验结果，维持电解质平衡 4. 遵医嘱补充液体量及电解质，并根据检验结果随时调整补充物质，观察患者有无电解质失衡的表现，如恶心、呕吐、腹胀，必要时做心电图检查 5. 定期复查患者血清钾、钠、氯、钙、镁等水平，协助医生及时追踪结果，以便及时调整用药方案，根据病情及时调整患者饮食及治疗方案	03-22 患者血钾、血钠恢复正常
2021-03-10	7. 有皮肤受损的危险：与患者长期卧床有关	护理目标：患者皮肤完好 护理措施： 1. 每天保持床单位的整洁 2. 每天给予患者床上擦浴（每日 2 次），保持皮肤清洁干燥 3. 遵医嘱给予患者静脉或肠内营养的补充，增加患者免疫力 4. 避免局部潮湿等不良刺激，保持患者皮肤和床单被服的干燥，对大小便失禁、出汗及分泌物多的患者，应及时洗净擦干 5. 患者现在压力性损伤评分为高危，护理上需要注意定时翻身，减少局部组织的压力 6. 每 2 小时翻身一次，保护骨隆突处和受压局部，使用气垫床 7. 更换床单衣服时，避发生拖、拉、推等现象	03-23 患者皮肤完好

（续表）

日期	护理诊断	护理目标、措施	评价
2021-03-15	8. 有导管滑脱的危险：与患者重度依赖、转运相关	护理目标：患者未发生导管滑脱事件 护理措施： 1. 保持胃管、导尿管导管在位通畅，各种导管应妥善固定 2. 经常巡视，防止非计划拔管，避免导管受压、扭曲，翻身时注意勿牵拉。留置导尿管每周更换引流袋2次/周，每周更换尿管1次，如出现异常情况及时通知医生	03-23 患者未发生导管滑脱事件
2021-03-15	9. 有跌倒/坠床的危险：与患者行动不便相关	护理目标：患者未发生跌倒/坠床事件 护理措施： 1. 一览表床头挂“预防跌倒”与“预防坠床”的警示标识 2. 病历上有记录，提示患者有跌倒的危险性 3. 每班评估患者的认知、感觉及活动能力 4. 向患者交代如需要协助，可使用呼叫仪求助；确保患者可以随手触到呼叫器 5. 病床高度要适中，床、椅的轮子要固定，床两边要加床栏 6. 让家属陪护患者并交代有关注意事项	03-23 患者未发生跌倒/坠床事件
2021-03-15	10. 有窒息的危险：与患者呼吸肌麻痹相关	护理目标：患者未发生窒息事件 护理措施： 1. 观察患者呼吸、面色的变化 2. 观察四肢感觉运动情况，及时发现压迫气管导致的窒息 3. 加强巡视，密切观察脉搏、呼吸，特别是呼吸频率、深度与节律变化，加强化痰、排痰措施	03-23 患者未发生窒息事件
2021-03-15	11. 潜在并发症：泌尿系统感染，与患者长期卧床、留置尿管相关	护理目标：患者未发生泌尿系统感染 护理措施： 1. 保持会阴部的清洁，每日会阴护理两次 2. 留置导尿管，每周更换引流袋两次，及时倾倒尿液 3. 必要时遵医嘱合理应用抗生素预防和控制感染 4. 观察尿液颜色透明度的变化，发现异常及时处理，护理操作时保持无菌操作原则	03-23 患者未发生泌尿系统感染
2021-03-15	12. 知识缺乏：与缺乏疾病的相关知识有关	护理目标：患者了解自己疾病的形式原因、预后及注意事项 护理措施： 1. 向患者及家属宣教格林-巴利综合征相关疾病知识及正确用药，使其树立战胜疾病的信心 2. 鼓励患者进行有效的沟通 3. 安慰体贴患者，认真倾听其主诉，并及时给予反馈 4. 饮食指导：进食高蛋白质、易消化食物，少量多餐，避免过饱，禁食刺激性食物，禁食烟酒，多吃蔬菜，多喝水 5. 活动指导：逐步增加活动量，根据骨折情况进行肢体的主动及被动运动，以不出现疼痛及不适为标准 6. 预防感冒，注意保暖，避免情绪激动 7. 宣教常用药物名称、剂量、用法、作用、副作用	03-23 患者由于插管，表达受限，家属已掌握

（四）健康指导

1. 饮食指导　一般以清淡、易消化饮食为主，同时适当添加丰富的膳食纤维，促进肠道蠕动，防止便秘。留置胃管期间，鼻饲前检查胃管是否在位通畅，住院期间给家属示范每次注射前先将胃内容物抽出以证实胃管在胃内，遵守先慢后快、先少后多逐渐增量的原则。在鼻饲同时，床头抬高 30°～40°。

2. 用药指导　教会患者及家属遵医嘱正确服药，告知药物服药时间-方法、不良反应及注意事项。

3. 疾病知识指导　指导患者及家属掌握疾病基本相关知识及护理方法，帮助分析和消除不利于疾病恢复的个人及家庭因素，鼓励患者应保持心情愉快及情绪稳定，树立战胜疾病的信心。出院后同时要避免诱因，加强营养，增强体质和机体抵抗力，避免淋雨、受伤、疲劳和创伤，防止复发。

4. 运动指导　出院后加强肢体功能锻炼和日常生活活动训练，减少并发症，促进康复。

（五）重点知识速递

速递 1　格林-巴利综合征的定义

格林-巴利综合征（Guillain-Barre syndrome，GBS）是常见病，多发病。它是一种急性起病、一组神经系统自身免疫性疾病，以神经根、外周神经损害为主，伴有脑脊液中蛋白-细胞分离为特征的综合征，又称格林巴利综合征。任何年龄和男女均可得病，但以男性青壮年为多见。

根据起病形式和病程，GBS 又可分为急性型、慢性复发型和慢性进行型。急性格林巴利综合征又名急性感染性多发性神经根神经炎或急性感染性脱髓鞘性多发性神经根神经病（acute inflammatory demyelinating polyneuropathy，AIDP）。约半数以上患者在发病前数日到数周内常有感染史，如喉痛、鼻塞、发热等上呼吸道感染及腹泻、呕吐等消化道症状，另外还可有带状疱疹、流感、水痘、腮腺炎和病毒性肝炎等。多起病急，症状逐渐加重，在 1～2 周内达到高峰。

速递 2　格林-巴利综合征的临床表现

格林-巴利综合征临床一般以感染性疾病后 1～3 周，突然出现以剧烈神经根疼痛（以腰肩、颈和下肢为多）、急性进行性对称性肢体软瘫、主观感觉障碍、腱反射减弱或消失为主症。其具体表现为：

（1）感觉障碍：一般较轻，多从四肢末端的麻木、针刺感开始。偶尔可见节段性或传导束性感觉障碍。

（2）运动障碍：四肢和躯干肌瘫是本病的最主要症状。一般从下肢开始，逐渐波及躯干肌、双上肢和颅神经，可从一侧到另一侧。如呼吸、吞咽和发音受累时，可引起自主呼吸麻痹、吞咽和发音困难而危及生命。

（3）反射障碍：四肢腱反射多是对称性减弱或消失。少数患者可因椎体束受累而出现病理反射征。

（4）自主神经功能障碍：初期或恢复期常有多汗、汗臭味较浓，可能是交感神经受刺激的结果。少数患者初期可有短期尿潴留，可由于支配膀胱的自主神经功能暂时失调或支配外括约肌的脊神经受损所致；大便常秘结；部分患者可出现血压不稳、心动过速和心电图异常等。

（5）颅神经症状：半数患者有颅神经损害，以舌、咽、迷走神经和一侧或两侧面神经的外周瘫痪多见。其次为动眼、滑车、外展神经。偶见视神经乳头水肿，可能为视神经本身炎症改变或脑水肿所致，也可能和脑脊液蛋白的显著增高，阻塞了蛛网膜绒毛，影响脑脊液吸收有关。诊断本病根据感染性疾病后，突然出现对称性的四肢远端感觉、运动及营养障碍和腱反射消失即可确诊。

速递3　格林-巴利综合征的治疗

中国格林-巴利综合征诊治指南指出 GBS 治疗包括支持疗法、药物治疗、对症治疗、预防并发症及康复治疗等，本文重点阐述支持疗法和药物治疗。

(1) 支持疗法：本病为神经科急症，除四肢瘫痪外，重症转折可有呼吸肌瘫痪。鉴于患者病情严重程度不同，急性期治疗旨在挽救生命，针对呼吸肌麻痹程度采取不同措施。病情稳定后进行相关免疫治疗和对症治疗。

对重症患者在疾病进展期严密观察呼吸肌的功能状况。如有呼吸变浅、肺活量低于 1 L、呼吸节律加快、胸式呼吸减弱、脉搏加快、血压升高即应送入 ICU 观察，必要时行气管插管或气管切开、呼吸机辅助呼吸，定时监测血气分析，注意气管切开后的护理。

(2) 药物治疗：为抑制异常免疫反应，消除致病因子的神经损伤，促进神经再生。

1) 免疫球蛋白：用于急性期患者，可缩短疗程；禁忌证：免疫球蛋白过敏或者存在 IgA 型抗体者、心力衰竭、肾功能不全患者。

2) 血浆交换(PE)：推荐有条件者尽早应用，可清除特异的周围神经髓鞘抗体和血液中其他可溶性蛋白。宜在发病后 2～3 周内进行，用于重症或者呼吸肌麻痹患者，能改善症状、缩短疗程及减少合并症。禁忌证：严重感染、心律失常、心功能不全、凝血系统疾病等；其副作用为血液动力学改变可能造成血压变化、心律失常，使用中心导管引发气胸和出血及可能合并败血症。

速递4　格林-巴利综合征并发症呼吸肌麻痹的紧急处理流程

见图 2-23。

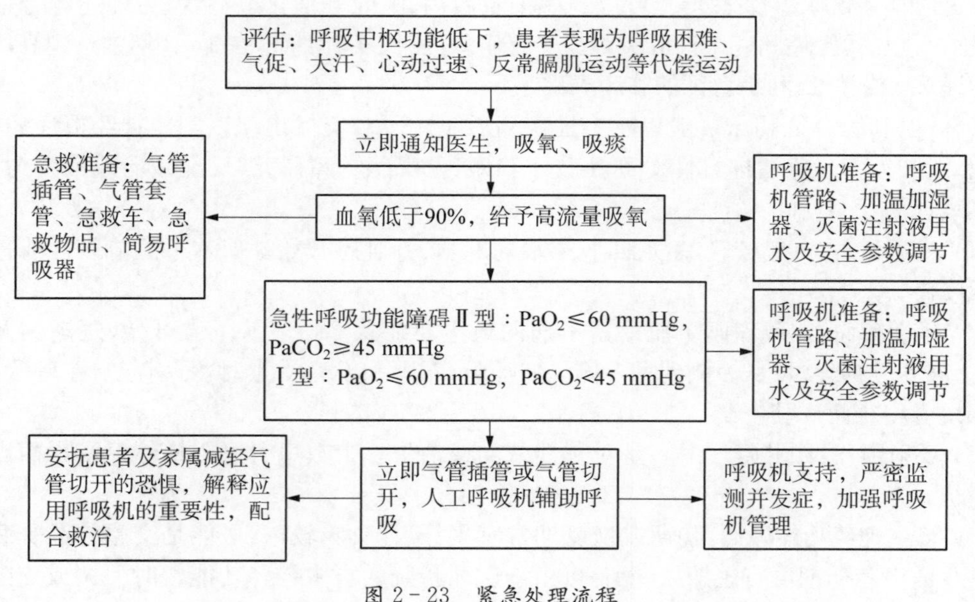

图 2-23　紧急处理流程

（费才莲）

参考文献

[1] 佚名. 中国吉兰-巴雷综合征诊治指南[J]. 中华神经科杂志,2010,43(08):583-586.

[2] Lunn M P, Willison H J. Diagnosis and treatment in inflammatory neuropathies [J]. J Neurol Neurosurg Psychiatry, 2009,80(03):249-258.

[3] van Doom P A, Ruts L, Jacobs B C. Clinical features, pathogenesis, and treatment of Guillain-Barre syndrome [J]. Lancet Neurol, 2008,7(10):939-950.

[4] Hughes R A, Swan A V, Raphael J C, et al. Immunotherapy for Guillain-Barre syndrome: a systematic review [J]. Brain, 2007,130(09):2245-2257.

[5] 王一楠,李君,于滋润,等. 吉兰-巴雷综合征的发病机制及研究进展[J]. 中国实验诊断学,2016,20(06):170-172.

病例 18

帕金森病

查房目的：掌握帕金森病的护理、治疗预案，提高急救应急处理能力
查房形式：护理个案查房

(一) 基本情况

患者女性，78 岁，诊断为“帕金森病”。

【现病史】患者 4 年前在无明显诱因下出现行动迟缓，行走时双手摆动减少，无偏身肢体乏力及麻木，伴小步态，曾诊断为帕金森病，口服抗帕金森药物，2021 年 7 月 20 日诉四肢肌肉酸胀不适，病情无明显好转，门诊以“帕金森病、高血压病”收治入院。患者入院后，神志清楚，大小便正常，睡眠欠佳。患者因行动不便，生活自理能力评估为 50 分，跌倒坠床危险因素评估为 2 分，压力性损伤危险因素评估为 22 分，血栓危险因素评估为 5 分，营养状况评估为 1 分，NRS 疼痛评估为 0 分，社会心理评估正常。

【既往史】平素身体差，既往有高血压、帕金森病史，无过敏史。

【个人史】久居原籍，无吸烟、饮酒史，预防接种史随当地。配偶体健，有 1 子，体健。

【家族史】无特殊家族遗传病史。

(二) 辅助检查

1. 体格检查 四肢肌力 4 级，肌张力稍高。双下肢直腿抬高试验(+)。

2. 异常实验室检查 血常规(2021-07-20)：白细胞计数 $10.65\times10^9/L$；红细胞计数 $3.78\times10^{12}/L$；血红蛋白 114 g/L；血小板计数 $164\times10^9/L$。

生化全套(2021-07-20)：白蛋白 33.2 g/L；白球比值 0.9；前白蛋白 179 mg/L；C 反应蛋白 3.0 mg/L；CRP 及 PCT 示正常。

头颅 CT(2021-07-20)：老年脑改变。左基底节区腔隙性梗死灶。

(三) 护理计划

日期	护理诊断	护理目标、措施	评价
2021-07-20	1. 有受伤的危险：与震颤、肌强直、体位不稳、随机运动异常有关	护理目标：防止患者受伤的发生 护理措施： 1. 提供足够的灯光，清除病房、床旁及通道障碍 2. 将日常物品放于患者易取处 3. 在床头卡上做明显标记，将两侧床档拉起 4. 保持病区地面清洁干燥，告知卫生间防滑措施 5. 将患者安置距离护士站较近病房，加强巡视	08-10 患者未发生受伤

(续表)

日期	护理诊断	护理目标、措施	评价
2021-07-20	2. 自我生活能力缺陷：与躯体活动障碍有关	护理目标：患者生活自理能力改善 护理措施： 1. 卧床期间协助患者洗漱、进食、大小便及个人卫生等生活护理 2. 将患者经常使用的物品放在易拿取的地方 3. 将呼叫器放在患者手边，铃响立即给予答复 4. 指导患者及家属制定并实施切实可行的康复计划，协助患者进行力所能及的自理活动 5. 帮患者及时修剪指甲，协助患者更衣、穿衣、扣纽扣等活动；输液过程中加强巡视，防止输液管道折叠，以保持输液通畅，严密观察输液情况 6. 做好患者心理护理，增强患者战胜疾病信心	08-10 患者生活自理评分较前稍有提高
2021-07-20	3. 自理能力下降：与患者双手肢体震颤、肢体移动障碍有关	护理目标：患者生活自理评分升高 护理措施： 1. 每天保持床单位的整洁 2. 每天给予患者床上擦浴 2 次/日，保持皮肤清洁干燥 3. 遵医嘱给予患者静脉或肠内营养的补充，增加患者免疫力 4. 避免局部潮湿等不良刺激，保持患者皮肤和床单被服的干燥，对大小便失禁、出汗及分泌物多的患者，应及时洗净擦干 5. 把物品放到患者手可触及到的地方，方便患者取用 6. 锻炼患者自理能力，让其动手做一些力所能及的事情	08-10 患者现生活自理能力同前
2021-07-20	4. 躯体移动障碍：与黑质病变、锥体外系功能障碍所致震颤、肌强直、体位不稳、随意运动异常有关	护理目标：患者四肢活动改善 护理措施： 1. 指导患者对没受影响的肢体实施主动的全关节活动的锻炼，每天至少四次 2. 卧床期间协助患者生活护理 3. 提供循序渐进的活动： (1) 帮助患者慢慢地呈坐位 (2) 让患者站起之前在床的侧面自由摆动双腿几分钟 (3) 最初下床限制 15 分钟，每天三次 (4) 患者可耐受，下床时间增加至 30 分钟 (5) 在没有协助的情况下逐渐行走 (6) 搀扶患者下床坐轮椅或椅子每天四次 4. 鼓励适当使用辅助器材运转 5. 对患者的每一点进步给予鼓励 6. 保持身体和各个关节的活动强度与最大活动范围	08-10 由于疾病进展，患者四肢功能改善欠佳
2021-07-20	5. 知识缺乏：缺乏本病相关知识与药物治疗知识	护理目标：患者了解自己疾病的预后及注意事项 护理措施： 1. 帕金森疾病知识指导 2. 治疗指导：长期或终身服药治疗 3. 用药原则：美多芭、普拉克索小剂量开始，逐步缓慢加量至有效 4. 疗效观察："开-关现象""剂末恶化""异动症"维持；注意药物的拮抗作用 5. 药物不良反应及处理	08-10 患者已掌握

（续表）

日期	护理诊断	护理目标、措施	评价
2021-07-20	6. 潜在并发症：便秘与长期卧床及药物不良反应有关	护理目标：缓解患者的便秘症状 护理措施： 1. 多吃含纤维素丰富的食物及水果 2. 鼓励每天喝1500～2000 mL的水 3. 鼓励患者适当的活动以刺激肠蠕动促进排便 4. 患者排便期间，提供安全而隐蔽的环境，并避免干扰 5. 指导患者进行腹部按摩辅助肠蠕动	08-10 患者未发生便秘
2021-07-20	7. 有皮肤受损的危险：与患者长期卧床有关	护理目标：患者皮肤完好 护理措施： 1. 每天保持床单位的整洁，翻身2小时1次 2. 每天给予患者床上擦浴2次/日，保持皮肤清洁干燥 3. 遵医嘱给予患者静脉或肠内营养的补充，增加患者免疫力 4. 避免局部潮湿等不良刺激，保持患者皮肤和床单被服的干燥，对大小便失禁、出汗及分泌物多的患者，应及时洗净擦干 5. 患者现在压力性损伤评分为高危，护理上需要注意定时翻身，减少局部组织的压力 6. 每2小时翻身一次，保护骨隆突处和受压局部，使用气垫床 7. 更换床单衣服时，避免拖、拉、推等动作	08-10 患者皮肤完好
2021-07-20	8. 有跌倒/坠床的危险：与患者行动不便相关	护理目标：患者未发生跌倒/坠床事件 护理措施： 1. 一览表与床头挂“预防跌倒”与“预防坠床”的警示标识 2. 病历上有记录，提示患者有跌倒的危险性 3. 每班评估患者的认知、感觉及活动能力 4. 向患者交代如需要协助，可使用呼叫仪，确保患者可以随手触到呼叫器 5. 病床高度要适中，床、椅的轮子要固定，床两边要加床栏 6. 让家属陪护患者并交代有关注意事项	08-10 患者未发生跌倒/坠床事件

（四）健康指导

1. 皮肤护理 患者因震颤和不自主运动，出汗多，易造成皮肤刺激和不舒适感，皮肤抵抗力低，这可导致破损和继发皮肤感染，应勤洗勤换，保持皮肤卫生，中晚年患者因运动障碍，卧床时间多，应勤翻身勤擦洗，防止局部皮肤受压和改善全身血液循环，预防压力性损伤。

2. 康复训练 包括含有胸廓ROM训练的呼吸训练、扩大颈部和四肢关节活动范围及增强肌力的训练、平衡训练、步行训练、基本动作训练、休息（图2-25）。

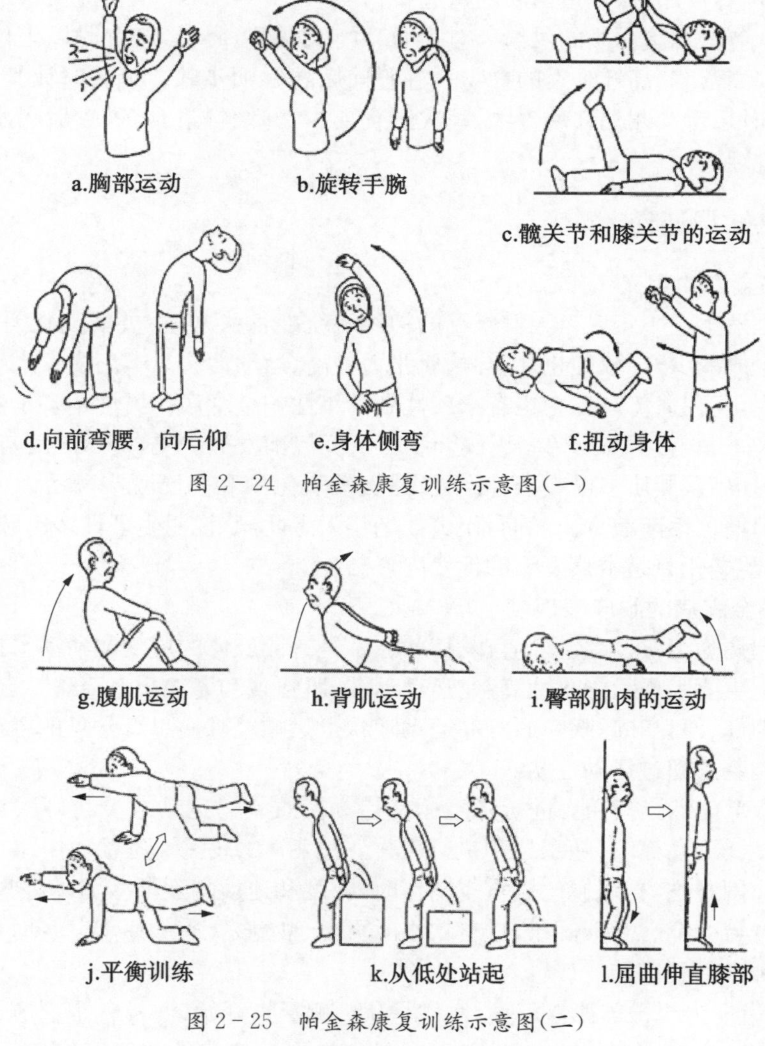

图 2-24　帕金森康复训练示意图(一)

图 2-25　帕金森康复训练示意图(二)

3. 安全指导

(1) 指导患者避免登高和操作高速运转的机器，不要单独使用煤气、热水及锐利器械，防止受伤等意外。

(2) 避免让患者进食带刺、骨头的食物和使用易碎的器皿。

(3) 体位性低血压患者睡眠时抬高床头，可穿弹力袜，避免快速坐起或下床活动，防止跌倒。

(4) 外出时需要人陪伴，尤其精神智力障碍者其衣服口袋内要放置写有患者姓名、住址和联系电话的“安全卡片”或佩戴手腕识别卡，以防走失。

4. 饮食护理　多食富含纤维素和易消化的食物，多吃新鲜蔬菜、水果，多饮水，多食含酪氨酸的食物，如瓜子、杏仁、芝麻、脱脂牛奶等，可促进脑内多巴胺的合成。适当控制脂肪的摄入，蛋白质饮食不可过量，盲目地给予过高蛋白质饮食可降低左旋多巴的疗效，因为蛋白质消化中产生的大量中性氨基酸，可与左旋多巴竞争入脑而影响其疗效。因此，在膳食中只需适当给予蛋、奶、鱼、肉等食品，保证蛋白质的供应，每日需要量为0.8～1.2克/公斤体重。如有发热、褥疮等情况，应增加蛋白质的供给。对咀嚼、吞咽功能障碍者，进食时以坐位为宜，应选择易咀嚼、易吞咽、高营养、高纤维素的食物。进餐前回想吞咽步骤。进餐时让其将口腔多余的唾液咽下，咀嚼时用舌头四处移动食物，一次进食要少，并缓慢进食，进餐后喝水，将残存食物咽下，防止吸入性肺炎。

（五）重点知识速递

速递1　帕金森的定义

帕金森病是发生在中年以上人群常见的神经系统变性疾病，主要病变在黑质和纹状体通路。因多巴胺生成减少，导致静止性震颤、肌张力增高、运动迟缓。本病多发生于50～60岁及以上的中老年人，但在遗传分型中也有家族性和少年性帕金森病。男性稍多于女性，发病率占全部患者的75%～80%，主要发生于中老年人，40岁以前发病少见，提示老龄与发病有关。研究发现，自30岁以后，黑质多巴胺能神经元、酪氨酸氧化酶和多巴脱羧酶活力、纹状体多巴胺递质水平随年龄增长逐渐减少。然而，仅少数老年人患此病，说明生理性多巴胺能神经元蜕变不足以致病，年龄老化只是本病发病的促发因素。

速递2　帕金森病的临床表现

帕金森病起病隐袭，进展缓慢。首发症状通常是一侧肢体的震颤或活动笨拙，进而累及对侧肢体。临床上主要表现为静止性震颤、运动迟缓、肌强直和姿势步态障碍。近年来人们越来越多的注意到抑郁、便秘和睡眠障碍等非运动症状也是帕金森病患者常见的主诉，它们对患者生活质量的影响甚至超过运动症状。

（1）运动障碍：①运动不能：进行随意运动启动困难。②运动减少：自发、自动运动减少，运动幅度减少。③运动徐缓：随意运动执行缓慢。患者运动迟缓、随意动作减少，尤其是开始活动时表现动作困难吃力、缓慢。做重复动作时，幅度和速度均逐渐减弱。有些会出现语言困难，声音变小、音域变窄。吞咽困难，进食饮水时可出现呛咳。有的患者起身时全身不动，持续数秒至数十分钟，叫做“冻结发作”。

（2）震颤：表现为缓慢节律性震颤，往往是从一侧手指开始，波及整个上肢、下肢、下颌、口唇和头部。典型的震颤表现为静止性震颤，就是指患者在静止的状况下，出现不自主地颤抖。主要累及上肢，两手像搓丸子那样颤动着，有时下肢也有震颤。震颤往往是发病最早期的表现。

（3）强直：就是肌肉僵直，致使四肢、颈部、面部的肌肉发硬，肢体活动时有费力、沉重和无力感，可出现面部表情僵硬和眨眼动作减少，造成“面具脸”，身体向前弯曲，走路、转颈和转身动作特别缓慢、困难。行走时上肢协同摆动动作消失，步幅缩短，结合屈曲体态，可使患者以碎步、前冲动作行走，把它称为“慌张步态”。

速递3　帕金森病的病情分级

帕金森病病情分级：Ⅰ级最轻，Ⅴ级最重。

Ⅰ级：一侧症状，轻度功能障碍。

Ⅱ级：两侧肢体和躯干症状，姿势反应正常。

Ⅲ级：轻度姿势反应障碍，生活自理，劳动力丧失。

Ⅳ级：明显姿势反应障碍，生活和劳动能力丧失，可站立，稍可步行。

Ⅴ级：帮助起床，限于轮椅生活。

速递4　帕金森病治疗方法

（1）药物治疗：

1）多巴胺代替治疗　左旋多巴是治疗帕金森病的主要药物。

2）用药原则

- 从小剂量开始，缓慢递增，尽量用较小剂量取得满意疗效；
- 治疗方案个体化，根据患者年龄、症状类型和程度、就业情况、药物价格和经济承受能力等选择药物；
- 不应盲目加用药物，不宜突然停药，需终身服用；

（2）手术治疗：手术方法主要有两种，神经核毁损术和脑深部电刺激术（DBS）。脑深部电刺激术因其微创、安全、有效，已作为手术治疗的首选。帕金森病患者出现明显疗效减退或异动症，经药物调整不能很好地改善症状者可考虑手术治疗。手术对肢体震颤和肌强直的效果较好，而对中轴症状如姿势步态异常、吞咽困难等功能无明显改善。手术与药物治疗一样，仅能改善症状，而不能根治疾病，也不能阻止疾病的进展。术后仍需服用药物，但可减少剂量。继发性帕金森综合征和帕金森叠加综合征患者手术治疗无效。早期帕金森病患者，药物治疗效果好的患者不适宜过早手术。

（费才莲）

参考文献

[1] Olanow C W, Rascol O, Hauser R, et al. A double-blind, delayed-start trial of rasagiline in Parkinson's disease [J]. N Engl J Med, 2009,361(13):1268-1278.

[2] 吴江，贾建平. 神经病学[M]. 八年制，第三版. 北京：人民卫生出版社，2015：291-299.

[3] 田宏，王康，金淼，等. DBS治疗帕金森病的双相异动症[J]. 第十四届中国医师协会神经外科医师年会摘要集，2019：164.

[4] 中华医学会神经病学分会帕金森病及运动障碍学组. 帕金森病非运动症状管理专家共识(2020)[J]. 中华医学杂志，2020，100(27)：2084-2091.

病例 19
胃　癌

查房目的：掌握胃癌疾病的护理、化疗预案，提高急救应急处理能力
查房形式：护理个案查房

(一) 基本情况

患者女性，76 岁，诊断为"胃癌"。

【现病史】患者 2020 年 9 月无明显诱因出现上腹胀疼不适，未予重视。2021 年 2 月 22 日出现恶心、呕吐，呕吐物为咖啡色液体，量约 200 mL，无发热，无腹泻，无咳嗽、咳痰、咯血，无头晕、黑矇。3 日后发现黑便，遂于当地医院住院治疗。2021 年 3 月 3 日行胃镜＋病理检查示胃窦巨大占位伴出血，胃底黏膜下隆起灶。2021 年 3 月 12 日于全麻下行"胃癌根治术＋胃壁楔形切除术"，术后病理："胃底肿块"黏膜下见梭形细胞肿瘤。2021 年 4 月 6 日收入我科，完善各项检查，排除化疗禁忌，给予 PICC 置管，于 2021 年 4 月 16 日、2021 年 5 月 7 日行 SOX 方案两周期：奥沙利铂 210 mg 静滴 d1＋替吉奥 60 mg d1～14，口服，每三周一疗程。化疗后出现二度骨髓抑制，行白细胞治疗，故于第三周期后奥沙利铂减量至 180 mg，替吉奥减量至 40 mg 口服 2/日。此次为行进一步治疗来院，门诊拟以"胃癌"收治我科，发病以来精神可，睡眠可，大小便无异常。今日为患者入院第 2 天，查体患者精神尚可，生命体征平稳，自理能力评分为 75 分，患者为长期腹部胀痛患者，现根据 NRS 量表评分，患者疼痛评分为 3 分，告知医生，予以化疗后症状缓解。血栓危险因素评分为 7 分，属超高危人群，因患者年龄大于 70 岁，属高危人群，以上均已予预报。营养评分为 4 分，已告知医生。患者 PICC 管在位、通畅，回抽有回血，导管固定好，导管危险因素评分为 2 分，肢体循环及全身情况良好。

【既往史】患者平素体健，否认高血压病史，否认糖尿病病史，否认冠心病，否认结核、肝炎等传染病史，否认外伤史，否认输血史，否认食物及药物过敏史。

【个人史】久居上海，否认疫水、有毒、化学性、放射性物质接触史；无吸烟史、无饮酒史，已婚已育，育有一女，家人体健。有上海医保，经济能力一般。

【家族史】否认家族遗传病史。

(二) 辅助检查

1. 体格检查　有明显消瘦，皮肤巩膜无黄染，胃镜显示胃窦巨大占位，触诊腹部有包块，有轻微腹胀，皮肤完好。

2. 异常实验室检查　上腹部 CT(2021－03－03)：显示胃窦部肿块溃疡性胃癌可能性大，胃底部后壁局部结节增厚，考虑间质瘤可能。

PET－CT(2021－03－03)：显示胃窦部胃壁不规则增厚，局部狭窄。

血常规(2021-04-06):血红蛋白 90 g/L。

血浆(2021-04-06):D-二聚体 11.8 mg/L,白蛋白 25 g/L。

(三) 护理计划

日期	护理诊断	护理目标、措施	评价
2021-04-06	1. 活动无耐力:与贫血有关	护理目标:患者的血红蛋白值维持在正常范围内,改善贫血症状 护理措施: 1. 根据患者贫血程度限制患者活动,嘱患者适当休息,严重贫血时绝对卧床休息 2. 为患者提供一个安静舒适的环境,调节温度维持在18～22℃,湿度50%～60% 3. 室内定时开窗通风,2次/日,每次≥30分钟,并注意保暖 4. 观察患者皮肤黏膜有无出血的症状,有无头晕、心悸、气短等症状 5. 遵医嘱给予吸氧,保持呼吸道及输氧装置通畅 6. 监测生命体征,包括体温、脉搏、呼吸、血压、尿量及精神状态等。有异常及时告知医生,控制体温避免高热 7. 加强患者的心理护理,避免不良的精神刺激,保持愉悦的心情,减轻压力,增强战胜疾病的信心 8. 注意保暖,避免着凉,预防感染 9. 要增强营养,选择高蛋白质、高营养、高维生素等易消化食物,选择补血食物如猪肝、红枣汤等	04-15 血红蛋白值为110 g/L,符合正常范围,贫血症状改善
2021-04-06	2. 营养低于机体需要量:与癌症致机体过度消耗、化疗反应致食欲下降、摄入量不足有关	护理目标:能保证机体所需水分、电解质、营养素的摄入 护理措施: 1. 让患者了解充足营养支持对机体恢复有重要作用 2. 了解患者饮食习惯和饮食摄入情况、影响进食的因素。与患者和患者家属一起共同制订既合适患者饮食习惯,又有利于疾病康复的饮食计划 3. 给予高蛋白质、高热量、高维生素、易消化的食物。避免产气食物,如地瓜、韭菜等,并注意调配好食物的色、香、味 4. 餐前休息片刻,少食多餐,做好口腔护理,创造清洁、舒适的进餐环境 5. 遵医嘱给予白蛋白、氨基酸、脂肪乳静滴,改善营养状况 6. 定期测量体重,监测血清白蛋白和血红蛋白等营养指标	04-16 摄入足够的热量、水分、电解质和各种营养素,营养状态得到明显改善
2021-04-06	3. 有血栓的危险	护理目标:预防血栓的形成 护理措施: 1. 加强宣教,告知患者及家属,增强活动量 2. 每班护士观察患者肢体循环及全身循环情况,并做好记录并交班 3. 饮食上应清淡低脂,多吃新鲜的蔬菜水果等能降低血液黏稠度的食物 4. 保持大便通畅,以减少因用力排便导致腹压增高,影响下肢静脉回流 5. 必要时遵医嘱合理使用抗凝剂	04-20 患者住院期间未发生血栓形成等情况,积极配合治疗

(续表)

日期	护理诊断	护理目标、措施	评价
2021-04-06	4. 有跌倒/坠床的危险	护理目标:防止患者跌倒/坠床的不良事件的发生 护理措施: 1. 向患者及家属讲解相关注意事项和预防措施 2. 24小时专人陪护 3. 嘱患者下床活动时着防滑拖鞋,下床有人搀扶 4. 病床两侧架床栏、床尾悬挂安全警示牌	04-20 患者住院期间未发生跌倒/坠床事件
2021-04-06	5. 有感染的危险	护理目标:改善患者的状态,避免感染情况的发生 护理措施: 1. 做好预防感染的各项措施,如加强消毒隔离制度,坚持无菌操作,避免交叉感染 2. 加强患者的营养支持,给予营养丰富的易消化的饮食,增强患者抗感染的能力 3. 留置PICC管在位、通畅,更换贴膜,保持清洁干燥 4. 保持病房清洁、舒适、空气清新、温湿度适宜,为患者创造良好的休养环境,利于恢复体力 5. 注意保暖,预防感冒,监测体温4次/日 6. 定期复查白细胞、超敏C反应蛋白等感染指标	04-20 患者住院期间未发生感染的情况
2021-04-06	6. 潜在不良反应:出血与晚期肿瘤侵犯到血管有关	护理目标:患者能及时发现出血的临床表现,并积极应对 护理措施: 1. 大出血时患者取平卧位头偏一侧,防止窒息或误吸。必要用负压吸引器清除气道内分泌物、血液或呕吐物,保持呼吸道通畅。给予吸氧 2. 观察呕血、黑便的性质、颜色量、次数及出血时间 3. 监测患者生命体征、血红蛋白和血细胞比容等指标 4. 活动性出血时应禁食。避免粗糙、坚硬、刺激性食物,且应细嚼慢咽 5. 监测有无出血症状,如黑便、呕血等	04-20 患者生命体征、血红蛋白、血细胞比容值目前处于正常范围内,控制良好,无症状
2021-04-06	7. 腹胀:与化疗药物有关	护理目标:减轻腹胀,提升患者舒适感 护理措施: 1. 指导患者少食多餐,少吃胀气类食物如豆类 2. 适当运动,改善腹胀症状 3. 指导患者及家属运用正确的非药物方法减轻腹胀,如按摩、放松疗法等 4. 观察患者腹围情况,有无腹水等情况干扰,如有腹水情况及时告知医生,必要时行腹腔放液,并观察引流液的性状,做好记录及宣教 5. 观察患者有无胸闷、心悸、气促、呼吸困难等症状,监测患者生命体征	04-17 患者积极配合治疗,腹胀明显改善。

（续表）

日期	护理诊断	护理目标、措施	评价
2021-04-16	8. 潜在并发症：化疗的不良反应	护理目标：患者积极配合、积极应对化疗不良反应 护理措施： 1. 合理使用静脉，给予中心静脉置管 2. 输入刺激性药物前后，要用生理盐水冲管，以减轻药物对局部的刺激 3. 输入刺激药物前，一定要确认针头在血管内 4. 联合化疗时，先输注对血管刺激小的药物，再输注刺激性发疱性药物 5. 骨髓抑制的防护：加强患者贫血、感染和出血的预防、观察和护理，协助医生正确用药 6. 胃肠道反应的防护：化疗相关的胃肠道反应主要表现为恶心、呕吐、纳差等，其出现的时间及反应程度与化疗药物的种类有关，常有较大的个体差异 7. 为患者提供一个安静、舒适、通风良好的休息与进餐环境，避免不良刺激。建议患者选择胃肠道症状最轻的时间就餐，避免在治疗前后 2 小时进食；当患者恶心、呕吐时，应暂缓或停止进食，及时清除呕吐物，保持口腔清洁。必要时，遵医嘱给予止吐药 8. 肝肾功能预防与护理：用药期间观察有无黄疸、少尿、无尿、腰疼等发生。鼓励患者多饮水，必要时予以静脉补充。定期监测患者肝肾功能	04-20 患者积极配合治疗，化疗的不良反应症状明显减轻

（四）健康指导

1. 疾病预防指导 对健康人群开展卫生宣教，提倡合理饮食。多食新鲜蔬菜、水果、肉类、鱼类、豆制品和乳制品；避免重复高盐、高糖饮食；不能食用霉变食物。对于有幽门螺旋杆菌感染者应遵医嘱给予根除治疗。对于胃癌高危人群如重度胃萎缩、不典型增生或有胃癌家族史者，应定期检查，以便早期诊断及治疗。

2. 生活指导 指导患者生活规律，保持充足睡眠，根据病情合理运动；切勿吸烟、酗酒；保持良好的心态，以积极的心态面对疾病。

3. 用药指导 指导患者遵医嘱定时服药，不可自行增减药量；定期复查，以监测病情变化和及时调整治疗方案。教会患者及早发现并发症，及时就诊。

（五）重点知识速递

速递 1 胃癌的定义

胃癌(gastric cancer)是指源于胃黏膜上皮细胞的恶性肿瘤，主要是胃腺癌。胃癌是最常见的恶性肿瘤之一，每年新诊断的癌症病例数中，胃癌位居第四位，在癌症病死率中排列第二位。胃癌发病率在不同年龄、各国家地区和种族间有较大的差异。虽然近年来全球总发病率有所下降，但 2/3 胃癌病例分布在发展中国家。男性胃癌的发病率和死亡率高于女性，男女之比约为 2∶1，发病年龄以中老年居多，55～70 岁为高发年龄段。一般而言，有色人种比白种人易患本病。日本、中国、俄罗斯、南美和东欧为高发区，而北美、西欧、澳大利亚和新西兰发病率较低。我国以西北地区发病率最高，中南和西南地区则较低。全国平均每年死亡率约为16/10万。

速递2 胃癌的临床表现

胃癌的发生是一个由各种因素影响、且多步骤进行性发展的过程，一般认为与饮食因素、环境因素、微生物感染因素、遗传因素等有着密切的关系。

(1) 早期胃癌：早期胃癌多无明显症状，或部分症状与胃炎、溃疡等胃慢性疾病相似，不具有特异性症状。

(2) 进展期胃癌

1) 上腹部不适、疼痛：上腹疼为最早出现的常见症状。初期仅有上腹部饱胀不适，餐后加重。继而有隐痛不适，无一定规律性，且这种疼痛不能被进食或服用制酸剂缓解。当胃壁受累时，可有早饱感，即稍进食即感饱胀不适。

2) 恶心、呕吐：早期可能仅有进食后轻度恶心感，当发生增生型及浸润型病变时可引起梗阻症状。胃窦癌可引起幽门梗阻，幽门梗阻可引起严重的恶心、呕吐，呕吐物多为隔夜宿食。

3) 出血、黑便：溃疡性胃癌多见；少量出血仅有大便隐血阳性；当肿瘤侵犯较大血管时，出血量较大时，可以有黑便或呕血。

4) 其他症状：转移到身体其他脏器时可出现相应的症状，转移到骨骼时，可有全身骨骼剧痛；转移至肝脏时，可出现右上腹疼痛、黄疸和发热；转移至肺可引起咳嗽、咯血等。

速递3 胃癌化疗

(1) 新辅助化疗：术前化疗用于根治手术切除有困难或不可能，且有远处转移倾向的局部晚期胃癌。新辅助化疗的目的是减少肿瘤负荷，可以提高手术成功率，延长生存时间。

(2) 辅助治疗：辅助化疗是综合治疗的一部分，其目的是预防根治术后微小残余肿瘤的复发转移，延长生存时间。早期胃癌在接受根治手术后仍有较高的复发转移率。在高复发危险患者中，辅助化疗已显示出延长无复发生存率、降低复发率的疗效，受到越来越多的重视。

(3) 晚期/复发胃癌化疗：晚期胃癌是不能治愈的，但在有症状的患者中，化疗有改善症状的姑息治疗作用，能明显改善患者生存率。

速递4 胃癌上消化道大出血紧急处理流程

见图2-26。

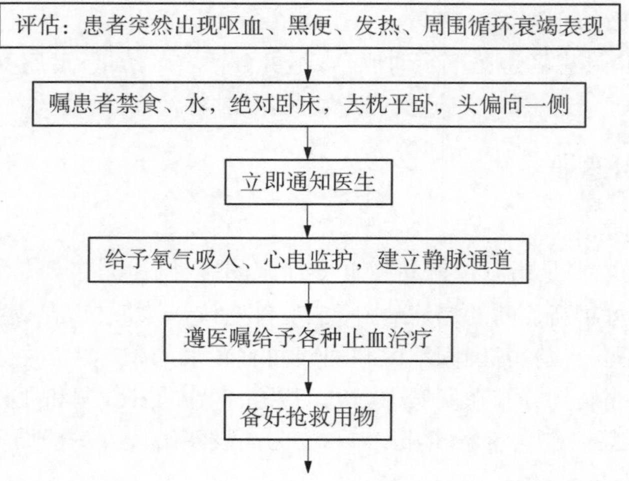

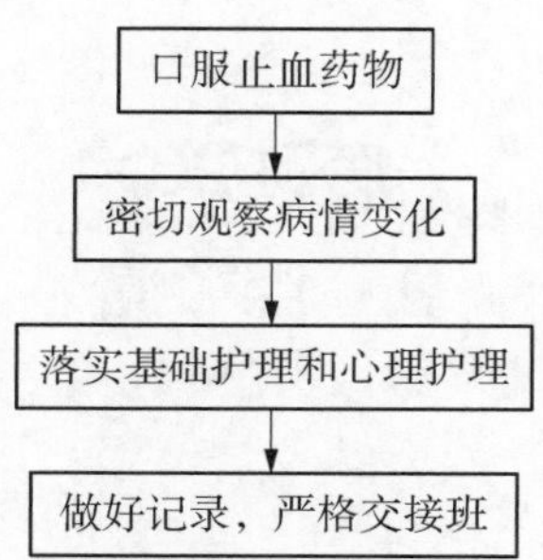

图 2-26　胃癌上消化道大出血紧急处理流程

（王　燕）

参考文献

[1] 程波,刘巧珍,曹清.细胞分裂周期因子 25-A 与胃癌化疗药物奥沙利铂联合 5-氟尿嘧啶耐药的相关性研究[J].当代医学,2022,28(13):84-86.

[2] 李清婉,张治平,高德培,等.CT 影像组学标签预测局部进展期胃癌新辅助化疗疗效的多中心分析[J].医学影像学杂志,2022,32(04):619-625.

[3] 杨炜.卡培他滨维持化疗治疗晚期胃癌与术后复发转移性胃癌的临床疗效[J].临床合理用药杂志,2022,15(12):93-95.

[4] 高毓,夏楠,周福祥.PRODIGY:多西他赛、奥沙利铂+S-1 新辅助化疗联合手术及 S-1 辅助化疗对比手术及 S-1 辅助化疗治疗可切除局晚期胃癌的Ⅲ期研究[J].中华医学杂志,2022,102(12):857.

[5] 陈雅君.集束化营养护理对胃癌新辅助化疗患者营养指标及免疫水平的影响研究[J].保健医学研究与实践,2021,18(S1):175-177.

[6] 杨红,苏婧,秦静.胃癌术后患者化疗期间心理护理的临床效果分析[J].心理月刊,2021,16(23):131-132,135.

[7] 夏脂.营养支持在胃癌化疗患者护理中应用探讨[J].当代临床医刊,2021,34(02):22,59.

[8] 姚素英.针对性护理对胃癌术后化疗患者心理状态及不良反应的影响[J].心理月刊,2021,16(07):201-202.

[9] 王玉.个体化护理干预联合营养支持对胃癌化疗患者营养状态改善及减少化疗不良反应的影响[J].山西医药杂志,2021,50(05):868-871.

[10] 饶维维,徐令婕,卢谊,等.饮食护理干预应用于胃癌患者化疗期间的积极作用[J].齐齐哈尔医学院学报,2021,42(03):254-257.

[11] 曹丹丹,陈晓娟.胃癌术后患者化疗期间整体护理干预的临床效果[J].河南外科学杂志,2021,27(01):180-181.

[12] 常娟,张红.胃癌化疗患者采用综合护理干预对心理状况和生存质量的影响[J].心理月刊,2020,15(24):146-147,149.

病例 20
乳 腺 癌

查房目的：掌握乳腺癌疾病的护理、化疗预案，提高急救应急处理能力
查房形式：护理个案查房

(一) 基本情况

患者女性，56 岁，诊断为“乳腺癌”。

【现病史】患者 2021 年发现右乳肿块。2021 年 12 月 4 日行穿刺病理示：右乳浸润性癌。于 2022 年 1 月 3 日行乳腺癌改良根治术＋胸腔镜右肺下叶切除＋纵隔淋巴结清扫术。术后病理示“右乳腺浸润性癌伴右肺下叶中分化腺癌”，患者伴呼吸困难且伴胸腔积液，2022 年 2 月 10 日行输液港植入术并于 2022 年 2 月 21 日行周期性化疗，具体为：白蛋白紫杉醇 200 mg 静滴 d1d8＋卡铂 280 mg 静滴 d1d8，q3w，联合双靶治疗，具体方案为：曲妥珠单抗 420 mg 静滴 1 次/日＋帕妥珠单抗 420 mg 静滴 1 次/日。患者自患病以来，精神状态尚可，体重无明显变化，饮食正常，大小便正常，睡眠无异常。今日为患者入院第 2 天，查体患者精神尚可，生命体征平稳，自理能力评分为 80 分，患者长期胸部胀痛，现根据 NRS 量表，患者疼痛评分为 2 分。血栓危险因素评分为 6 分，属高危人群，已予预报。营养评分为 3 分，已告知医生。患者 PORT 导管在位、通畅，回抽有回血，导管固定好，导管危险因素评分为 2 分，患侧（右侧）上肢未出现水肿，肢端血液循环状况良好。

【既往史】患者高血压病史 5 年，自服苯磺酸氨氯地平治疗；30 年前剖腹产时输血，否认食物及药物过敏史。

【个人史】久居上海，无吸烟史，无饮酒史。已婚已育，育有一女，家人体健。有上海医保，经济能力一般。

【家族史】否认家族遗传病史。

(二) 辅助检查

1. **体格检查** 无痛性乳腺肿块，伴有胸痛和胸腔积液，胸闷呼吸困难。

2. **异常实验室检查** 胸部 CT（2022－02－10）示：右肺胸腔积液。

血常规（2022－02－25）：白细胞 2.6×10^9/L、血红蛋白 101 g/L、血小板 90×10^9/L。

（三）护理计划

日期	护理诊断	护理目标、措施	评价
2022-02-10	1. 气体交换受损：与呼吸困难有关	护理目标：患者血氧饱和度维持在96%～98% 护理措施： 1. 病情观察，观察患者生命体征，判断患者呼吸困难的严重程度，并记录呼吸频率、幅度及变化特点 2. 遵医嘱监测患者血氧饱和度变化、动脉血气分析，观察有无低氧血症、低碳酸血症、肺泡、动脉血氧分压差增大等变化 3. 遵医嘱给予患者氧气吸入，增加氧气吸入以弥补气体交换面积的不足，改善患者的缺氧状态 4. 予以心理护理，为患者讲解治疗成功案例，多倾听，耐心解答疑问，减少情绪波动，增加安全感 5. 遵医嘱适当应用舒张支气管的药物，观察用药后反应并记录	02-28 患者血氧饱和度维持在96%～98%
2022-02-10	2. 舒适的改变：胸痛	护理目标：胸痛减轻或消除，患者能识别胸痛的诱因并能避免 护理措施： 1. 观察胸痛的程度，了解患者产生胸痛的原因及疼痛的性质 2. 了解患者对胸部疼痛的控制能力，疲劳程度和应激水平 3. 鼓励患者说出疼痛的部位、范围及疼痛的程度 4. 给予舒适的体位，如端坐、半卧位 5. 避免剧烈咳嗽 6. 保持舒适安静的环境，减少不良刺激，保证患者充分休息 7. 必要时协助医生抽胸水，积极治疗原发病	02-28 经过积极治疗，患者胸痛的症状明显改善
2022-02-10	3. 体液过多：胸水	护理目标：改善胸腔积液状态 护理措施： 1. 心理护理：给予患者关心、安慰、帮助，增强患者治疗的信心 2. 协助患者取半卧位，使腹部松弛，横膈下降，肺活量增加，改善呼吸 3. 向患者解释食钠过度的危害，指导患者低盐饮食 4. 协助医生行胸腔穿刺，放胸水 5. 观察患者胸水的情况，定期给予放胸水并观察引流液的颜色、性状、量	02-28 胸部CT示：胸腔仅有少量积液，患者症状明显减轻
2022-02-10	4. 有感染的危险	护理目标：不发生感染 护理措施： 1. 监测白细胞计数 2. 监测体温，观察有无发热，如体温过高应立即给予抽血培养 3. 加强口腔护理，饭前饭后漱口，并使用海绵或软毛牙刷 4. 做好预防感染的各项措施，如加强消毒隔离制度，坚持无菌操作，避免交叉感染 5. 留置PORT置管在位、通畅，更换贴膜，保持清洁干燥 6. 保持病房清洁、舒适、空气清新、温湿度适宜，为患者创造良好的休养环境，利于恢复体力	02-28 无感染的症状和体征

（续表）

日期	护理诊断	护理目标、措施	评价
2022-02-10	5. 活动无耐力：与贫血有关	护理目标：患者的血红蛋白值及血小板维持在正常范围内，改善贫血症状 护理措施： 1. 根据患者贫血程度限制患者活动，嘱患者适当休息，严重贫血时绝对卧床休息 2. 观察患者皮肤黏膜及有无出血的症状，有无头晕、心悸、气短等症状 3. 加强患者的心理护理，避免不良的精神刺激，保持愉悦的心情，增强战胜疾病的信心 4. 要增强营养，选择高蛋白质、高营养、高维生素等易消化食物，选择补血食物如猪肝、红枣汤等	02-28 血红蛋白及血小板值均在正常范围内
2022-02-10	6. 营养低于机体需要量：与癌症致机体过度消耗、化疗反应致食欲下降、摄入量不足有关	护理目标：能保证机体所需水分、电解质、营养素的摄入 护理措施： 1. 让患者了解充足营养支持对机体恢复有重要作用 2. 了解患者饮食习惯和饮食摄入情况，影响进食的因素。与患者和患者家属一起共同制订既适合患者饮食习惯，又有利于疾病康复的饮食计划 3. 给予高蛋白质、高热量、高维生素、易消化的食物。避免产气食物，如地瓜、韭菜等。并注意调配好食物的色、香、味 4. 餐前休息片刻，少食多餐，做好口腔护理，创造清洁、舒适的进餐环境 5. 遵医嘱给予白蛋白、氨基酸、脂肪乳静滴，改善营养状况 6. 定期测量体重，监测血清白蛋白和血红蛋白等营养指标	02-28 营养状态得到明显改善
2022-02-10	7. 有血栓的危险	护理目标：预防血栓的形成 护理措施： 1. 加强宣教，告知患者及家属，增强活动量 2. 每班护士观察患者肢体循环及全身循环情况，并做好交班记录 3. 饮食上应清淡低脂，多吃新鲜的蔬菜水果等能降低血液黏稠度的食物 4. 保持大便通畅，以减少因用力排便导致腹压增高，影响下肢静脉回流 5. 必要时遵医嘱合理使用抗凝剂	02-28 患者住院期间未发生血栓形成等情况，积极配合治疗
2022-02-21	8. 潜在并发症：化疗的不良反应	护理目标：能说出可出现的不良反应，并积极应对 护理措施： 1. 合理使用静脉，给予中心静脉置管 2. 输入刺激性药物前后，要用生理盐水冲管，以减轻药物对局部的刺激 3. 输入刺激药物前，一定要证实针头在血管内	02-28 患者积极配合治疗，化疗的不良反应症状明显减轻

（续表）

日期	护理诊断	护理目标、措施	评价
2022-02-21	8. 潜在并发症：化疗的不良反应	4. 联合化疗时，先输注对血管刺激小的药物，再输注刺激性发疱性药物 5. 骨髓抑制的防护：加强患者贫血、感染和出血的预防、观察和护理，协助医生正确用药 6. 胃肠道反应的防护：化疗相关的胃肠道反应主要表现为恶心、呕吐、纳差等，其出现的时间及反应程度与化疗药物的种类有关外，常有较大的个体差异 7. 为患者提供一个安静、舒适、通风良好的休息与进餐环境，避免不良刺激。建议患者选择胃肠道症状最轻的时间就餐，避免在治疗前后2小时进食；当患者恶心、呕吐时，应暂缓或停止进食，及时清除呕吐物，保持口腔清洁。必要时，遵医嘱给予止吐药 8. 肝肾功能预防与护理：用药期间观察有无黄疸、少尿、无尿、腰疼等发生。鼓励患者多饮水，必要时予以静脉补充。定期监测患者肝肾功能	02-28 患者积极配合治疗，化疗的不良反应症状明显减轻

（四）健康指导

1. 饮食指导

（1）不要吃激素含量高的食物，包括蜂王浆、胎盘等。因为雌激素可能会刺激乳房肿块或乳腺癌的发展。

（2）多吃鱼虾等优质蛋白质、谷类等高纤维低脂低胆固醇食物，饮食清淡，多吃水果蔬菜，不吃辛辣刺激、腌制、油炸、霉变、酒精类食物，注意营养均衡。

2. 乳房自我检查　月经来后的7～10天体内的雌激素对乳房的影响最小，此时进行乳房自查，进行乳房自查一般需要三个步骤，即：观察乳房形态；触摸乳房和腋窝；挤压乳晕和乳头（图2-27）。

（1）观察乳房形态：站或坐在镜子前面，面对镜子对比观察两侧乳房，大小形态有无不对称或轮廓有无改变，注意乳头有无血性分泌物等。

（2）触摸乳房和腋窝：平卧在床上，将一侧上臂高举过头，背部垫以小枕头或折叠好的被单或毛巾，用对侧手各指的掌面触摸，手指并拢放平，触摸两侧乳房是否感觉相同，若一侧有异常，可同时与对侧相同部位进一步比较，特别注意乳房外上方，感觉有无肿块、腺体增厚或其他异常改变。进行检查时动作宜轻柔，切忌重按或抓摸。

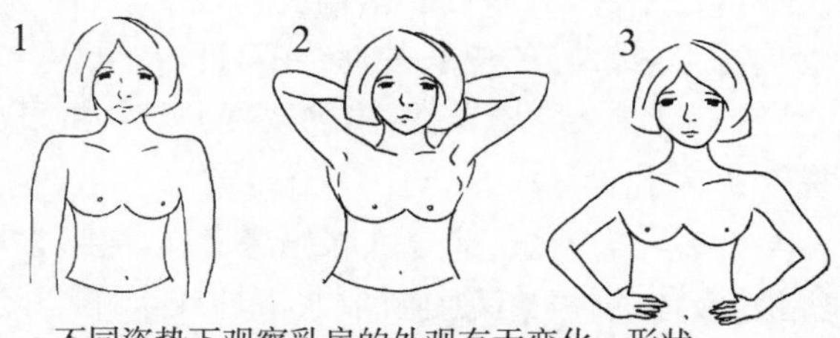

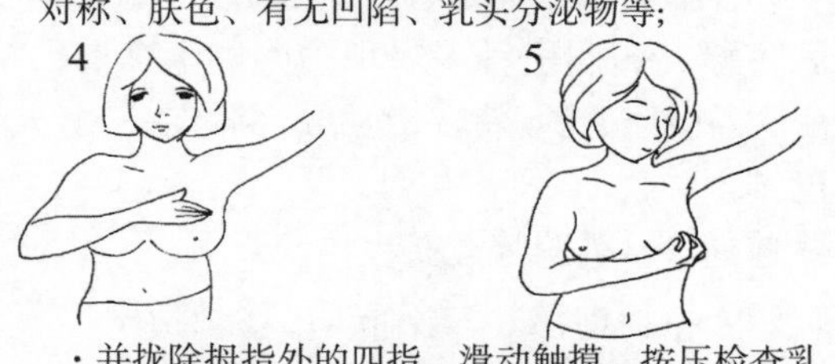

图2-27　乳房自检方法

(3) 挤压乳晕和乳头:挤压乳晕、乳头,观察是否有异常液体流出,特别是单侧流液、单孔流液、咖啡色液体或血性流液,如出现这些异常则提示可能存在乳管内肿瘤等病变,应该立即就诊。

3. 生活指导 嘱患者提高免疫力,应嘱咐患者进行适当的锻炼,锻炼不应该过于剧烈,劳逸结合,另外应嘱咐患者随时添加衣服,预防感冒、发烧等疾病,避免到公共场所。

4. 心理护理 让患者坚定对乳腺癌治疗的信心;加强对乳腺癌疾病的认识;对化疗引起的不良反应的正确对待;保持愉悦的心情,鼓励家属多给予安慰和心理支持;告知患者在乳房缺失的情况下,可以佩戴义乳,消除患者对术后形体改变的焦虑。

(五) 重点知识速递

速递1 乳腺癌的定义

乳腺癌是乳腺上皮细胞在多种致癌因子的作用下,发生增殖失控的现象。疾病早期常表现为乳房肿块、乳头溢液、腋窝淋巴结肿大等症状,晚期可因癌细胞发生远处转移,出现多器官病变,直接威胁患者的生命。乳腺癌常被称为"粉红杀手",其发病率位居女性恶性肿瘤的首位,男性乳腺癌较为少见。随着医疗水平的提高,乳腺癌已成为疗效最佳的实体肿瘤之一。

速递2 乳腺癌临床表现

早期症状:早期乳腺癌的症状多不明显,常以乳房肿块、乳房皮肤异常、乳头溢液、乳头或乳晕异常等局部症状为主,由于表现不明显,非常容易被忽视。

(1) 乳房肿块:乳房肿块是乳腺癌早期最常见的症状。将乳腺以十字交叉分区,肿块常位于外上限,多为单侧单发,质硬,边缘不规则,表面欠光滑,不易被推动。大多数乳腺癌为无痛性肿块,少数病例伴有不同程度的隐痛或刺痛。

(2) 乳房皮肤异常:乳房肿块常易侵犯周围局部组织,出现多种体征。当肿块侵犯腺体与皮肤之间的韧带,可牵拉皮肤形成凹陷,状如酒窝,故称"酒窝征"。当癌细胞阻塞了淋巴管,可造成淋巴水肿,乳腺皮肤呈橘皮样改变,又称"橘皮征"。当癌细胞浸润到皮内生长,可在主病灶周围形成散在的皮肤硬性结节,即"皮肤卫星结节"。

(3) 乳头、乳晕异常:当肿块侵犯乳头或乳晕下区时,可因牵拉乳头,使其凹陷、偏向,甚至完全缩入乳晕。

(4) 乳头溢液:部分乳腺癌患者在非生理状态下(如妊娠和哺乳期),单侧乳房可出现乳头溢液,液体的性质多为血性、浆液性或水样。

(5) 腋窝淋巴结肿大:当乳腺癌发生癌细胞脱落,可侵犯周围淋巴管,并向其局部淋巴引流区转移。初期患者多表现为同侧腋窝淋巴结肿大,肿大的淋巴结尚可活动;随后,淋巴结由小变大、由少变多,最后相互融合固定。当病情继续发展,可在锁骨上和对侧腋窝摸到转移的淋巴结。

速递3 乳腺癌化疗

(1) 新辅助治疗:新辅助化疗是指手术前给予的化疗。目的是:缩小肿瘤,便于手术,增加保乳率;兼有消灭微小转移灶,减少远处播散,以及为进一步选择合适的治疗提供依据。

(2) 辅助治疗:乳腺癌的辅助治疗:乳腺癌术后辅助化疗可提高生存率,降低复发率和病死率。无论绝经前或绝经后,辅助化疗均能降低复发率和病死率,但绝经前患者受益更大。但对于根治术后腋淋巴阳性及有高危复发危险的腋窝淋巴结阴性的患者应给予辅助化疗。

(3) 姑息治疗：晚期乳腺癌的治疗目的是提高生活质量、减轻痛苦、延长生存期，治疗时应特别重视患者的生活质量。

速递 4　乳腺癌化疗药物外渗的应急预案

①立即停止药物注入；②不要拔针，尽量回抽渗入皮下药液；③评估并记录外渗的穿刺部位、面积，外渗药液的量，皮肤颜色、温度，疼痛性质；④局部滴入生理盐水稀释药液或用解毒剂；⑤利多卡因局部封闭，在疼痛或肿胀区域多点注射，封闭区域要大于渗漏区，环形封闭，48 小时内局部封闭注射 2～3 次；⑥可用 50%硫酸镁、多磺酸粘多糖(喜辽妥)等直接涂在患处并用棉签以旋转的方式向周围涂抹，范围大于肿胀部位，每 2 小时涂 1 次；⑦药液外渗 48 小时内，应抬高受累部位，以促进局部外渗药液吸收(图 2-28)。

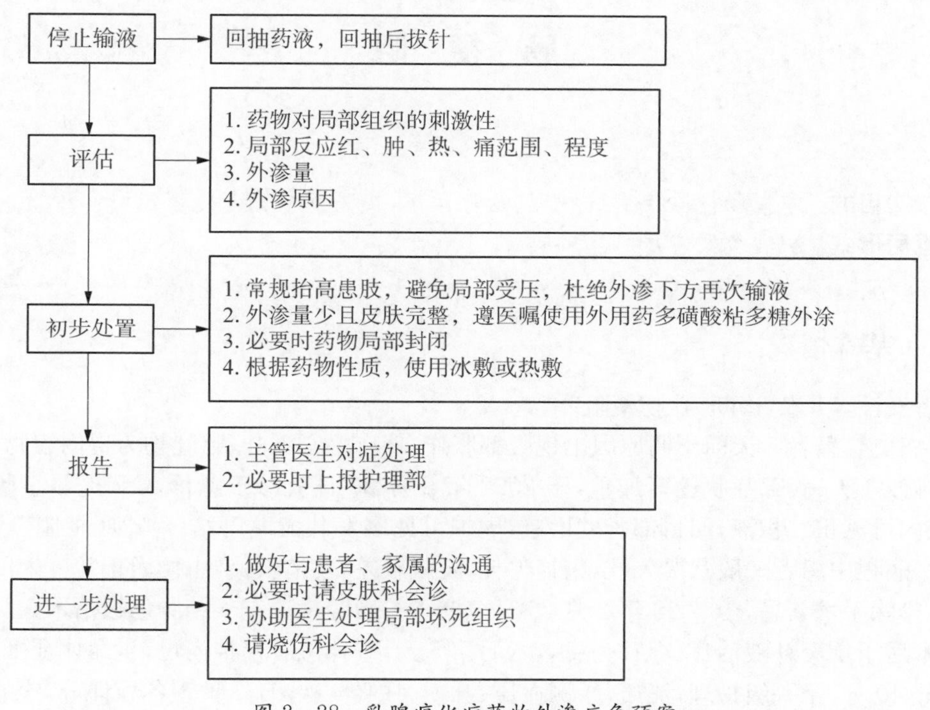

图 2-28　乳腺癌化疗药物外渗应急预案

(王　燕)

参考文献

[1] 马玉萍. 社会支持和心理护理干预对乳腺癌术后化疗患者生活质量的影响[J]. 青海医药杂志，2021，51(11)：22-24.
[2] 乐利芳，冯静. 个案管理下延伸护理在乳腺癌根治术后化疗患者中的应用[J]. 基层医学论坛，2021，25(33)：4790-4791+4793.
[3] 尹美华. 乳腺癌常用化疗及靶向药物使用操作、护理要点与应对分析[J]. 世界临床药物，2021，42(11)：1024.
[4] 何吉拉. 乳腺癌术后化疗期胃肠道反应的预防及护理研究[J]. 航空航天医学杂志，2021，32(08)：998-999.
[5] 杨梦思. 标准化护理在女性乳腺癌患者术后化疗中的应用[J]. 中国标准化，2021(16)：204-205.
[6] 邱爱钗，陈隐，郑丽雅. 乳腺癌患者化疗期间症状群的特征及护理效果评价[J]. 福建医药杂志，2021，43(03)：156-157.
[7] 张海霞，刘爱胜，施静，等. 人文关怀护理结合情绪释放法对乳腺癌术后化疗患者抑郁、焦虑及生活质量的影响[J]. 中国医药科学，2021，11(11)：110-111.

第三章
外科护理典型病例

病例 1
肠 梗 阻

查房目的: 掌握肠梗阻疾病的护理、治疗预案,提高急救应急处理能力
查房形式: 护理个案查房

(一) 基本情况

患者女性,71 岁,诊断为"肠梗阻"。

【现病史】患者 5 天前不明原因出现腹部胀痛,伴有恶心呕吐,呕吐物为胃内容物,肛门停止排气排便 4 天,腹部症状逐渐加重,于 2022 年 2 月 20 日就诊于急诊,CT 提示小肠肠腔扩张,肠腔内可见积气积液,回盲部肠壁增厚,周围可见多发肿大淋巴结。拟"肠梗阻"收住入肛肠外科。病程中患者一般状况欠佳,精神欠佳,睡眠较差,食欲较差,小便尚正常。入院完善相关检查,排除手术禁忌,于 2022 年 2 月 26 日全麻下行腹腔镜探查+结肠癌根治术+肠粘连松解术。术后予抗炎补液治疗,今日为患者术后第 5 天,查体患者精神尚可,生命体征平稳,自理能力评分 40 分,予一级护理,流质,予测血压、脉搏、呼吸 4 次/日。护理各项评分:疼痛评分为 0 分,跌倒/坠床评分为 3 分,血栓危险因素评分为 6 分,营养评分为 4 分,医院获得性肺炎风险因素评分为 7 分,压力性损伤危险因素评分为 28 分。

【既往史】高血压病史 10 余年,血压最高达 160/100 mmHg,平素口服氨氯地平片,血压控制可。否认糖尿病史,否认冠心病史,否认结核、肝炎等传染病史,否认外伤史,否认手术史,否认输血史,否认食物及药物过敏史,预防接种史不详。

【个人史】久居原籍,否认疫水、有毒、化学性、放射性物质接触史,无吸烟史,社交饮酒史。适龄婚育,配偶及家人体健。

【家族史】无特殊家族遗传病史。

(二) 辅助检查

1. **体格检查** 腹部膨隆,可见肠型,全腹轻压痛,无反跳痛,无肌紧张,右下腹可触及一肿

物,大小约6cm×5cm,质硬,活动度欠佳。肝肾区无叩击痛,腹部叩诊呈鼓音,听诊肠鸣音亢进,可闻及气过水声。

2. 异常实验室检查　常规生化(2022-02-20):总蛋白62g/L,白蛋白32g/L,钙2.06(2.11~2.52mmol/L)。

CT(2022-02-20)提示:小肠肠腔扩张,肠腔内可见积气积液,回盲部肠壁增厚,周围可见多发肿大淋巴结。

肠镜(2022-02-22)提示:回盲瓣见一巨大肿物,肠腔狭窄,肠镜不能通过,活检质脆,易出血。

(三) 护理计划

日期	护理诊断	护理目标、措施	评价
2022-02-20	1. 知识缺乏:与缺乏疾病的相关知识有关	护理目标:患者了解自己疾病的形成原因、预后及注意事项 护理措施: 1. 向患者及家属宣教肠梗阻相关疾病知识及正确用药,使其树立战胜疾病的信心 2. 鼓励患者进行有效的沟通 3. 安慰体贴患者,认真倾听其主诉,并及时给予反馈 4. 饮食指导:增加高蛋白质、高能量、高维生素和低脂肪的摄入,少量多餐,避免过饱,禁食刺激性食物,禁食烟酒,多吃蔬菜,多喝水 5. 活动指导:鼓励患者进行合理运动,保持良好的运动习惯,促进身体循环消化,提高抵抗力,根据患者的具体病情制定运动锻炼计划,主要以轻柔、慢运动为主 6. 预防感冒,注意保暖,避免情绪激动	02-25 患者基本了解自身疾病的相关知识
2022-02-20	2. 舒适的改变:与腹胀、呕吐有关	护理目标:患者舒适度好转 护理措施: 1. 教会患者正确的体位姿势,适当的活动,以减轻腹部胀痛 2. 了解患者不舒适的程度,以改善舒适状态 3. 协助患者满足生活所需 4. 及时清理患者呕吐物,创造安静舒适的环境	02-25 患者舒适度好转
2022-02-20	3. 体液不足:与禁食、频繁呕吐、梗阻引起的胃肠液大量丢失和吸收障碍有关	护理目标:补充营养,找出体液丢失的相关因素并给予干预 护理措施: 1. 按医嘱为患者静脉输液,补充足够的水、电解质,必要时输血浆或全血 2. 注意观察患者皮肤及黏膜情况 3. 检测有无电解质紊乱及酸碱平衡失调的表现 4. 监测患者的出入量情况,尽量保证出入量平衡	02-25 患者体液丢失的相关因素给予干预

（续表）

日期	护理诊断	护理目标、措施	评价
2022-02-20	4. 有口腔黏膜改变的危险：与较长时间禁食、呕吐、留置胃管有关	护理目标：口腔黏膜完好，患者无不适主诉 护理措施： 1. 口唇干裂者涂石蜡油或润唇膏保护 2. 保持口腔清洁，给予口腔护理每天2次 3. 避免使用对口腔黏膜有刺激的食物 4. 观察口腔分泌物的性质、量，注意有无特殊气味。嘱患者睡前、晨起、餐前、餐后使用朵贝液含漱清洁口腔	02-25 患者口腔黏膜完好
2022-02-20	5. 营养失调：低于机体需要量与高消耗、吸收障碍及负氮平衡有关	护理目标：患者营养得到改善 护理措施： 1. 给患者讲解摄取充足的营养物质对患者的健康的重要意义 2. 仔细评估患者反应是否灵敏，有无控制口腔活动的能力，是否存在咳嗽和呕吐反射 3. 患者能进食的情况下鼓励患者少量多餐，清淡饮食。指导患者进食易消化的优质蛋白，新鲜水果蔬菜，补充维生素类 4. 保证良好的进食环境 5. 制定营养计划，并根据患者的耐受程度给予调整 6. 遵医嘱静脉补充白蛋白、血浆、高营养液等	02-25 患者营养状态得到改善
2022-02-20	6. 有跌倒/坠床的危险：与患者年老体弱有关	护理目标：患者未发生跌倒/坠床 护理措施： 1. 病床两侧架床栏 2. 24小时专人陪护；向患者及家属讲解相关注意事项和预防措施 3. 保持病室、走廊、厕所、洗漱间灯光明亮及地面干燥。病区备有"小心滑倒"的警示牌，随时取用 4. 床位挂安全警示牌及预防跌倒十知 5. 实行三级高危监控，告知患者及家属，在高危随访监控记录单上签字 6. 年老体弱或肢体功能受限的患者，原则上在室内或床上排便，必要时专人陪同如厕	02-25 患者未发生跌倒/坠床
2022-02-20	7. 焦虑：与担心疾病预后不良和环境改变有关	护理目标：患者适应住院环境，焦虑紧张感减轻 护理措施： 1. 主动向患者介绍病区环境及床位医生和责任护士，消除患者的陌生和紧张感 2. 向患者讲解疾病相关知识 3. 多关心体贴患者，尽量满足患者生理、心理需求，让患者对医务人员产生信任 4. 心理护理，耐心做好解释工作，减轻患者紧张、恐惧心理 5. 保持病室环境安静舒适，空气流通，保证患者充足的睡眠 6. 评估患者家庭状况、经济条件、文化程度，是否为焦虑原因的来源，并进行相应的心理疏导 7. 了解患者既往的健康状况，是否有慢性疾病影响到现在疾病的愈合，并积极干预	02-25 患者焦虑紧张感减轻，积极配合治疗

（续表）

日期	护理诊断	护理目标、措施	评价
2022-02-20	8. 有高血压危象的可能	护理目标：患者血压稳定 护理措施： 1. 定期监测血压，严密观察病情变化，发现血压急剧升高、剧烈头痛、头晕等症状时及时报告医生 2. 向患者阐明保持良好的心理状态和遵医嘱服药对于预防发生高血压危象的重要意义 3. 避免一切不良刺激和不必要的活动，防止情绪激动或紧张，协助生活护理	02-25 患者血压稳定
2022-02-26	9. 自理能力下降：与术后活动受限有关	护理目标：患者卧床期间生活需要得到满足 护理措施： 1. 加强巡视，及时了解患者需求 2. 床旁备呼叫器。常用物品（如毛巾、夜壶、便器等）放在患者伸手可及的地方 3. 指导/协助患者床上使用大小便器，便后协助患者做好会阴部及肛周的清洗工作 4. 为患者提供适合就餐的体位和环境。协助患者洗漱、更衣、床上擦浴等。鼓励患者穿宽松的衣服 5. 保护患者隐私 6. 协助患者进行晨、晚间护理。对患者进行心理疏导，主动发挥自我护理的能力，做些力所能及的事情 7. 协助患者进行床上功能锻炼，帮助患者及时翻身、拍背 8. 及时倾倒排泄物、呕吐物，以保持环境清洁 9. 在患者活动的范围内，鼓励患者从事部分生活自理和运动，以增加患者的自我价值感。提供患者有关疾病治疗及预后的确切信息，说明正向效果，以增进患者自我照顾的能力和信心	02-25 患者生活需求基本满足
2022-02-26	10. 潜在并发症：出血与手术后创面有关	护理目标：未发生出血 护理措施： 1. 密切观察生命体征变化，尤其是血压及心率的变化 2. 观察置管处情况，如有异常，及时汇报医生 3. 注意伤口有无渗血，并及时更换敷料 4. 加强巡视，认真听取患者的主诉，有无腹痛腹胀等不适 5. 观察患者的末梢循环情况。避免术后早期过度活动，以免引起伤口出血 6. 备好止血用物及止血药物	02-25 患者未发生出血
2022-02-26	11. 潜在并发症：有感染的危险	护理目标：保持伤口清洁干燥，未发生感染 护理措施： 1. 在执行护理操作时严格无菌操作，做好手卫生，防止交叉感染 2. 严密监测患者的体温变化 3. 执行各项操作时严格无菌操作，遵医嘱使用抗生素，现配现用，注意给药时间	03-03 患者伤口清洁干燥，未发生感染

（续表）

日期	护理诊断	护理目标、措施	评价
2022-02-26	11. 潜在并发症：有感染的危险	4. 患者留置深静脉置管，在每天的护理中，发现有血迹的时候需要及时更换，贴膜也是有污染及时更换，在进行静脉推注和输液时正压接头每次需要用酒精棉片进行消毒 5. 在导尿管的日常护理中，给予每日2次的会阴冲洗，尿管实行持续夹管定时开放的方式 6. 遵医嘱使用抗生素，观察药物疗效及副作用 7. 观察患者的体温变化，有无腹胀腹痛等症状	03-03 患者伤口清洁干燥，未发生感染
2022-02-26	12. 潜在并发症：吻合口瘘	护理目标：未发生吻合口瘘 护理措施： 1. 观察患者的腹部体征，有无腹痛、腹胀等。监测生命体征，尤其是体温的变化。多数以发热或腹痛为首发症状，术后体温超过38℃或持续高热不退，肛门坠胀感，也可表现为突发剧烈腹痛，并伴有压痛、反跳痛等急性腹膜炎体征 2. 观察腹腔引流液的情况，如引流量持续减少后突然增加，或引流量无持续减少（前3d多于400 mL），或引流液由血性转为浑浊脓性，或含粪样液，伴恶臭气味，应汇报医生，做好相应的处理措施 3. 观察患者血象的变化，监测白细胞计数，CRP有无异常增高，控制感染 4. 指导患者严格禁食禁水	03-03 患者未发生吻合口瘘
2022-02-26	13. 有血栓的危险	护理目标：患者逐步增加活动量，未发生血栓 护理措施： 1. 告知患者家属，在高危随访监控单上签字 2. 每班对患者的双下肢活动度、温度、颜色、足背动脉的波动等进行交班 3. 每天帮助患者进行双下肢运动，适当的按摩患者的双下肢 4. 床尾放防血栓警示牌，进行三级监控，班班交班 5. 定期观察患者的血小板计数，出现异常时报告医生对症处理	03-03 患者未发生血栓
2022-02-26	14. 疼痛：与手术创伤有关	护理目标：患者疼痛感缓解 护理措施： 1. 继续评估患者疼痛程度、部位、性质及持续时间 2. 为患者提供安静的休息环境 3. 病情稳定，可半卧位，减轻腹壁张力，缓解疼痛 4. 妥善固定各导管，防止牵拉引起疼痛 5. 咳嗽、咳痰时用手捂住伤口等 6. 指导患者分散注意力的方法如听音乐等 7. 必要时遵医嘱给予镇痛镇静药物，并做好观察及记录	03-03 患者疼痛感减轻

（四）健康指导

（1）告知患者及家属胃肠减压对于治疗疾病的重要意义以取得配合。

（2）鼓励患者早期下床活动，以不感到疲劳为度。术后1个月可做适量体力活动，避免剧烈运动，做到劳逸结合。

(3) 注意饮食卫生，避免不洁食物入口，饮食规律，少量多餐，避免暴饮暴食，并经常保持大便通畅。

(4) 术后肠道功能恢复后方可进食，忌食不容易消化及产气的甜食和牛奶。

(5) 保持心情舒畅，避免精神紧张。

(6) 若出现腹痛、腹胀持续不缓解，肛门停止排气和排便，应及时就诊。

(五) 重点知识速递

速递 1　肠梗阻的定义及分类

任何原因引起的肠内容物通过障碍统称肠梗阻，肠梗阻是常见的外科急腹症之一，肠梗阻不但可引起在肠管形态和功能上的改变，还可导致一系列全身性病理生理改变，严重时可危及患者的生命。按梗阻原因分为：机械性肠梗阻、动力性肠梗阻、血运性肠梗阻。按肠壁血运有无障碍分为：单纯性肠梗阻、绞窄性肠梗阻。按梗阻部位分为高位(肠)梗阻、低位小肠(回肠)和结肠梗阻。按梗阻程度分为完全性和不完全性肠梗阻。上述分类在不断变化的病理过程中是可以互相转化的。

速递 2　肠梗阻的临床表现

不同原因引起肠梗阻的临床表现虽不同，但肠内容物不能顺利通过肠腔则是一致的，其共同的表现即腹痛、呕吐、腹胀及停止肛门排气排便四大症状和腹部可见肠型或蠕动波，肠鸣音亢进，压痛和腹肌紧张。

(1) 症状

1) 腹痛：机械性肠梗阻发生时，梗阻部位以上强烈肠蠕动，即发生腹痛，是阵发性绞痛性质。在腹痛的同时伴有高亢的肠鸣音，当肠腔有积气积液时，肠鸣音呈气过水声或高调金属音。有时能见到肠型和肠蠕动波。麻痹性肠梗阻的肠壁肌呈瘫痪状态，只有持续性胀痛或不适，听诊时肠鸣音减弱或消失。

2) 呕吐：高位梗阻的呕吐出现较早，呕吐较频繁，吐出物主要为胃及十二指肠内容物。低位小肠梗阻的呕吐出现较晚，初为胃内容物，后期的呕吐物为积蓄在肠内并经发酵、腐败呈粪样的肠内容物。若呕吐物呈棕褐色或血性，是肠管血运障碍的表现。麻痹性肠梗阻时，呕吐多呈溢出性。

3) 腹胀：发生在腹痛之后，其程度与梗阻部位有关。高位肠梗阻腹胀不明显，但有时可见。胃型低位肠梗阻及麻痹性肠梗阻腹胀显著，遍及全腹。在腹壁较薄的患者，常可见肠管膨胀，出现肠型结肠梗阻时，如果回盲瓣关闭良好，梗阻以上肠袢可成闭袢，则腹周膨胀显著。腹部隆起不均匀对称，是肠扭转等闭拌性肠梗阻的特点。

4) 排气排便停止：完全性肠梗阻发生后，肠内容物不能通过梗阻部位，梗阻以下的肠管处于空虚状态，临床表现为停止排气排便。

(2) 体征：单纯性肠梗阻早期全身情况无明显变化，晚期因呕吐、脱水及电解质紊乱可出现唇干舌燥、眼窝内陷、皮肤弹性减退、脉搏细弱等。绞窄性肠梗阻患者可出现全身中毒症状及休克。

腹部视诊：机械性肠梗阻常可见肠型和蠕动波。触诊：单纯性肠梗阻因肠管膨胀，可有轻度压痛，但无腹膜刺激征；绞窄性肠梗阻时，可有固定压痛和腹膜刺激征。叩诊：绞窄性肠梗阻时，移动性浊音可呈阳性。听诊：机械性肠梗阻时，肠鸣音亢进，有气过水声或金属音；麻痹性肠梗阻时，则肠鸣音减弱或消失。

速递 3　肠梗阻的治疗

肠梗阻的治疗原则是纠正因肠梗阻所引起的全身生理紊乱和解除梗阻。治疗方法的选择要根据肠梗阻的原因、性质、部位及全身情况和病情严重程度而定。

(1) 非手术治疗：

1) 胃肠减压　是治疗肠梗阻的主要措施之一，目的是减少胃肠道积留的气体、液体，减轻肠腔膨胀，有利于肠壁血液循环的恢复，减少肠壁水肿。

2) 纠正水、电解质紊乱和酸碱失衡　这是肠梗阻最突出的生理紊乱，应及早纠正。

3) 防治感染

(2) 手术治疗：手术是治疗肠梗阻的重要措施。手术目的是解除梗阻病因，手术的方式可根据患者的全身情况与梗阻的病因、性质、部位等加以选择，常见手术有：粘连松解术、肠套叠或肠扭转复位术、肠切除肠吻合术、肠短路吻合术、肠造口或肠外置术。

速递 4　急性肠梗阻的紧急处理流程

见图 3-1。

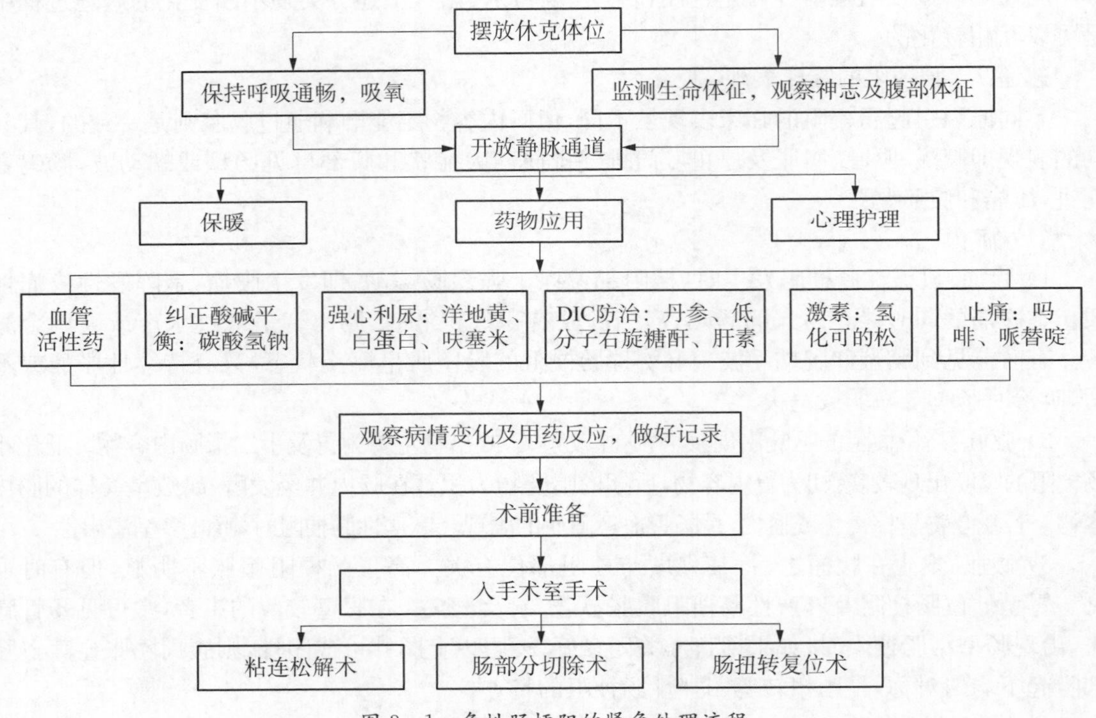

图 3-1　急性肠梗阻的紧急处理流程

（周燕燕）

参考文献

[1] 陈孝平. 外科学[M]. 第 9 版. 北京：人民卫生出版社，2018：358.
[2] 潘华. 结直肠癌术后肠梗阻的预防及治疗进展[J]. 中国肛肠病杂志，2022，42(02)：77-79.
[3] 刘华，张小田. 乙状结肠癌并发恶性肠梗阻处理的临床决策讨论[J]. 中国肿瘤临床，2022，49(09)：467-473.
[4] 胡建昆，张维汉. 急性肠梗阻发病现状及病因分析[J]. 中国实用外科杂志，2019，39(12)：1269-1272.

病例 2

腹外疝

查房目的：掌握腹外疝疾病的分类、护理及治疗，提高基本护理水平
查房形式：护理个案查房

（一）基本情况

患者男性，70 岁，诊断为“腹股沟斜疝（左侧）”。

【现病史】患者于 2 年前无明显诱因发现左侧腹股沟部有一肿物突出，呈椭圆形，开始肿块较小，站立或咳嗽时明显，平卧可消失，因症状较轻，可回纳，未予重视，未行特殊检查及治疗。后肿块逐渐增大，约鸡蛋大小，未进入阴囊，伴酸胀感，直立时明显，平卧后可回纳，症状缓解。无恶心、呕吐，无肛门停止排气排便，为求进一步治疗就诊，2022 年 1 月 20 日门诊以“左腹股沟疝”收治入院。患者自起病以来，精神及睡眠可，二便正常，体重无明显改变。于 2022 年 1 月 22 日在全麻下行“左侧腹股沟斜疝无张力修补术”，术后予抗炎补液、换药治疗，今日为患者术后第 4 天，查体患者精神尚可，生命体征平稳，自理能力评分 25 分；NRS 疼痛评分为 1 分；压力性损伤评分为 29 分；跌倒/坠床评分为 3 分，为高危跌倒/坠床人群；血栓评分为 4 分；营养评分为 1 分。

【既往史】患者平素体健，有“高血压”病史 15 年，自服马来酸氨氯地平片，1 片/日，血压控制可。否认糖尿病史、否认高血脂病史，胆囊切除手术史 6 个月，右侧腹股沟疝手术史 5 年。

【个人史】久居原籍，育有一女，体健。

【家族史】无特殊家族遗传病史。

（二）辅助检查

1. 体格检查　腹部平软，未见腹壁浅静脉曲张，未见胃肠型及蠕动波，全腹未触及包块，无压痛及反跳痛，肝脾肋下未触及。肝脾区无叩痛，移动性浊音阴性，肠鸣音 45 次/分，未闻气过水声及金属音。立位时左腹股沟处可触及一肿块，呈椭圆形。未进入阴囊，大小约 2 cm×4 cm×3 cm，质软，边界清楚，表面光滑，可还纳。（卧位）肿块可回纳，外环扩大，咳嗽冲击感阳性，内环压迫试验阳性，双侧睾丸存在，等大。

2. 异常实验室检查　B 超（2022-01-15）：左侧腹股沟至阴囊上方可见肠管回声，内可见肠内容物飘动，向上延伸至腹腔。诊断：左侧腹股沟疝。

(三) 护理计划

日期	护理诊断	护理目标、措施	评价
2022-01-20	1. 知识缺乏：与缺乏疾病的相关知识有关	护理目标：患者了解自己疾病的原因、预后及注意事项 护理措施： 1. 向患者及家属宣教腹外疝相关疾病知识，了解疾病的发生和治疗 2. 鼓励患者进行有效的沟通 3. 安慰体贴患者，认真倾听其主诉，并及时给予反馈 4. 为患者讲解手术方式，了解其手术过程 5. 饮食指导：调整饮食习惯，多饮水，多吃蔬菜等粗纤维食物，保持排便通畅 6. 活动指导：指导患者多卧床休息，建议下床活动时用疝带压住环口，避免腹内容物脱出而造成疝嵌顿 7. 防止复发：3个月内避免重体力劳动或提举重物等，保持排便通畅，切勿用力咳嗽	01-25 患者基本了解自身疾病的相关知识
2022-01-20	2. 焦虑：与担心疾病预后不良和环境改变有关	护理目标：患者适应住院环境，焦虑紧张感减轻 护理措施： 1. 主动向患者介绍病区环境及床位医生和责任护士，消除患者的陌生和紧张感 2. 认识到患者的焦虑，承认其感受，多与患者交流，了解患者心理状况，积极开导，鼓励患者保持乐观积极的心态 3. 根据患者对疾病知识的了解程度，给予疝气疾病相关知识介绍，引导患者积极面对，缓解其紧张焦虑情绪 4. 保持病室环境安静舒适，空气流通 5. 保证患者充足的睡眠 6. 解释各种检查和治疗的必要性 7. 评估患者家庭状况、经济条件、文化程度，是否为焦虑原因的来源，并进行相应的心理疏导 8. 了解患者既往的健康状况，是否有慢性疾病影响到现疾病的愈合，并积极干预	01-21 患者焦虑紧张感减轻，积极配合治疗
2022-01-22	3. 疼痛：与手术切口有关	护理目标：患者主诉疼痛缓解 护理措施： 1. 观察患者疼痛的部位、性质、持续时间和程度，做好记录及汇报 2. 根据ERAS理念，遵医嘱使用镇痛泵、预防性使用镇痛药物 3. 向患者解释疼痛的原因，表示接受患者对疼痛的反应 4. 注意倾听，讨论患者感到疼痛加重或减轻的原因，并采取措施。如嘱患者平卧，膝下垫软枕，使髋关节微屈，减少腹壁张力 5. 指导患者运用正确的非药物性方法减轻疼痛，分散患者对疼痛的注意力，如听音乐，放松疗法等	01-24 患者疼痛感减轻，NRS疼痛评分1分

（续表）

日期	护理诊断	护理目标、措施	评价
2022-01-22	4. 潜在并发症：阴囊水肿	护理目标：患者未发生阴囊水肿 护理措施： 1. 术中创面进行有效止血 2. 术后嘱患者卧床休息 3. 为避免阴囊内积血、积液和促进淋巴回流，术后使用丁字带或毛巾托起阴囊，并密切观察阴囊肿胀情况 4. 遵医嘱使用消肿药物辅助治疗 5. 如果水肿较轻，可以采用热敷、理疗等方式 6. 如果水肿情况严重，可以在水肿比较明显部位，用细针穿刺方法，抽取积液加速水肿吸收，促进愈合 7. 向患者解释肿胀原因，积极配合治疗	01-25 患者未发生阴囊水肿
2022-01-22	5. 潜在并发症：切口感染	护理目标：保持伤口清洁干燥，未发生切口感染 护理措施： 1. 注意观察患者生命体征，尤其是体温和脉搏的变化 2. 观察切口有无红、肿、疼痛，阴囊部有无出血、血肿 3. 术后切口一般不需沙袋压迫，有血肿时给予适当加压 4. 切口护理：保持切口敷料清洁干燥，不被粪尿污染；若敷料脱落污染，应及时给予换药处理 5. 抗生素的使用：术后合理使用抗生素 6. 各种操作时严格执行无菌技术，避免交叉感染 7. 保持床单位清洁干燥，及时更换尿垫 8. 术前做好会阴部的皮肤准备	01-26 患者切口清洁干燥，未发生切口感染
2022-01-22	6. 潜在并发症：疝复发	护理目标：疝未复发 护理措施： 1. 手术当日避免下床活动，予平卧位，切口处腹带加压包扎 2. 术后注意保暖，防止咳嗽，咳嗽时用手掌按压伤口 3. 保持排便通畅，术后多吃水果、蔬菜，多饮水，预防便秘，便秘时予通便药物。排便时勿用力，避免腹压增大 4. 积极处理尿潴留，可肌注肌松剂或进行导尿 5. 观察手术部位，如有异常，及时通知医生处理 6. 指导患者适当活动，不可过早进行重体力劳动	01-26 疝未复发
2022-01-22	7. 自我形象紊乱：与排尿、排便方式改变有关	护理目标：帮助患者树立积极康复的信心 护理措施： 1. 尊重患者隐私，患者如厕、换药时给予屏风遮挡 2. 针对性进行心理疏导，给予理解、尊重，要富有同情心、责任心、耐心，主动热情地提供帮助 3. 正视事实，振作精神，给患者以关心爱护，通过精心照料，建立起治疗信心 4. 帮助患者适应日常生活，参与社会活动及人际交往 5. 生活上给予适当照顾，树立积极的人生观，恢复自信心 6. 帮助患者正确对待病情及生活方式，鼓励家属支持，协助患者进行康复锻炼	01-23 患者树立自信，术后积极康复

(四) 健康指导

1. 活动指导 术后逐渐增加活动量,3 个月内避免重体力劳动或提重物等。

2. 饮食指导 调整饮食习惯,保持排便通畅。

3. 防止复发 减少和消除引起腹外疝复发的因素,并注意避免增加腹内压的动作如剧烈咳嗽、用力排便等。

4. 定期随访 若疝复发,应及时诊治。

(五) 重点知识速递

速递 1 腹外疝的定义

体内脏器或组织离开其正常解剖部位,通过先天或后天形成的薄弱点、缺损或孔隙进入另一部位,称为疝。疝多发生于腹部,以腹外疝为多见。腹外疝是腹腔内的脏器或组织连同腹膜壁层,经腹壁薄弱点或孔隙,向体表突出而致。

速递 2 腹外疝的临床类型

腹外疝有易复性、难复性、嵌顿性、绞窄性等类型,临床常见腹外疝有腹股沟疝、股疝、切口疝、脐疝等。

易复性疝指疝内容物很容易回纳入腹腔的疝。

难复性疝指疝内容物不能回纳或不能完全回纳入腹腔内,但并不引起严重症状者。

嵌顿性疝指疝囊颈较小而腹内压突然增高时,疝内容物可强行扩张囊颈而进入疝囊,随后因囊颈的弹性收缩,又将内容物卡住,使其不能回纳,这种情况称为嵌顿性疝。

速递 3 腹股沟疝的定义及临床表现

腹股沟区是前外下腹壁三角形区域,其下界为腹股沟韧带,内界为腹直肌外侧缘,上界为髂前上棘至腹直肌外侧缘的一条水平线。腹股沟疝是指发生在这个区域的腹外疝。

腹股沟疝分为斜疝和直疝两种(表 3-1)。疝囊经过腹壁下动脉外侧的腹股沟管深环(内环)突出,向内、向下、向前斜行经过腹股沟管,再穿出腹股沟管浅环(皮下环),并可进入阴囊,称为腹股沟斜疝。疝囊经腹壁下动脉内侧的直疝三角区直接由后向前突出,不经过内环,也不进入阴囊,称为腹股沟直疝。

表 3-1 斜疝和直疝的鉴别

鉴别要点	斜　疝	直　疝
发病年龄	多见于儿童及青壮年	多见于老年
突出途径	经腹股沟管突出,可进阴囊	由直疝三角突出,很少进入阴囊
疝块外形	椭圆或梨形,上部呈蒂柄状	半球形,基底较宽
回纳疝块后压住深环	疝块不再突出	疝块仍可突出
精索与疝囊的关系	精索在疝囊后方	精索在疝囊前外方
疝囊颈与腹壁下动脉的关系	疝囊颈在腹壁下动脉外侧	疝囊颈在腹壁下动脉内侧
嵌顿机会	较多	极少

速递 4 腹股沟疝的治疗

腹股沟疝如不及时处理，疝块可逐渐增大，终将加重腹壁的损伤而影响日常生活和工作；斜疝又常可发生嵌顿或绞窄而威胁患者的生命。因此，除少数特殊情况外，腹股沟疝一般均应尽早施行手术治疗。手术治疗可归纳为以下三种：传统疝修补术、无张力疝修补术、经腹腔镜疝修补术。

速递 5 股疝的定义、临床表现及治疗

疝囊通过股环、经股管向卵圆窝突出的疝称为股疝(femoral hernia)。股疝的发病率占腹外疝的 3%～5%，多见于 40 岁以上的妇女。易复性股疝的症状较轻，常不为患者所注意，尤其在肥胖者更易疏忽。一部分患者可在久站或咳嗽时感到患处胀痛，并有可复性肿块。股疝如发生嵌顿，除引起局部明显疼痛外，也常伴有较明显的急性机械性肠梗阻，严重者甚至可以掩盖局部症状。股疝容易嵌顿，一旦嵌顿又可迅速发展为绞窄性疝。因此，股疝诊断确定后，应及时手术治疗。对于嵌顿性或绞窄性疝，更应紧急手术，最常用的手术是 McVay 修补法。

速递 6 嵌顿疝的紧急处理流程

见图 3-2。

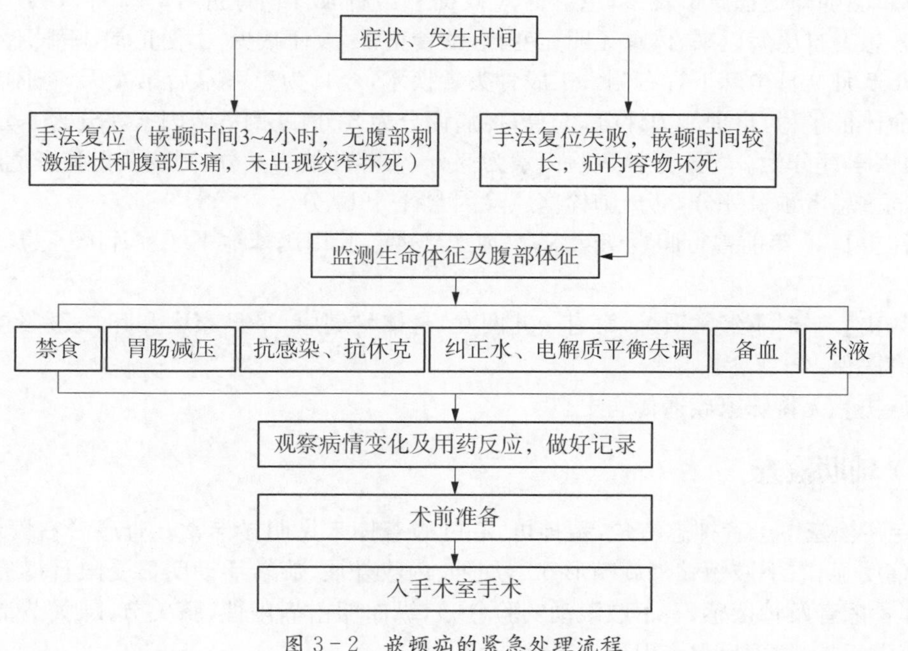

图 3-2 嵌顿疝的紧急处理流程

(周燕燕)

参考文献

[1] 陈孝平. 外科学[M]. 第 9 版. 北京：人民卫生出版社，2018：307-317.

[2] 欧阳剑波，黄耿文，何文，等. 多学科合作快速康复外科理念在腹腔镜腹股沟疝修补术围手术期的应用[J]. 中国普通外科杂志，2017，26(04)：506-513.

[3] 魏喜静，李广伟，孙宏广，等. 快速康复护理在无张力腹股沟疝修补术中的干预[J]. 中华疝和腹壁外科杂志(电子版)，2021，15(05)：528-531.

[4] 唐健雄. 腹外疝手术治疗规范化实施与质量控制标准[J]. 中国实用外科杂志，2014，34(01)：55-58.

[5] 陈继安，靳小建，陈永军，等. 成人腹股沟嵌顿疝治疗新进展[J]. 中华疝和腹壁外科杂志(电子版)，2018，12(04)：249-251.

病例 3

股骨颈骨折

查房目的：掌握股骨颈骨折的护理、治疗预案，提高急救应急处理能力

查房形式：护理个案查房

（一）基本情况

患者女性，95 岁，诊断为“右股骨颈骨折”。

【现病史】患者 2022 年 4 月 17 日因起身站立不稳而摔倒，右髋部着地，当即感觉右髋剧痛，不能活动，随即送往急诊就诊，急诊行 X 线提示：“右股骨颈骨折”，2022 年 4 月 23 日收入骨科病房，患者自患病以来，体重无明显变化，饮食正常，大便减少、小便正常，睡眠不佳。患者于 2022 年 5 月 9 日全麻下行右侧人工股骨头置换术，今日为患者术后第 4 天，查体患者精神尚可，生命体征平稳，自理能力评分 35 分，疼痛评分为 3 分，跌倒危险因素评分为 3 分，压力性损伤危险因素评分为 23 分，血栓危险因素为 5 分，营养评估为 3 分，医院获得肺炎危险因素评分 4 分，危重患者预警评分 9 分，肺栓塞风险因素评分 14 分。

【既往史】25 年前曾行胆囊切除术；高血压 20 年，服用硝苯地平缓释片降压药，血压控制良好。

【个人史】平时不经常锻炼，育有一儿两女，身体均健康，平日家庭和睦，家庭经济能力较好，住院有医保。

【家族史】无特殊家族遗传病史。

（二）辅助检查

1. 专科检查 患者神志清楚，精神可，心肺腹查体未见明显异常。查患者右髋部局部压痛、叩击痛明显，右下肢短缩外旋畸形 60°，屈伸、内收外展、旋转活动明显受限且疼痛明显，可及右髋部骨擦音及骨擦感，右下肢滚动实验（+），纵向叩击痛阳性，膝关节、踝关节活动尚可，右下肢感觉正常，病理反射未引出。

2. 异常实验室检查 血常规（2022－04－24）：红细胞 2.65×10^{12}/L；白细胞 12.1×10^{9}/L；血红蛋白 140 g/L。

血浆（2022－04－24）：白蛋白 32 g/L；D－二聚体 43.76 μg/mL。

X 线检查示（2022－04－23）：右股骨颈骨折。

下肢多普勒超声示（2022－04－24）：左下肢深静脉血栓。

（三）护理计划

日期	护理诊断	护理目标、措施	评价
2022-04-23	1. 血栓：与下肢骨折损伤及卧床活动量减少有关	护理目标：未发生血栓脱落 护理措施： 1. 高危随访监控，每班交接 2. 观察患者下肢血液循环情况，抬高左下肢，促进血液回流 3. 左下肢制动，禁止按摩，适当使用利尿剂，以减轻肢体肿胀 4. 多饮水，每日 2 000 mL 以上，以避免脱水，适度补液，避免血液浓缩 5. 右侧肢体可以进行间歇充气加压装置（IPCD）	05-13 未发生血栓脱落
2022-04-23	2. 疼痛：与骨折损伤有关	护理目标：疼痛缓解 护理措施： 1. 根据 NRS 疼痛评分量表，评估观察疼痛情况，耐心倾诉患者主诉，给予心理安慰 2. 采取舒适卧位，在护理操作时动作轻柔以避免牵扯伤口而加重疼痛 3. 遵医嘱术前术后及时给予镇痛药，同时注意观察评估用药效果	05-13 疼痛缓解
2022-04-23	3. 有皮肤完整性受损的危险：与患者长期卧床有关	护理目标：未发生压力性损伤 护理措施： 1. 每 2 小时平抬 1 次，采取手拉吊环式 2. 注意按摩（使用赛肤润）骨突部位 3. 保持皮肤、床单位的清洁干燥 4. 鼓励摄入充足水分，及时补充蛋白及营养	05-13 未发生压力性损伤
2022-04-23	4. 躯体活动障碍：与下肢骨折、活动无耐力有关	护理目标：生活需要得到满足 护理措施： 1. 常用物品（如毛巾、夜壶、便器等）放在患者伸手可及的地方 2. 指导/协助患者床上使用大小便器，便后协助患者做好会阴部及肛周的清洗工作 3. 为患者提供适合就餐的体位和环境。帮助患者洗漱、更衣、床上擦浴等 4. 协助患者进行晨、晚间护理 5. 在活动的范围内，鼓励从事部分生活自理和运动，以增加患者的自我价值感	05-13 生活需求基本满足
2022-05-10	5. 认知功能障碍（谵妄）：与手术疼痛、睡眠及麻醉等有关	护理目标：未发生安全事件 护理措施： 1. 予吸氧、监测生命体征和血氧情况 2. 遵医嘱给予镇痛药及镇静药物，观察用药后的效果 3. 保持环境安静，提高睡眠质量 4. 加强巡视，加强家属安全宣教 5. 加强营养摄入，以高蛋白质、高维生素为主	05-13 未发生安全事件

（续表）

日期	护理诊断	护理目标、措施	评价
2022-05-13	6. 低效型呼吸形态：与痰液黏稠、咳嗽无力有关	护理目标：血氧饱和度维持在95%以上 护理措施： 1. 安置患者取有利于呼吸体位 2. 提供安静舒适环境，调节室内温度和湿度 3. 定时开窗通风，每次≥30分钟，注意保暖 4. 观察患者有无呼吸困难、呼吸急促的表现，并记录呼吸频率、幅度及变化特点 5. 遵医嘱给予吸氧，保持呼吸道及输氧装置通畅 6. 监测生命体征，特别是血氧饱和度的变化 7. 遵医嘱监测患者动脉血气分析，观察有无低氧血症、低碳酸血症、肺泡、动脉血氧分压差增大等变化 8. 遵医嘱适当应用止咳化痰药物，如雾化吸入，并观察用药后的反应，并做好护理记录	05-15 血氧饱和度维持在95%以上
2022-05-13	7. 营养失调：低于机体需要量与患者经历大手术丢失体液较多，以及术后进食较少有关	护理目标：营养需求得到满足 护理措施： 1. 指导家属给予患者喜爱的、营养丰富、易消化的食物 2. 晨起、睡前、进食前刷牙、漱口 3. 鼓励适当活动，从而增加食欲 4. 告知患者摄取充足的营养物质对身体康复的重要性	05-20 患者营养状况良好
2022-05-13	8. 有感染的危险：与手术创伤有关	护理目标：未出现伤口感染 护理措施： 1. 勤换药，观察伤口处皮肤情况，有无红肿、疼痛加剧 2. 确保皮肤清洁干燥，经常翻身 3. 合理使用抗生素，加强预防感染的各项措施。加强患者营养支持，提高自身抗感染能力	05-20 未出现伤口感染

（四）健康指导

股骨颈骨折术后康复锻炼指导

（1）术后第1天：功能锻炼应根据患者年龄、体质、病情所施行，以不感到痛苦为原则，术后第1天疼痛缓解后，即可指导患者练习股四头肌等长收缩及踝关节活动，如踝泵运动（背伸跖屈，每次3～5个，每天至少做100次，如图3-3），指导患者借助床栏或拉手做引体向上、扩胸运动，

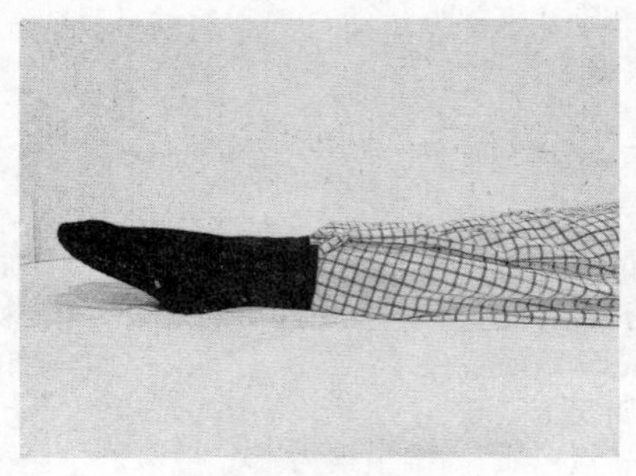

跖屈

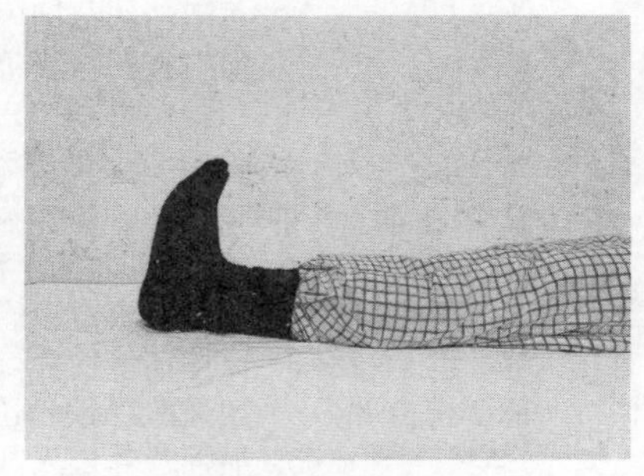

背伸

图3-3 踝泵运动

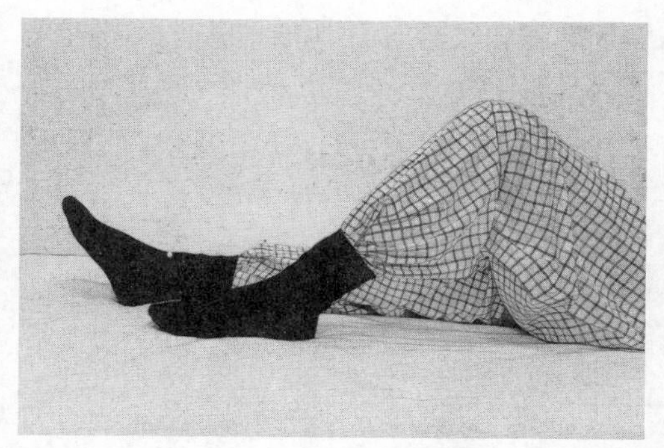
图 3-4 膝关节及髋关节的屈伸

并以健侧下肢蹬住床面，护士托住患者腰部及臀部，帮助患者抬臀离床，按摩尾骶部皮肤。

(2) 术后第 2 天：术后 2～3 天患肢可进行膝关节主动或被动运动，应注意动作轻柔、速度慢、幅度小，屈髋<45°，随时观察患者反应，如有不适应立即停止。

1) 膝关节及髋关节的屈伸活动(可摇床 30°～40°，髋关节屈曲 5°～10°，并由被动逐渐向主动过度，运动时以不引起明显的疼痛为度，活动幅度逐渐增大如图 3-4)。

2) 髋关节训练：患肢脚沿床面向上移动，使患肢髋、膝关节屈曲，但应保持髋关节屈曲不超过 90°。

3) 运用足底静脉泵，促进患肢血液循环，如(图 3-5)。

4) 开始持续被动活动(continuous passive motion, CPM)练习：注意保持髋外展位，如(图 3-6)。

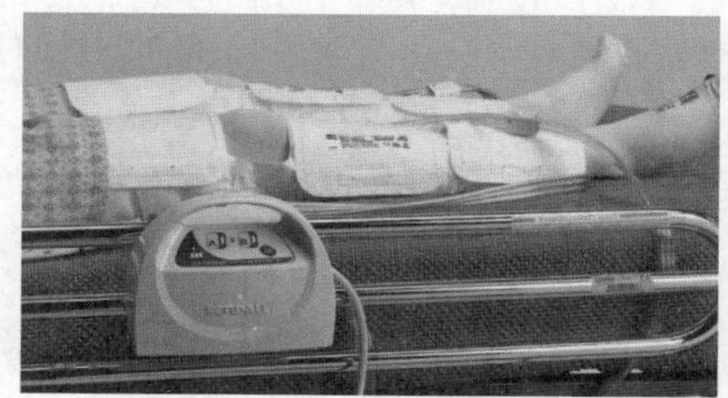
图 3-5 足底静脉泵

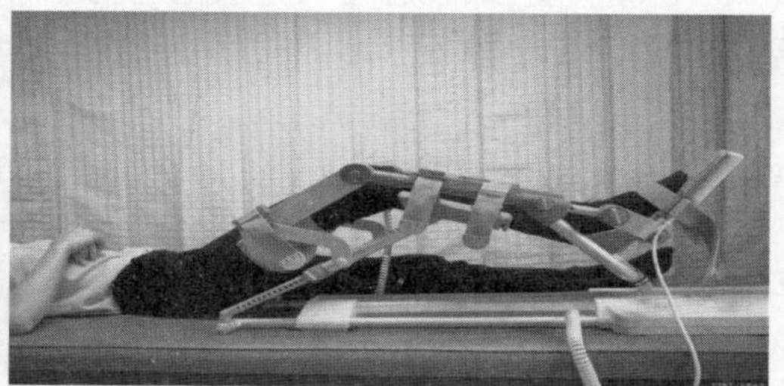
图 3-6 CPM 练习

(3) 术后第 3～4 天：开始外展练习：卧位到坐位的转移，利用双上肢和健腿支撑力向侧方移动身体，并与床边呈一定角度。患侧下肢抬离床面与身体同时移动，使得双小腿能自然垂于床边。然后双上肢及健腿用力支撑半坐起。半坐起后可在背部用支持垫稳住。

(4) 术后第 5～6 天：开始外展练习：坐-站转换练习。患者在床边，坐位下健腿着地，患腿朝前放置(防止内收和旋转)，利用健腿的蹬力和双上肢在身体两侧的支撑下挺起臀并借助他人的拉力站起；注意在转换过程中避免身体向两侧转动，站立位下健腿完全负重，患腿可不负重触地。

(5) 术后 2～3 周：练习下床时，先待患者适应直立姿势后，再用助步器行走，患肢不负重，行走时应注意保护，防止跌倒摔伤。

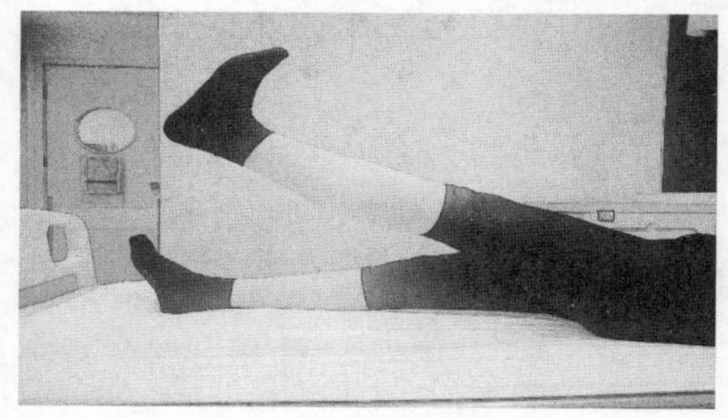
图 3-7 行步态训练

1) 康复的重点是继续巩固以往的训练效果，提高日常生活自理能力，患腿逐渐恢复负重能力。

2) 行步态训练：在仰卧位下做双下肢空踩自行车活动 20～30 次，患髋屈曲度数在 90°以内，每 10 次为 1 组中间休息 10 min，这样既改善了下肢诸关节的活动范围，也训练了股四头肌的肌力，如(图 3-7)。

3) 坐位到站位训练：拄拐，患肢不负重。患者移至床边，健腿先着地，患腿后触地，患侧上肢使用助步器，利用健腿和双手支撑力挺髋站立，扶拐在床边站立约2分钟即可，但应防止低血压和虚脱。

4）站位到行走训练：患肢不负重，行走时必须有护士或家属在旁保护，以免发生意外，时间根据患者体力，一般不超过15分钟如（图3－8）。

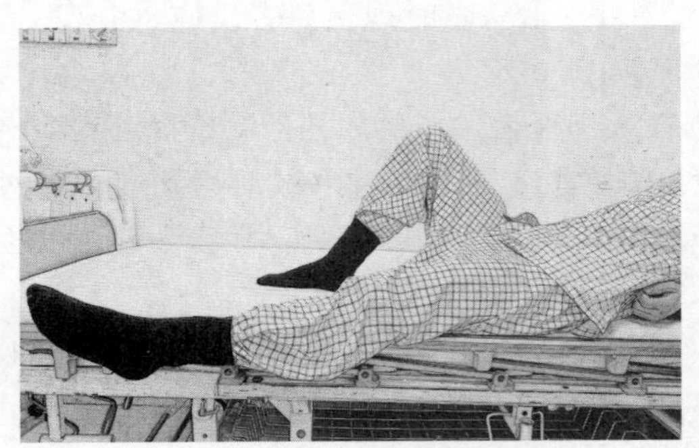
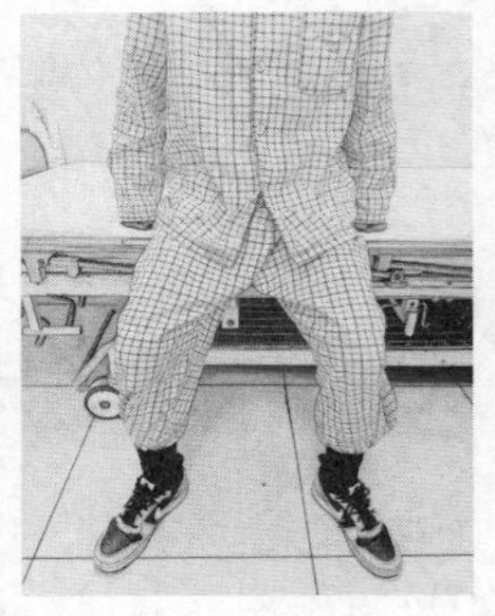
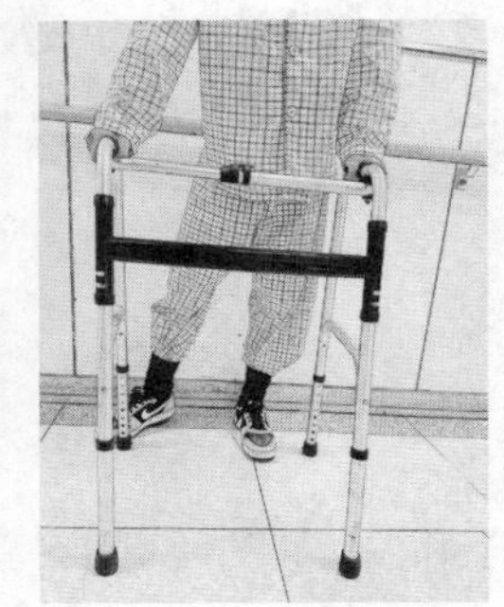

图3－8 坐位到站位训练

5）禁止经手术的腿跨过身体的中线；禁止经手术腿的脚或膝内转。

（6）心理护理：鼓励患者表达其所担心的问题，稳定患者的情绪，多与患者沟通，耐心地解释病情和治疗方式，倾听患者的主诉，关心安慰患者，使患者对治疗增强信心和勇气，以最佳的心理状态接受治疗，配合治疗。

（五）重点知识速递

速递1 股骨颈骨折的定义

股骨颈骨折主要指股骨头与股骨颈端相连部位的骨折，股骨颈骨折占成人骨折的3.6%，多数发生在中老年人，与骨质疏松导致的骨量下降有关，遭受轻微扭转暴力，则可发生骨折。多数情况下是在走路跌倒时，身体发生扭转倒地，间接暴力传导，导致股骨颈骨折。青少年股骨颈骨折较少，常需较大暴力引起。股骨颈骨折后可出现髋部疼痛、下肢活动受限、下肢疼痛、畸形等症状，部分可治愈，一般通过手术或保守治疗，青壮年预后较好。

速递2 股骨颈骨折的临床表现

症状：老年人跌倒后诉髋部疼痛，不敢站立和走路，应想到股骨颈骨折的可能。

体征：①畸形：患肢多有轻度屈髋屈膝及外旋畸形；②疼痛：髋部除有自发疼痛外，移动患肢时疼痛更为明显。在患肢足跟部或大粗隆部叩打时，髋部也感到疼痛，在腹股沟韧带中点下方常有压痛；③肿胀：股骨颈骨折多系囊内骨折，骨折后出血不多，又有关节外丰厚肌群的包围，因此，外观上局部不易看到肿胀；④功能障碍：移位骨折患者在伤后就不能坐起或站立，但也有一些无移位的线状骨折或嵌插骨折病例，在伤后仍能走路或骑自行车。对这些患者要特别注意。不要因遗漏诊断使无移位稳定骨折变成移位的不稳定骨折。患肢短缩，在移位骨折，远端受肌群牵引而向上移位，因而患肢变短；⑤患侧大转子升高，表现在：大粗隆在髂-坐骨结节连线（Nelaton线）之上；大转子与髂前上棘间的水平距离缩短，短于健侧。

速递3 普通人怎么预防股骨颈骨折？

（1）避免老年人雨雪天气出门，防止摔倒受伤；青壮年避免搬重物，防止受力过猛。

（2）术后应积极康复治疗：主要是下肢的活动、力量训练。直腿抬高训练：平卧于床上，下肢整体抬离床面。

（3）高危人群早干预：老年人预防骨质疏松，补充钙剂。

速递 4　股骨颈骨折的紧急处理流程

（1）抢救生命：严重创伤现场急救的首要原则是抢救生命。如发现伤员心跳、呼吸已经停止或濒于停止，应立即进行胸外心脏按压和人工呼吸，保持呼吸道通畅、及时清除口咽部异物。开放性骨折伤口如有大量出血，用敷料加压包扎止血。严重出血者若使用止血带止血，一定要记录开始使用止血带的时间，每隔 30 分钟放松 1 次（每次 30～60 秒），以防肢体缺血坏死。有生命危险的骨折患者，应快速运往医院救治。

（2）伤口处理：开放性伤口的处理除应及时恰当地止血外，还应立即用消毒纱布或干净布包扎伤口，以防伤口继续被污染。伤口表面的异物要去掉、外露的骨折端切勿推入伤口，以免污染深层组织。有条件者最好用高锰酸钾等消毒液冲洗伤口后再包扎、固定。

（3）简单固定：现场急救时及时正确地固定断肢，减少伤员的疼痛及周围组织继续损伤，同时便于伤员搬运和转送。急救时的固定是暂时的，应力求简单而有效，不要求对骨折准确复位。开放性骨折有骨端外露者更不宜复位，而应原位固定。急救现场可就地取材，如木棍、板条、树枝、手杖或硬纸板等都可作为固定器材，其长短以固定住骨折处上下两个关节为准。如找不到固定的硬物，也可用布带直接将伤肢绑在身上，骨折的上肢可固定在胸壁上，使前臂悬于胸前、骨折的下肢可同健肢固定在一起。

（4）必要止痛：严重外伤后，强烈的疼痛刺激可引起休克，因此应给予必要的止痛药。如口服止痛片、也可注射止痛剂，如吗啡 10 mg 或哌替啶（杜冷丁）50 mg。有脑、胸部损伤者不可注射吗啡，以免抑制呼吸中枢。

（5）安全转运：经以上现场救护后，应将伤员迅速、安全地转运到医院救治。转运途中要注意动作轻稳，防止震动和碰坏伤肢，以减少伤员的疼痛。注意保暖和适当地活动。

见图 3-9。

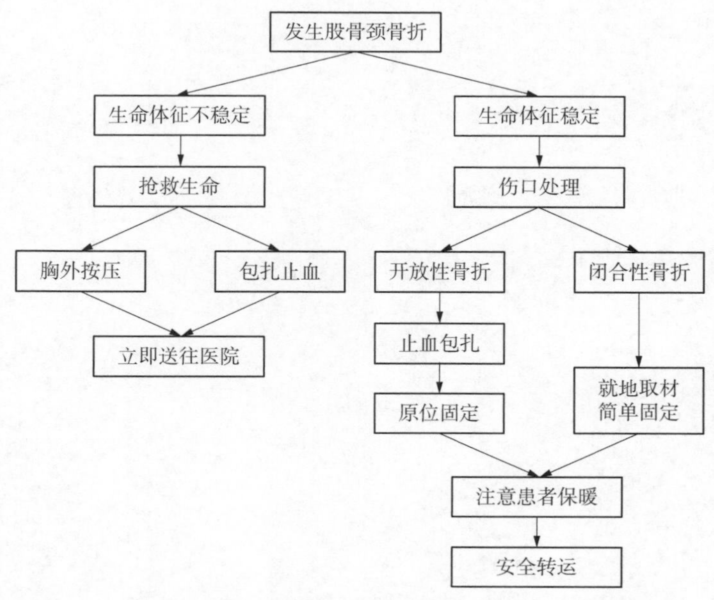

图 3-9　股骨颈骨折的紧急处理流程

（潘　攀）

参考文献

[1] 陈孝平,汪建平,赵继宗.外科学[M].北京:人民卫生出版社,2018:389-394.
[2] 李颖.营养学[M].北京:人民卫生出版社,108+210+382.
[3] 毕钰琪,刘媛,王峻.老年髋部骨折超早期康复训练的研究进展[J].护理实践与研究,2021,18(21):3195-3197.
[4] Matheis C, StögglT. Strength and mobilization training within the first week following total hip arthroplasty [J]. J Bodyw Mov Ther, 2018,22(02):519-527.
[5] 周亚斌.老年髋部骨折加速康复外科的研究进展[D].石家庄:河北医科大学,2018.
[6] 杨明辉,李文菁,孙伟桐.我国老年髋部骨折围手术期治疗现状调查[J].中华创伤骨科杂志,2018,20(07):566-571.
[7] 周武,曹发奇,曾睿寅,等.2022创伤骨科患者围术期下肢静脉血栓形成诊断及防治专家共识[J].中华创伤杂志,2022,38(01):23-31.
[8] 2020成人术后谵妄防治专家共识.

病例 4

髋关节脱位

查房目的：掌握髋关节脱位疾病的护理、治疗预案，提高急救应急处理能力

查房形式：护理个案查房

(一) 基本情况

患者女性，38 岁，诊断为“左侧发育性髋关节发育不良”。

【现病史】患者于 8 月前无明显诱因出现左髋关节疼痛，未重视，未正规诊治，此后症状一直存在，后自感左髋疼痛加重，活动时疼痛明显，休息后缓解缓慢，伴左髋活动受限，仍未正规治疗，今因长期疼痛严重影响日常生活，拍片示“左髋关节脱位”就诊。2022 年 2 月 17 日门诊拟“左侧发育性髋关节发育不良”收住骨关节科。于 2 月 19 日在全麻下行“左侧人工全髋关节置换术”，今日为患者术后第 3 天，查体患者精神尚可，生命体征平稳，Caprini 评分 5 分，跌倒风险评估表评分 3 分，自理能力评分 30 分，NRS 疼痛量表评分为 2 分。

【既往史】自述中药过敏病史。

【个人史】平素一般。育有一女，身体健康状况良好，平日家庭和睦。住院期间丈夫照顾。家庭经济能力一般，住院有医保。

【家族史】无特殊家族遗传病史。

(二) 辅助检查

1. 体格检查 跛行，轮椅入院，左侧腹股沟压痛。左髋关节屈曲 130°、后伸 10°、外展 45°、内收 20°、外旋 30°。

2. 异常实验室检查 双髋正位片(2022－02－17)显示：左髋关节脱位，双侧髋臼发育不良。

血常规(2022－02－20)：血红蛋白 92 g/L。

血常规(2022－02－22)：血红蛋白 98 g/L。

(三) 护理计划

日期	护理诊断	护理目标、措施	评价
2022－02－17	1. 疼痛：与髋关节未在位有关	护理目标：患者 NRS 疼痛量表评分维持在 0～2 分 护理措施： 1. 安置患者取舒适体位，如将患肢抬高 15°左右，更换体位 q2 h	02－22 患者 NRS 疼痛量表评分维持在 0～2 分

（续表）

日期	护理诊断	护理目标、措施	评价
2022-02-17	1. 疼痛：与髋关节未在位有关	2. 为患者提供一个安静舒适的环境，调节温度维持在18～22℃，湿度50%～60% 3. 观察患者疼痛的性质、部位、持续时间及程度，进行疼痛量表的评分并记录 4. 进行护理操作时，尽量做到动作轻柔、集中，减少对患者不必要的刺激 5. 指导患者分散注意力，给予患者心理疏导 6. 遵医嘱适当应用镇痛药物，如丁丙诺啡，帕瑞昔布钠，并观察药物疗效及反应，做好护理记录	02-22 患者NRS疼痛量表评分维持在0～2分
2022-02-17	2. 自理能力缺陷：与躯体移动障碍有关	护理目标：患者卧床期间生活需要得到满足 护理措施： 1. 床旁备呼叫器。常用物品（如毛巾、水杯、便器等）放在患者伸手可及的地方 2. 指导/协助患者床上使用便器，便后协助患者做好会阴部及肛周的清洗工作 3. 为患者提供适合就餐的体位和环境，帮助患者洗漱、更衣、床上擦浴等 4. 协助患者进行晨、晚间护理。对患者进行心理疏导，主动发挥自我护理的能力，做一些力所能及的事情 5. 去除外来压力对患者的影响情况 6. 在患者活动的范围内，鼓励患者从事部分生活自理和运动，以增加患者的自我价值感 7. 提供患者有关疾病治疗及预后的确切信息，说明正向效果，以增进患者自我照顾的能力和信心	02-22 患者生活需要基本得到满足
2022-02-17	3. 焦虑：与担心手术和环境改变有关	护理目标：患者适应住院环境，焦虑紧张感减轻 护理措施： 1. 主动向患者介绍病区环境及床位医生和责任护士，消除患者的陌生感和紧张感 2. 认识到患者的焦虑，承认患者的感受，多与患者交流，了解其心理状况，积极开导患者，鼓励患者保持乐观积极的心态，解释病情，让患者可以正确对待和认识自己的疾病 3. 保持病室环境安静舒适，空气流通 4. 解释各种检查和治疗的必要性 5. 评估患者家庭状况、经济条件、文化程度，是否为焦虑原因的来源，并进行相应的心理疏导 6. 向患者介绍相关成功病例，提供手术治疗的积极信息，使其配合治疗与护理 7. 保证患者充足的睡眠	02-18 患者焦虑紧张感减轻，积极配合治疗

（续表）

日期	护理诊断	护理目标、措施	评价
2022-02-19	4. 舒适的改变：与术后伤口疼痛有关	护理目标：患者主诉疼痛不适感减轻 护理措施： 1. 观察患者疼痛的部位、性质、持续时间和程度，做好记录及汇报 2. 严密观察患者伤口及患肢情况，防止伤口处出血及患肢过度肿胀 3. 观察并检查患肢皮肤温度、感觉、脉搏搏动、肢端血液循环及肢体远端活动情况、肢体摆放位置等，如有异常，及时纠正 4. 分散患者注意力以减轻疼痛，必要时遵医嘱使用止痛药物 5. 妥善保护好患处，保持外展中立位 6. 维持有效固定，搬动患者时，动作轻柔，适宜 7. 平移或平托髋关节，严防再次脱位	02-22 患者疼痛感减轻
2022-02-19	5. 潜在并发症：出血	护理目标：患者伤口未出血 护理措施： 1. 观察伤口敷料有无渗血迹象，观察伤口周边皮肤有无肿胀情况 2. 遵医嘱监测患者血压、脉搏、呼吸的变化，做好记录 3. 观察患肢末梢循环情况并做好护理记录 4. 检查伤口纱布包扎情况，保持清洁干燥，观察有无渗血，有异常情况及时通知医生消毒更换敷料 5. 遵医嘱合理使用抗凝剂，用药期间观察患者有无伤口渗血加重情况，并及时汇报医生以方便根据具体情况调整药物	02-22 患者伤口未出血
2022-02-19	6. 有皮肤完整性受损的危险：术后卧床、术后患肢皮肤肿胀有关	护理目标：患者住院期间皮肤完整性未受损 护理措施： 1. 避免局部皮肤长时间受压，鼓励或协助患者每小时做引体向上一次，每次更换体位时都应注意观察并按摩受压处，促进局部血液循环 2. 保持床铺的平整和干净，及时清理皮肤碎屑 3. 勤擦洗，注意保持患者皮肤清洁、干燥，但不要用热水和强力皂来清洁皮肤，并避免大小便浸渍皮肤 4. 皮肤干燥者可使用润肤露和外用液体敷料进行保护 5. 注意观察患者患肢肿胀情况，并遵医嘱使用消肿药物，防止皮肤张力增强产生张力水疱 6. 汗湿衣裤及时给予患者更换，防止着凉，鼓励摄入充足的营养物质和水分	02-22 患者皮肤完整性未受损
2022-02-19	7. 有深静脉血栓的危险	护理目标：患者未发生深静脉血栓 护理措施： 1. 鼓励患者早期活动和腿部锻炼，指导患者床上进行股四头肌等长收缩运动 2. 指导患者进行踝关节背伸，膝关节屈伸运动	

（续表）

日期	护理诊断	护理目标、措施	评价
2022-02-19	7. 有深静脉血栓的危险	3. 注意观察患者肢体循环及全身情况，有无制动、静脉血栓迹象，有异常情况及时报告医生 4. 嘱患者多饮水，避免血液浓缩 5. 遵医嘱使用抗凝剂，注意观察药物反应，并做好末梢血运记录 6. 必要时可使用足底静脉泵、间歇充气压力加压装置及梯度压力弹力袜进行物理预防 7. 做好患者的健康宣教，向患者讲解血栓预防相关知识，指导患者养成科学合理的饮食习惯，建议患者控制好血糖和血脂	02-26 患者未发生深静脉血栓
2022-02-19	8. 有髋关节再脱位的危险	护理目标：患者未再发生髋关节脱位 护理措施： 1. 避免内旋、内收，屈髋不宜超过 90° 2. 保持外展中立位 15°～30°，以免脱位 3. 放置便盆时平抬臀部，注意保护患侧关节 4. 加强患肢股四头肌等长、等张锻炼，保持假体的稳定 5. 做好患者宣教，嘱其 1 个月内禁翻身、禁盘腿、禁侧卧、屈髋<90°	02-22 患者未再发生髋关节脱位

（四）健康指导

1. 髋关节脱位患者手术后功能锻炼

（1）床上屈伸踝关节：平卧位伸直膝关节，双踝放松，背伸踝关节，背伸时达到最大限度，坚持 5 秒；然后跖屈踝关节（图 3-10），跖屈时达到最大限度，坚持 5 秒。如此反复练习。

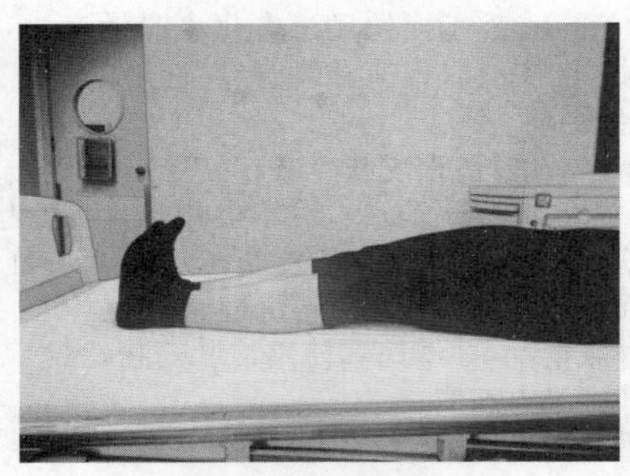

背伸踝关节

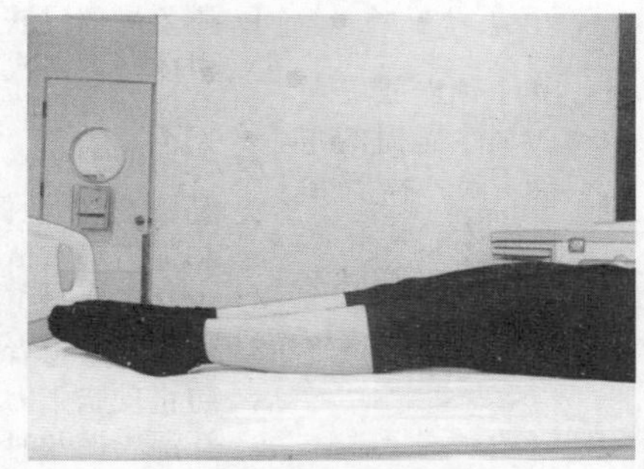

跖屈踝关节

图 3-10　背伸和跖屈踝关节

（2）床上贴床屈膝屈髋<70°：平卧位伸直膝关节，使足跟向臀部慢慢滑动，并使足跟不离开床面，坚持 10 秒，然后再慢慢伸直膝关节，注意保持对侧下肢伸直，但屈髋应避免超过 90°（图 3-11）。

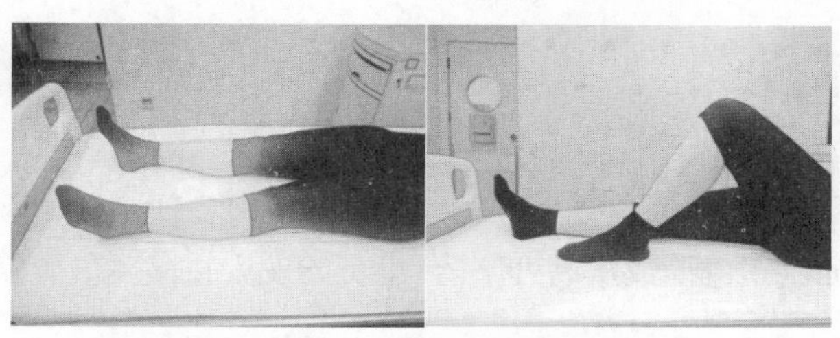
图 3-11　贴床屈膝屈髋

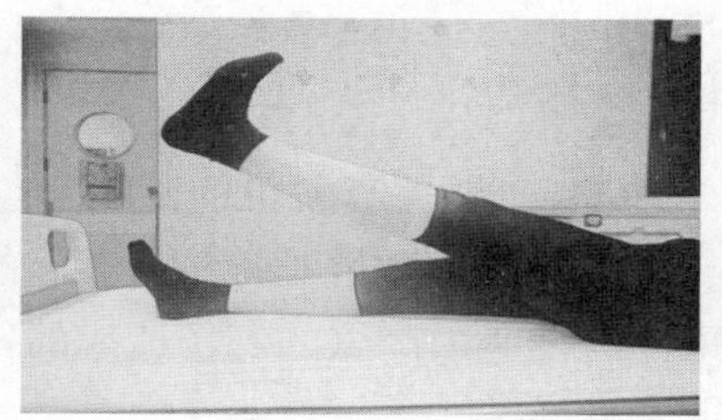
图 3-12　直腿抬高

(3) 直腿抬高：尽量伸直膝关节，收紧大腿肌肉，用力抬高下肢，一般抬高高度为 30～40 cm，大约两个脚掌的高度，持续 10 秒后下降至一个脚掌的高度再持续 10 秒后放下。如此反复进行，直到大腿疲惫为止(图 3-12)。

(4) 站立位髋关节外展(外展＜30°)：下肢伸直向外抬起，再慢慢收回，拉伸髋关节内收外展肌，每天 3～4 次，每次 10 个动作(图 3-13)。

(5) 站立位髋关节后伸(后伸＜30°)：将患肢慢慢后伸，抬头挺胸，拉伸髋关节囊和屈髋肌群，注意保持上身直立，每天 3～4 次，每次 10 个动作(图 3-14)。

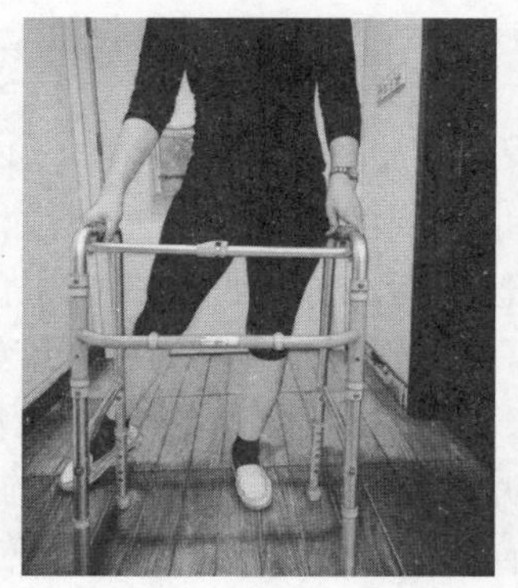
图 3-13　髋关节外展

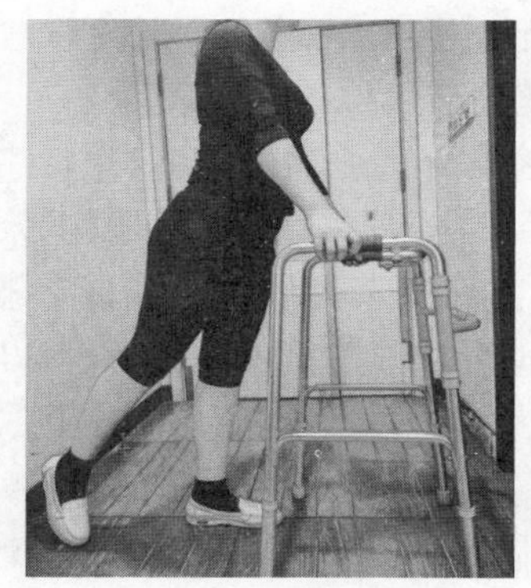
图 3-14　髋关节后伸

2. 髋关节脱位的预防

(1) 站立位避免下肢内收内旋(图 3-15)。

(2) 坐位避免髋关节屈曲＞90°，不宜坐小板凳、底软的沙发，不宜盘腿跷二郎腿(图 3-16)。

(3) 卧位避免下肢超过内收中线(图 3-17)。

(4) 不宜蹲厕，只可使用坐厕，坐下时膝关节要低于髋关节高度。

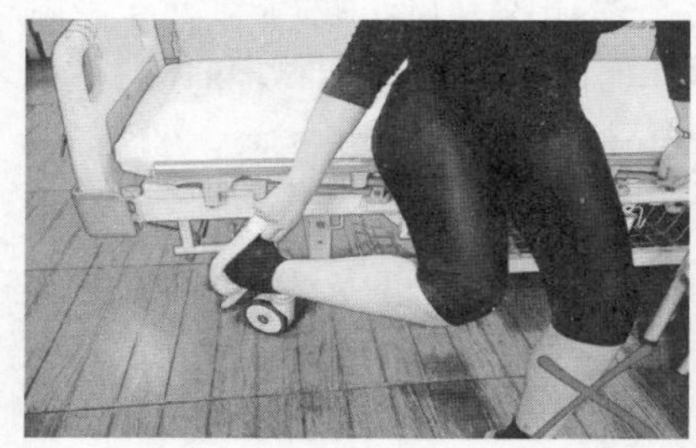
图 3-15　避免下肢内收内旋

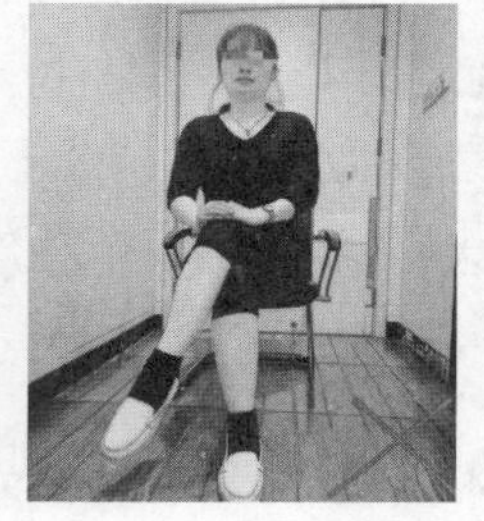
图 3-16　不宜跷二郎腿

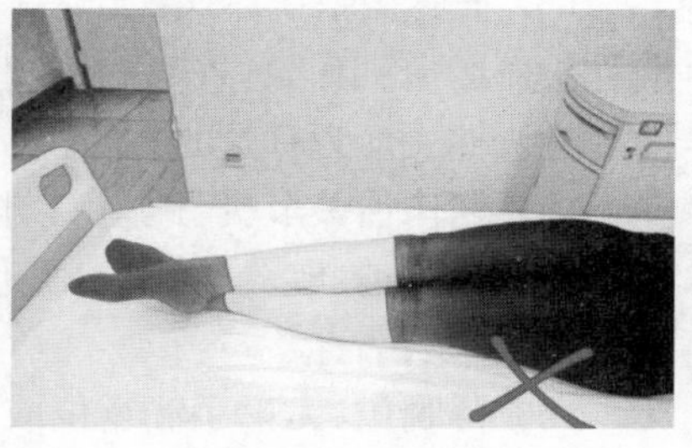
图 3-17　避免下肢超过内收中线

(五) 重点知识速递

速递 1 髋关节脱位的定义

髋关节脱位是指股骨头与髋臼的杯状窝分离。髋关节本身较稳定,受到骨性和软组织的约束。通常是由严重的创伤造成的,比如汽车碰撞或从高处坠落,也可能发生在髋关节置换术后或发育异常。

根据脱位后股骨头与髂坐线的位置关系,髋关节脱位分为三种类型,即前脱位,后脱位和中心性脱位。其中后脱位最多见,较前脱位发生率之比约为 9∶1,股骨头向后上方脱位;髋关节前脱位比较少见,当髋关节处于外展外旋时,由于杠杆作用导致脱位的发生,肢体短缩,弹性固定。中心脱位是股骨头跨过髋臼向内侧移位,较少见。

速递 2 髋关节脱位的病因

髋关节脱位主要有以下病因:

(1) 创伤因素:是最常见原因,多为高暴力损伤间接作用髋关节,多发生于青壮年。

(2) 病理改变:关节结构发生病变,不能维持正常对合,如关节结核、类风湿性关节炎。

(3) 髋关节发育不良:胚胎发育异常导致关节先天性发育不良,如先天性髋关节脱位。

(4) 习惯性脱位:创伤性脱位后关节结构不稳定,轻微外力即可导致再脱位,多次反复。

速递 3 髋关节脱位的临床表现

髋关节脱位常伴随剧烈的疼痛,患者患肢不能移动。如伴随神经的损伤,小腿和足踝部的感觉运动也会跟着丧失。骨头从髂股韧带与坐股韧带之间的薄弱区穿出脱位,造成后关节囊及圆韧带撕裂,如髋关节外展位遭受传导暴力时,则髋臼后缘亦因股骨头撞击而发生骨折,或股骨头前下方骨折。髋关节前脱位远较后脱位少见,是由于前方主要为韧带维护,因而不易合并骨折,前脱位时患髋伸展旋畸形。中心脱位主要表现形式是患侧肢体短缩畸形、髋关节活动往往受到一定的限制。X 线片是诊断髋部脱位、骨折的最基本方法,大部分的髋关节脱位 X 线片都能正确显示。CT 检查对大多数的髋关节脱位均能做出正确的诊断,较 X 线片其优势在于能清楚地显示脱位的方向与程度,更重要的是它能清晰准确地显示髋关节内是否有碎骨片的存在。

速递 4 髋关节脱位的并发症

髋关节脱位是一种较严重的关节损伤,还会损坏软组织。常见的并发症主要包括以下几种。

(1) 骨折:髋关节脱位可合并髋臼骨折或股骨头骨折,偶有股骨干骨折与髋脱位同时发生。

(2) 神经损伤:约有 10%髋后脱位患者中,坐骨神经可能被向后、上方移位的股骨头或髋臼骨折块挫伤,从而引起患侧坐骨神经麻痹。

(3) 股骨头缺血坏死:因髋关节脱位而不可避免发生的关节囊撕裂及圆韧带断裂可能影响股骨头血运,有 10%~20%病例发生缺血坏死。早期复位可缩短股骨头血液循环受损时间,是预防股骨头坏死最为有效的方法。临床表现为腹股沟持续不适感与髋内旋痛,运动受限。

(4) 创伤性关节炎:此为晚期合并症,这是缺血性坏死不可避免的结果。也可发生于髋脱位合并关节面骨折者,一般说,脱位整复后 2~3 年内患者应避免任何负重过多,以推迟或减轻创伤性关节炎发生。

(5) 再脱位:无论手法复位或手术复位后,均有可能发生再脱位的可能,虽然发生率低,但仍应提高警惕。

速递 5　髋关节置换术后突发髋关节假体脱位紧急处理流程

早期的研究表明，初次全髋关节置换术后假体脱位的发生率在 2%～5%，翻修术的脱位率可高达 27%。全髋关节置换术后脱位率的报道差异很大，从初次置换的 0.04%到翻修术后高达 25%。大多数脱位发生在术后 3 个月，至少 75%发生在术后 1 年之内，16%～59%的脱位患者将会出现再发性脱位。因此发生假体脱位的应急处理非常重要，其发生的原因涉及多方面的因素，但处理起来不尽相同。紧急处理流程见图 3-18。

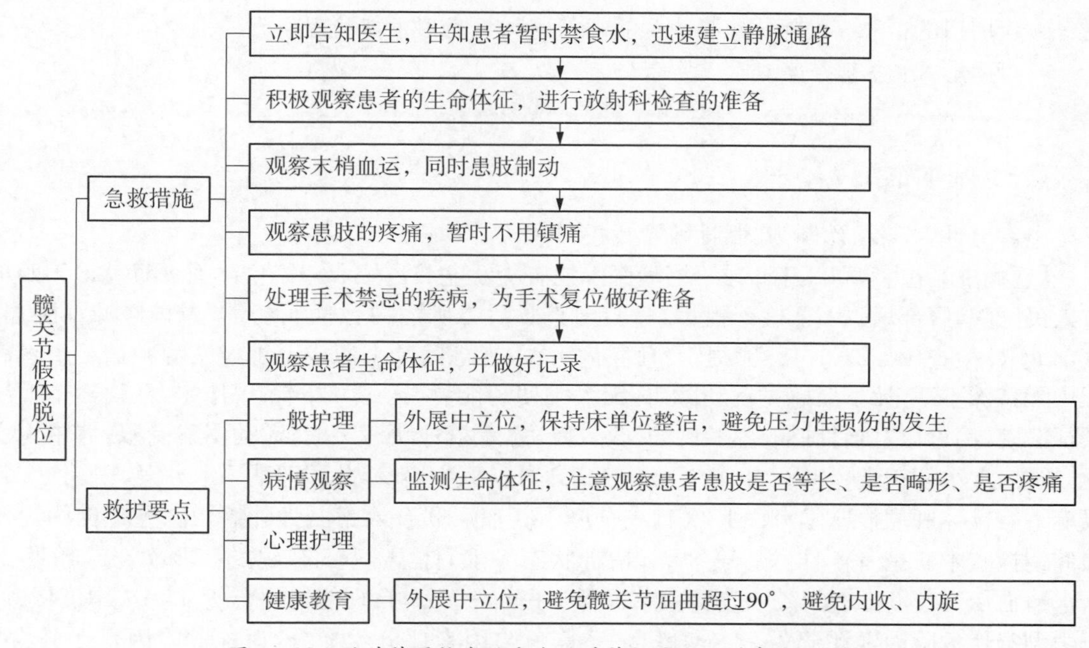

图 3-18　髋关节置换术后突发髋关节假体脱位紧急处理流程

（王　伟）

参考文献

[1] Bakan Ö M, Dastan A E, Yagmuroglu K, et al. Surgical treatment of a traumatic open anterior hip dislocation in a child: A case report and review of 13 cases in the literature [J]. Trauma Case Reports, 2021, 34:100492.

[2] Shigemura T, Miura M, Murata Y. Letter to the editor regarding "Failed reduction of posterior hip dislocation accompanied by femoral head fracture: causes and resolving strategy" [J]. International orthopaedics, 2021, 45(06):1645.

[3] Rouzrokh Pouria, Ramazanian Taghi, Wyles Cody C, et al. Deep Learning Artificial Intelligence Model for Assessment of Hip Dislocation Risk Following Primary Total Hip Arthroplasty From Postoperative Radiographs [J]. The Journal of arthroplasty, 2021, 36(06):2197-2203.

[4] 国际血管联盟中国分部护理专业委员会.住院患者静脉血栓栓塞症预防护理与管理专家共识[J].解放军护理杂志，2021，38(06):17-21.

[5] 罗贯中，张洪.一项基本的保髋手术技术：髋关节外科脱位技术[J].中华解剖与临床杂志，2015，20(05):475-479.

[6] 孙伟，李子荣.关节外科诊治策略[M].北京：科学出版社，2018:220-227.

病例 5
骶骨肿瘤

查房目的：掌握骶骨肿瘤疾病的护理、治疗，提高围术期护理能力
查房形式：护理个案查房

(一) 基本情况

患者男性，47 岁，诊断为"骶骨肿瘤、盆腔肿瘤"。

【现病史】患者 2022 年 9 月于当地医院检查提示盆腔占位，2022 年 10 月 8 日就诊于四川省人民医院，腹部增强 CT 检查提示：盆腔内直肠后方肿瘤占位性病变，考虑神经源性肿瘤。腹部 MRI 检查(2022－10－13)提示：盆腔内占位，考虑间叶来源或者神经来源肿瘤。患者病程中无特殊不适，无下肢感觉运动障碍，无大小便功能异常。2022 年 10 月 23 日就诊于上海长征医院，门诊以"骶骨肿瘤、盆腔肿瘤"收入院，患者精神状态一般，活动明显受限，体重无变化，饮食、大小便正常。2022 年 10 月 25 日请普外科医生会诊，共同评估手术方案，10 月 28 日局麻下行锥体肿瘤栓塞术，10 月 29 日在全麻下行前后联合入路骶骨肿瘤切除重建内固定＋腹腔镜探查术。患者今日术后第 3 天，精神状态一般，体温 37.5 ℃，脉搏 92 次/分，呼吸 22 次/分，血压 106/64 mmHg。患者疼痛(NRS)评分为 2 分，自理能力评分为 45 分，中度依赖。压力型损伤危险因素评分为 24 分，跌倒/坠床危险因素评分为 2 分，血栓危险因素评分为 5 分，营养评分为 3 分，心理评估为紧张。

【既往史】否认高血压史、糖尿病史、冠心病史，2010 年在当地医院行肠癌切除术，术后规律随访。未行特殊辅助治疗，因外伤致右胫骨骨折，行内固定手术治疗。

【个人史】吸烟史 20 余年，200 支/年，无饮酒史。

【家族史】无特殊家族遗传病史。

(二) 辅助检查

1. **体格检查** 双上肢肌力 5 级，右下肢肌力 3 级，左下肢肌力 4 级。

2. **异常实验室检查** 骶尾部 MRI 平扫＋增强(2022－10－24)：骶 4－尾 1 椎骨见骨质破坏伴巨大软组织肿块，向前凸向膀胱，肿块大小约 10.1 mm×12.6 mm×11.1 mm(左右×前后×上下)，T1W1 为等低信号、高信号，邻近膀胱、前列腺受压，肿块侵犯骶 3 以下椎管、邻近肌肉受累。所示：骶 2 水平椎管内见一长径约 6 mm 小圆形水样信号影。

血常规(2022－10－30)：红细胞 3.4×10^{12}/L；白细胞 12.0×10^{9}/L；血红蛋白 96 g/L；C 反应蛋白 15.51 μg/L；D－二聚体 1.01 μg/mL。

血生化(2022－10－30)：白蛋白 23.9 g/L。

血常规(2022－11－2)：红细胞 3.9×10^{12}/L；白细胞 10.3×10^{9}/L；血红蛋白 109 μg/L；C

反应蛋白 94.34 μg/L；D-二聚体 1.03 μg/mL。

（三）护理计划

日期	护理诊断	护理目标、措施	评价
2022-10-29	1. 有出血的危险：与手术创面大，术中失血多有关	护理目标：不发生出血性休克 护理措施： 1. 术前给予患者行 DSA 瘤体血管栓塞，减少术中、术后出血 2. 心电监护监测生命体征、氧饱和度，观察皮肤色泽温度等变化 3. 注意观察引流液色、质、量，观察有无活动性出血。当短时间内有大量血性液或大量无色液引出时，提示可能有活动性出血或脑脊液漏，应立即报告医生，采取有效措施 4. 严密观察尿量，是否<30 mL/h 5. 遵医嘱给予吸氧，保持呼吸道及输氧装置通畅 6. 观察患者血常规变化，如有急性贫血及时治疗，可输注红细胞悬液，同时观察有无输血反应 7. 给予心理护理，为患者讲解治疗成功案例，多倾听，耐心解答疑问，减少情绪波动，增加安全感	11-01 患者血压维持在 98～103/64～72 mmHg，未发生出血性休克
2022-10-29	2. 疼痛：与骶骨肿瘤巨大，术后创面大，平卧时压迫伤口有关	护理目标：患者术后 NRS 疼痛评分≤3 分 护理措施： 1. 观察患者疼痛的性质、部位、持续时间及程度，指导患者分散注意力，排除疼痛刺激源和诱因 2. 与患者交谈，帮助患者做腹部按摩，听音乐转移注意力 3. 让患者尽情表达对疼痛的内心感受，并表示理解，给予鼓励性语言，以增加患者战胜疼痛的勇气 4. 护理操作动作轻柔、集中，尽量减少不必要刺激 5. 遵医嘱使用止痛药物及镇痛泵，告知患者及家属镇痛泵使用方法和注意事项，并评估用药效果	10-30 患者术后 NRS 疼痛评分≤3 分
2022-10-29	3. 肠道功能紊乱：与肿瘤侵犯肠组织，术中牵拉肠组织有关	护理目标：3 天内肠功能恢复正常 护理措施： 1. 遵医嘱术前行肠道准备：术前 3 天无渣流质饮食，术前 1 天口服恒康正清口服液导泻，术前晚及术晨清洁灌肠，直至灌出液澄清为止，术前 1 天及晨口服广谱抗生素 2. 术后嘱患者禁食，待肠道修复，肠功能恢复，肛门排气后逐渐进食流质再半流质食物，静脉补充营养 3. 观察伤口引流液是否混有肠液异常颜色，给予美兰协助诊断，如有异常及时汇报医生，必要时给予肠造瘘 4. 观察患者有无腹痛、腹胀等腹膜刺激症，必要时行腹部 CT 检查 5. 监测体温及血检验情况，观察有无感染征兆 6. 做好肠造口患者相关护理，定时清洁局部皮肤，更换造口袋 7. 做好患者心理护理，减轻焦虑紧张情绪	11-02 患者肛门排气，肠功能恢复

（续表）

日期	护理诊断	护理目标、措施	评价
2022-10-29	4. 营养失调：低于机体需要量与肿瘤疾病消耗、术中出血量大及术后进食量下降有关	护理目标：患者出院前未发生严重营养不良 护理措施： 1. 术前、术后对患者进行营养风险筛查和评估，满足下述任何一项即定义为有严重营养不良风险：①6 个月内体重下降 10%～15%或更多；②患者进食量低于推荐摄入量的 60%，持续>10 天；③体重指数(BMI)<18.5；④血清白蛋白<30 g/L(无肝、肾功能不全) 2. 经评估患者术前存在营养不良风险，嘱患者口服鸡蛋、牛奶、鱼类、蛋白粉等高蛋白质类食物。对于明确有营养不良的患者，可优先选择口服免疫营养补充制剂(包含精氨酸、ω-3 脂肪酸、核糖核酸) 3. 因肿瘤侵犯患者肠道黏膜，术中肠壁破损修补，肠功能紊乱，早期通过中心静脉或周围静脉补充营养，纠正水、电解质失衡，维持内环境的平衡，包括氨基酸、葡萄糖、脂肪乳、白蛋白类。在肠外营养的基础上，肠功能恢复，开始肠内营养，并逐渐增加供给量，最终过渡到全肠内营养。观察患者有无腹痛、腹胀、腹泻等不适 4. 根据患者术后血指标，结合营养评估结果制定营养计划。根据 Harris-Benedict 公式计算患者热量的基础消耗，考虑外科重症患者手术、创伤导致能量消耗大，参照 2016 年美国肠外与肠内营养学会(ASPEN)指南，设定 7 d 内目标热量为 105～125 kJ/(kg・d)，蛋白质 1.2～2.0 g/(kg・d)。热量及实施肠内营养的具体方式由管床医生按照指南、患者病情确定，同时每周 2 次抽血检测患者血常规、生化指标情况	11-02 患者各项营养指标较前明显改善，未发生严重营养不良
2022-10-29	5. 大小便功能障碍：与术中彻底切除肿瘤合并切除骶神经有关	护理目标：患者能掌握排便功能训练措施 护理措施： 1. 做好会阴护理、留置导尿管护理，以及肛周皮肤护理 2. 嘱患者多饮水，多食富含纤维素的食物，防止便秘 3. 指导患者每日进行提肛肌收缩训练：从手术后第一天开始，指导患者呼气时下腹部、会阴及肛门同时收缩，吸气时放松。每次持续收缩 30 秒以上为有效，训练 3 次/天，15 分钟/次 4. 排便反射训练：每日早餐后半小时开始训练排便，无论有无便意均定时练习 15 分钟，以促进大脑皮质建立排便反射 5. 晨起和睡前进行腹部按摩，以脐为中心顺时针按摩腹部，每次 10～15 分钟以促进肠蠕动 6. 留置尿管者，按照留置尿管常规护理，在患者积极参与配合下，当其有尿意或膀胱充盈至平脐时放尿，并嘱患者有意识地参与排尿，以促进相关神经肌肉的参与，从而产生排尿感和排空感 7. 如患者出现大小便失禁，要做好肛周护理及保护伤口避免感染	11-01 患者掌握排便功能训练措施

（续表）

日期	护理诊断	护理目标、措施	评价
2022-10-29	6. 潜在并发症：脑脊液漏与术中误伤硬脊膜或硬脊膜切开后缝合不严密有关	护理目标：患者低颅压症状消失 护理措施： 1. 伤口引流管可给予常压引流或拔管处理，伤口处用厚敷料换药局部加压包扎 2. 保持伤口敷料清洁干燥，有渗出随时换药，加大抗生素的用量，防止感染 3. 避免剧烈咳嗽、用力排便等增高腹压的动作 4. 体位护理：脑脊液漏患者多有头痛主诉，绝对卧床，可采取去枕平卧或侧卧位 5. 遵医嘱给予用药补液，如应用可通过血脑屏障的广谱抗菌药物，以及白蛋白、氨基酸、血浆等。可使用减少脑脊液生成的药物，如乙酰唑胺（醋氮酰胺） 6. 必要时医生根据患者病情给予放置腰大池引流管进行引流，引流量 200～300 mL/d，引流至伤口愈合无脑脊液渗漏，护理人员做好相关导管的观察与护理	11-02 患者未发生明显低颅压症状
2022-10-29	7. 潜在并发症：伤口感染与伤口渗血渗液、引流不畅、伤口位置靠近会阴部及肛门、大小便污染有关	护理目标：住院期间不发生伤口感染 护理措施： 1. 密切监测患者体温，保持引流管在位通畅，有效引流，观察引流液的色、质、量 2. 查看患者伤口敷料情况，发现渗血渗液及时通知医生换药。一旦发生感染，遵医嘱合理使用抗生素，配合医生进行伤口冲洗 3. 如上述方法仍不奏效，遵医嘱完善术前准备清创处理 4. 遵医嘱改善术后营养和纠正贫血，增强人体抗感染能力	11-02 患者出院时未发生伤口感染
2022-10-29	8. 有血栓的危险：与手术创伤、恶性肿瘤、长时间卧床有关	护理目标：患者住院期间不发生血栓 护理措施： 1. 术后 24 小时内进行血栓危险因素评估。总评分≥5 分为超高危人群，进行血栓高危预报，并班班监控 2. 抬高术侧肢体，观察记录术侧肢体末梢循环并记录。必要时测量肢体周径并记录。一旦发现术侧肢体肿胀，应及时发现病情变化汇报医生 3. 指导患者做肢体主动活动，如下肢做踝泵运动，以促进血液回流。同时家属也可以进行下肢向心性的按摩，以促进血液回流 4. 鼓励患者术后多饮水 5. 遵医嘱给予物理预防措施：梯度压力弹力袜、间歇充气加压装置等，利用压力促使下肢静脉血流加速，减少血液淤滞，降低术后下肢 DVT 形成的风险，且不增加肺栓塞事件的发生率 6. 遵医嘱执行药物预防措施：VTE 风险分度中、高危患者，推荐与药物预防联合应用，并密切观察患者有无皮下出血等出血倾向 7. 急救处理：一旦确诊，绝对卧床休息，患肢抬高制动，禁止按摩挤压。遵医嘱给予高流量吸氧，遵医嘱行抗凝、溶栓、止痛等治疗	11-02 患者住院期间未发生血栓

（续表）

日期	护理诊断	护理目标、措施	评价
2022-10-29	9. 有皮肤完整性受损的危险：与术后长期卧床、恶性肿瘤全身营养状况较差、骶尾部血运差有关	护理目标：患者住院期间未发生压力性损伤 护理措施： 1. 避免局部皮肤长时间受压，鼓励或协助患者每2～4小时翻身一次，翻身时切忌拖、拉、推，以防擦破皮肤。每次更换体位时都应注意观察并按摩压疮好发部位 2. 保持床铺的平整和干净，及时清理皮肤碎屑 3. 勤擦洗，注意保持患者皮肤清洁、干燥，但不要用热水和强力皂来清洁皮肤，并避免大小便浸渍皮肤 4. 注意观察患者患肢血液循环和手指活动情况，及时调整夹板松紧度，以保持1cm为宜，预防固定部位皮肤受压和受损，保持有效的外固定 5. 汗湿衣裤及时给予患者更换，防止着凉 6. 鼓励摄入充足的营养物质和水分	11-02 患者未发生压力性损伤

（四）健康指导

1. 肢体被动功能锻炼 术后当日开始按摩双下肢腓肠肌，由下至上，2～3次/日，30分钟/次。手术当日即可做床上四肢及关节活动，指导家属给予双下肢向心性按摩，使用梯度压力弹力袜，预防深静脉血栓。

2. 肢体主动功能锻炼

（1）踝泵运动：模拟踩汽车油门动作，踝关节尽量向上或向下屈曲或伸展，10次/小时，主要锻炼小腿肌肉及踝关节。

（2）等长股四头肌收缩锻炼：双腿伸直，脚趾朝向天花板，收缩大腿肌肉，使膝下压，屏2～3秒后放松，10次/小时，主要锻炼大腿肌肉。

（3）直腿抬高运动：患者取仰卧位，膝关节伸直，足背伸直腿上举，抬腿幅度适当并保持1～5秒后将腿缓慢放下，先单腿后双腿交替。可从40°开始，逐渐增大直到抬高＞70°为止，5～10组/次，5～6次/日。开始时抬腿次数不能太多以免因神经根水肿而加剧疼痛。

（4）收臀运动：向内收紧臀部肌肉，屏2～3秒后放松，10次/小时，主要锻炼臀部肌肉。

（5）膝关节伸屈运动：膝关节伸屈缓慢交替进行，10次/小时，主要锻炼膝关节活动。

3. 呼吸功能训练

（1）缩唇呼吸运动：嘱患者由鼻深吸气直到无法吸入为止，稍屏息1～2秒，缩唇如吹口哨那样，由口缓慢呼出，吐气时完全排空。每天6～8次，每次10分钟，每做5次深呼吸后休息一下。

（2）腹式呼吸：患者取仰位，两膝轻轻弯曲，以使腹肌松弛。患者一手放在胸骨柄部，以控制胸部起伏，另一手放在腹部，以感觉腹部隆起程度，在呼气时用力向上向内推压，帮助腹肌收缩。由鼻子深吸气时腹部徐徐凸隆至不能再吸入气体，憋气约2秒，收紧腹部肌肉，然后缩唇慢呼气至腹部凹陷，呼气时间是吸气时间的2倍。

（3）吹气球练习：深吸一口气，再均匀吐出，2次/日，10～20下/次。

4. 饮食指导 给予健康饮食，高蛋白质、高维生素、补铁、易消化饮食。多吃蔬菜水果、多喝水，多补充优质蛋白质食物（家禽、鱼、虾、蛋类、豆制品），忌食用：活血（如人参、西洋参、桂圆、红枣）、辛辣刺激的食物，戒烟。

5. 生活指导　嘱患者睡软硬适中的床铺；外出和行走时需戴腰围，防止内固定的松动；坚持腰骶肌锻炼，防止肌肉萎缩；增强自我保护意识，纠正不良姿势；拾物时应屈膝下蹲，2 个月内不弯腰，半年内避免重体力劳动；穿平跟鞋；如有不适，及时就诊。

6. 出院指导　出院后应继续佩戴腰围 6～8 周（卧床不戴，练习蹲坐的时间视病情而定），嘱患者出院后加强功能锻炼，避免剧烈活动，防止再次受伤。2～3 个月门诊复查。

（五）重点知识速递

速递 1　骶骨肿瘤的定义

目前临床上把原发于或转移至骶骨区域骨结构、神经系统及周围软组织的肿瘤统称为骶骨肿瘤。骶骨常见的原发良性肿瘤有骨母细胞瘤、动脉瘤样骨囊肿等；原发交界性肿瘤包括脊索瘤、骨巨细胞瘤等；而原发恶性原发性肿瘤则包括骨肉瘤、软骨肉瘤等。骶骨的转移癌较少见，多数由肾癌、前列腺癌周围播散所致。据相关统计，在骨肿瘤当中，良性骶骨肿瘤的发病率是 1.16%，而恶性骶骨肿瘤的病发率是 3.91%。因为发病部位较为特殊，且发展的时间较为缓慢，发生的位置比较深，骶骨肿瘤的早期症状大多数为不典型，容易为患者所忽视，就诊时肿瘤往往已生长至很大，所以临床上很难为骶骨肿瘤做出及时且正确的诊断。

速递 2　骶骨肿瘤的临床表现

骶骨肿瘤的早期症状往往不明显，主要包括骶尾部、会阴区酸痛不适，容易被患者忽略；而中晚期随着肿瘤体积增大，破坏骨质，压迫神经、血管并侵入盆腔、腹腔，患者会出现一系列局部及全身症状：

（1）全身症状：以臀部或者腰部胀痛、酸痛及持续性疼痛为多见，会存在括约肌功能障碍及放射痛等现象。中晚期可出现体重下降、纳差、恶病质等。

（2）局部症状：早期主要为骶尾部、会阴区压痛和肿胀，骶骨尾部或者臀部可触及弹性肿块，触摸则为乒乓球样触觉，并存在轻微的压痛感，局部皮温一定程度升高，肛门指诊能触及到直肠黏膜在骶骨肿瘤的表面滑动，一部分患者会存在下腹部扪及肿块等症状。高度恶性的肿瘤患者往往会存在较为严重的压痛、疼痛感，肿瘤在身体内迅速生长，然而肛门指诊时却往往发现肿瘤体积并不甚大。肿瘤侵犯腰骶神经后患者可能会出现下肢疼痛、麻木，会阴区麻木、大小便功能障碍及性功能障碍。肿瘤压迫髂静脉、下腔静脉会导致下肢水肿甚至湿性坏疽。压迫直肠可能导致便秘、直肠穿孔、感染等并发症状。

速递 3　骶骨肿瘤术前行腹主动脉球囊置管的机制与护理

（1）机制：采用 Seldinger 技术经右股动脉穿刺置入合适的双腔球囊导管于肾动脉远端和腹主动脉分叉近端之间（图 3－19、3－20），骶骨肿瘤切除术开始前用生理盐水或造影剂充盈球囊，达到阻断腹主动脉、减少术中出血的目的。

（2）术后护理：

1）体位护理：保持下肢水平位并用枕头垫高，可以向患侧适当侧身；鼓励足踝泵运动，促进下肢血液回流。

2）妥善固定导管：检查贴膜是否完整，有无松脱；查看导管刻度，有无导管移位；不要牵拉导管。

3）观察尿量：动态记录患者尿量，谨防出现无尿少尿，少尿＜400 mL/24 h，无尿

＜100 mL/24 h。

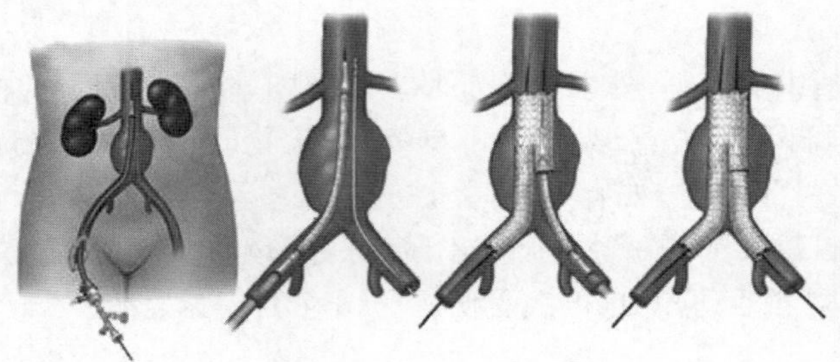

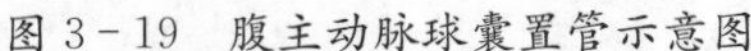

图 3-19 腹主动脉球囊置管示意图

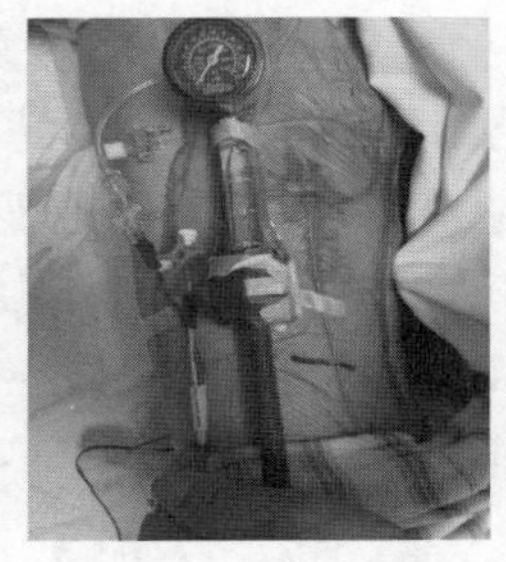

图 3-20 辅助动脉球囊置管术后

4）末梢循环观察：重点观察部位色泽、温度、运动、感觉、肿胀程度、动脉搏动强度、毛细血管充盈程度。

5）拔管后护理：加压固定期间 2～4 小时松解一次，24 小时后解除加压绷带；定期翻身，简单的下肢锻炼；穿刺局部 2 kg 沙袋按压固定 6 小时，绷带“8”字加压固定 24 小时，其间穿刺侧关节不能屈曲。

速递 4 骶骨肿瘤术后突发大出血紧急处理流程

由于骶骨周围血供丰富，骶骨手术创面大、术中失血多，且术后伤口内易出现活动性出血，骶骨肿瘤术后早期患者最易出现的并发症就是失血性休克。因此有效、准确且连贯的急救措施（图 3-21）对降低患者并发症与病死率、挽救患者生命具有重要意义。

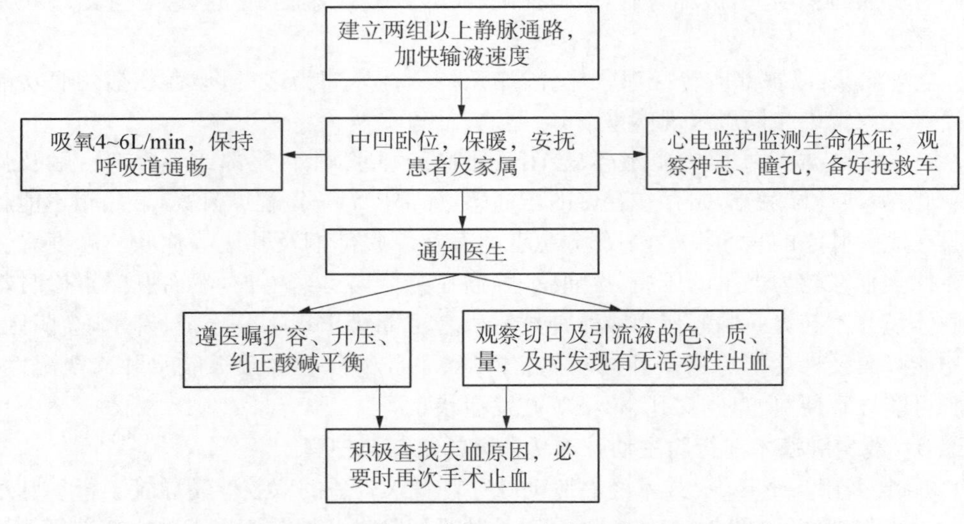

图 3-21 骶骨肿瘤术后突发大出血紧急处理流程

（李晓林）

参考文献

[1] Stephens M, Gunasekaran A, Elswick C, et al. Neurosurgical Management of Sacral Tumors: Review of the Literature and Operative Nuances [J]. World Neurosurg, 2018, 116:362-369.

[2] 郭卫，尉然. 中国骶骨肿瘤外科治疗的进步[J]. 中华骨与关节外科杂志，2018，11(04)：241-251.

[3] 陈淑芳,雷飞雨.骶骨肿瘤切除术的围手术期护理体会[J].中西医结合护理(中英文),2017,3(05):165-166.
[4] 谭桃,郑舒娟,李晓林,等.骶骨肿瘤术前腹主动脉血管阻断患者的围手术期护理[J].当代护士(下旬刊),2018,25(09):105-106.
[5] 中华医学会骨科学分会,中国骨科大手术静脉血栓栓塞症预防指南[J].中华骨科杂志,2016,36(02):65-71.
[6] 佚名.中国骨肿瘤大手术加速康复围手术期管理专家共识[J].中华骨与关节外科杂志,2019,12(05):7.
[7] 陈凛,陈亚进,董海龙,等.加速康复外科中国专家共识及路径管理指南(2018 版)[J],中国实用外科杂志,2018,38(01):1-4.
[8] 唐焱,高鹏,屠重棋,等.中国骨科手术加速康复切口管理指南[J],中华骨与关节外科杂志,2018,11(01):1-8.
[9] 中国医师协会骨科医师分会、中国医师协会骨科医师分会《脊柱手术硬脊膜破裂及术后脑脊液渗漏的循证临床诊疗指南》编辑委员会,中国医师协会骨科医师分会骨科循证临床诊疗指南:脊柱手术硬脊膜破裂及术后脑脊液渗漏的循证临床诊疗指南[J],中华外科杂志 2017,55(2):86-89.
[10] 卢炜,向阳,庄景义,等.腹主动脉内球囊阻断在骨盆及骶骨肿瘤切除重建术中的应用[J].中华骨与关节外科杂志,2018,11(08):614-616+621.
[11] 毛丽,刘姗姗,张迪.结构化护理团队干预对急诊失血性休克患者急救效率、预后的影响[J].全科护理,2022,20(08):1057-1060.

病例 6
颈 椎 病

查房目的：掌握颈椎病的护理、治疗预案，提高颈椎术后并发症应急处理能力
查房形式：护理个案查房

(一) 基本情况

患者男性，65 岁，诊断为"颈椎病"。

【现病史】患者于半年前无明显诱因下出现双上肢疼痛麻木无力，劳动时加重，休息时可缓解。当地颈椎 MRI 检查提示："颈椎 3/4、4/5 椎间盘突出"。为求进一步诊治就诊，于 2021 年 3 月 21 日门诊以"颈椎病"收入院。2021 年 3 月 24 日在全麻下行"颈椎间盘切除椎间植骨融合术＋脊髓神经根粘连松解术＋椎管扩大减压术"。术后带回导管有：颈部伤口负压引流管、留置导尿管。今天为术后第一天，患者血栓危险因素评分为 4 分，跌倒/坠床危险因素评分为 2 分，导管滑脱危险因素评分为 4 分，压力性损伤危险因素评分为 28 分，危重患者预警评分为 9 分，肺栓塞评分为 2 分，心理反应评估为紧张，双上肢肌力为 4 级。

【既往史】有"高血压"病史 10 年，口服硝苯地平缓释片 1 片/天，无糖尿病史，无输血史，无过敏史，无手术史。

【个人史】平时偶尔锻炼。育有一女，身体健康，平日家庭和睦。住院期间女儿照顾。家庭经济能力一般，住院有医保。

【家族史】无特殊家族遗传病史。

(二) 辅助检查

1. 体格检查 肌力检查(2021－03－21)：双上肢肌力 4 级。

2. 异常实验室检查 颈椎正侧片(外院)：颈椎 3/4、4/5 椎间盘突出。

颈椎 MRI(外院)：颈椎 3/4，4/5 椎间盘突出，相应节段脊髓压迫。

B 超(2021－03－21)：脂肪肝。

血常规(2021－03－22)：总胆红素 27 μmol/L(0－24)，总白蛋白 62 g/L，白蛋白 38 g/L。

(三) 护理计划

日期	护理诊断	护理目标、措施	评价
2021－03－21	1. 紧张：与担心疾病与预后不良有关	护理目标：患者紧张减轻 护理措施： 1. 向患者讲解有关手术的目的及转归方面的知识，让患者认识到手术治疗的必要性	03－22 患者紧张感减轻，积极配合治疗

（续表）

日期	护理诊断	护理目标、措施	评价
2021-03-21	1. 紧张：与担心疾病与预后不良有关	2. 鼓励患者表达自己内心感受，说出对手术、用药、生活方面的要求，给予合理满足 3. 对手术可能导致的不适及并发症，在术前做充分的交待，以取得患者及家属的理解与合作 4. 予以心理护理，为患者提供安静舒适的环境，调节温度维持在 18～22℃，湿度 50%～60% 5. 采取现身说法，介绍同种病例的患者的治疗效果，让患者有安全感	03-22 患者紧张感减轻，积极配合治疗
2021-03-21	2. 疼痛：与疾病本身及手术创伤有关	护理目标：患者能讲出疼痛程度和止痛效果，达到有效止痛 护理措施： 1. 观察患者疼痛的部位、程度、性质及持续时间，疼痛发生时的伴随症状及心理反应，给予疼痛评分 2. 指导并帮助患者转移注意力和实施松弛疗法，如听音乐等 3. 指导并协助患者采取较舒适的体位或姿势以缓解疼痛 4. 减少或限制增加疼痛的因素，指导并协助患者采取较舒适的体位 5. 向患者及家属讲解手术方式、术前需要注意及准备的事项 6. 稳定情绪，减轻心理压力使之面对现实，增加患者对疼痛的耐受性 7. 疼痛评分≥4 分遵医嘱使用止痛剂，观察止痛效果及药物副作用	03-25 患者疼痛有所缓解并能说出疼痛的分值
2021-03-21	3. 有跌倒/坠床的危险：与患者疾病有关	护理目标：患者未发生跌倒/坠床现象 护理措施： 1. 告知患者及陪护跌倒/坠床注意事项、跌倒相关危险性，引起重视 2. 24 h 专人陪护，做到患者走到哪陪护跟到哪 3. 向患者及陪护讲解相关注意事项和预防措施 4. 床尾悬挂安全警示牌，床两侧架床栏 5. 嘱患者下床穿防滑拖鞋，下床有人搀扶。告知患者呼叫铃的使用方法，指导患者如家属不在身边，可以按呼叫拉铃 6. 班班床旁交班。及时巡视病房，加强宣教	03-26 患者未发生跌倒/坠床现象
2021-03-24	4. 潜在并发症：窒息	护理目标：患者呼吸通畅，未发生窒息 护理措施： 1. 术前适应性准备：术前作气管推移训练 2. 给予氧气吸入，密切观察呼吸的频率，节律及深度，有无呼吸困难等缺氧症状，监测血氧饱和度 3. 观察切口敷料渗血情况，警惕血肿压迫脊髓、气管引起窒息 4. 保持引流通畅，观察引流液的颜色、性状、量 5. 一旦发现血肿压迫，出现呼吸困难、烦躁、气促、发绀等窒息先兆。立即汇报医生予以紧急处理 6. 术后 4 小时后进食温凉流质饮食（进食流质—半流质—软食），饮水、进食速度宜慢且均匀，观察有无呛咳 7. 遵医嘱使用脱水剂和少量激素，以减轻颈部脊髓水肿，防止窒息	03-26 患者呼吸通畅，未发生窒息

（续表）

日期	护理诊断	护理目标、措施	评价
2021-03-24	5. 潜在并发症：脊髓神经功能障碍	护理目标：患者未出现脊髓神经功能障碍 护理措施： 1. 脊髓功能障碍，立即配合医生进行处理 2. 密切观察切口情况：检查患者颈部伤口及周围有无肿胀 3. 观察引流管情况：保持颈部伤口引流管引流通畅 4. 遵医嘱使用甲泼尼龙、脱水药以减轻脊髓水肿	03-26 患者四肢活动正常，未出现脊髓神经功能障碍
2021-03-24	6. 潜在并发症：出血与手术创伤、凝血功能障碍患者创面渗血有关	护理目标：患者伤口引流通畅 护理措施： 1. 密切观察患者伤口有无渗血，颈部伤口周围皮肤有无肿胀，如有异常及时通知医生 2. 密切观察伤口引流管是否通畅和引流液的量及颜色变化 3. 遵医嘱监测血压、脉搏、呼吸的变化和临床表现 4. 密切关注患者的主诉及四肢活动情况	03-26 患者伤口无渗血，引流正常
2021-03-24	7. 潜在并发症：引流不畅	护理目标：患者伤口无渗血，引流通畅 护理措施： 1. 密切观察患者伤口有无渗血，颈部伤口周围皮肤有无肿胀，如有异常及时通知医生 2. 密切观察伤口引流管是否通畅和引流液的量及颜色变化 3. 遵医嘱监测血压、脉搏、呼吸的变化和临床表现 4. 密切关注患者的主诉及四肢活动情况	03-26 患者伤口无渗血，引流液正常
2021-03-24	8. 排尿形态的改变：与全麻后排尿反射障碍有关	护理目标：患者能适应留置导尿、拔除尿管后小便能自解 护理措施： 1. 妥善固定导尿管，保持导尿管引流通畅。防止受压、扭曲、牵拉、折叠、滑脱，如有异常应及时处理 2. 鼓励患者多饮水，每日饮水量达 2 000 mL 以上，以稀释尿液达到冲洗膀胱的作用 3. 每日会阴护理两次，保持会阴部清洁，定期更换尿袋 4. 指导患者进行膀胱功能训练	03-25 拔除导尿管，患者小便自解
2021-03-24	9. 自理能力的下降：与患者术后卧床有关	护理目标：患者卧床期间生活需要得到满足 护理措施： 1. 协助患者床上擦浴，协助患者晨晚间护理。对患者进行心理疏导，主动发挥自我护理的能力，做些力所能及的事情 2. 去除外来压力对患者的影响 3. 床旁备好呼叫器。常用物品（如纸巾、毛巾、便壶等）放在患者触手可及的地方 4. 提供患者适当的辅助器材，帮患者修剪指甲，胡子 5. 协助患者更衣、换衣、抠纽扣等活动，鼓励患者穿宽松的衣服 6. 协助患者最舒适的安全就餐体位 7. 置食物于患者的视线范围内	03-25 患者生活需要基本满足

（续表）

日期	护理诊断	护理目标、措施	评价
2021－03－24	10. 潜在并发症：有感染的危险	护理目标：在院期间无感染 护理措施： 1. 做好预防感染的各项措施，如加强消毒隔离制度，坚持无菌操作，避免交叉感染 2. 加强患者营养支持、给予营养丰富的易消化饮食，增强患者抗感染能力 3. 保持皮肤干燥，经常翻身、按摩，防止皮肤破损 4. 保持伤口敷料清洁，定期清洁换药，如有渗出，及时换药。密切观察患者感染的征象，发现问题及早处理	03－27 住院期间患者未发生感染

（四）健康指导

1. 饮食指导　给予患者高蛋白质、高纤维、高维生素（瘦肉、鸡蛋白、鱼汤、鸽子汤、各种蔬果）、低脂肪的食物，嘱多饮水。

2. 疾病知识指导　所有颈脊髓损伤导致四肢功能障碍患者都需进行针对性功能锻炼，包括四肢各组肌群肌力训练，手部的精细动作、灵活性训练（对指、抓拿等），双足灵活性训练等。

3. 安全指导　提倡健康的生活方式，3个月内起床活动佩戴颈托。做好防跌倒安全措施的落实，要求患者下床行走要有家属陪同，患者下床前，在床上一定要把颈托带起来，先坐起来，头不晕才能下床，第一次下床，一定要先坐15～20分钟，待适应了不晕了，才下床，第一次就在床边站一会（5分钟左右），后面下床慢慢行走，增加活动量，只要下床活动旁边必须要有家属陪护，防止行走过程中，头晕摔倒，注意安全。

4. 心理支持　伴脊髓损伤患者术后康复期较长，部分患者术后改善不佳，无论是经济还是生理、心理上都承受着极大的压力，应进行恰当的解释，充分的沟通，积极的鼓励，帮助其树立战胜疾病的信心。

5. 用药指导　做好出院带药服用的宣教，讲解服用方法、药物的疗效及可能引起的副作用。

（五）重点知识速递

速递1　颈椎病的定义

颈椎病（cervical spondylopathy，CSM）又称颈椎综合征，是由于颈椎间盘、颈椎骨关节及其相关的肌肉、韧带、筋膜所发生的退行性病变及其继发性改变，刺激或压迫了周围的脊髓、神经、血管等组织，由此产生的一系列临床症状和体征的综合症候群。

速递2　颈椎病的分型及临床表现

（1）神经根型颈椎病：颈椎病中神经根型发病率最高（50%～60%）。

1）临床表现开始多为颈肩痛，短期内加重，并向上肢放射。放射痛范围根据受压神经根不同而表现在相应皮节。皮肤可有麻木、过敏等感觉异常，同时可有上肢肌力下降、手指动作不灵活等症状。

2）检查可见患侧颈部肌痉挛，故头喜偏向患侧，且肩部上耸。病程长者上肢肌可有萎缩，局部有压痛。患肢上举、外展和后伸有不同程度受限。上肢牵拉试验阳性，压头试验阳性。神经系统检查有较明确的定位体征。

3）X线片显示颈椎生理前凸消失，椎间隙变窄，椎体前、后缘骨质增生，钩椎关节、关节突关节增生及椎间孔狭窄等退行性改变征象。CT或MRI可见椎间盘突出、椎管及神经根管狭窄及脊神经受压情况。

（2）脊髓型颈椎病：占颈椎病的10%～15%。脊髓受压早期，由于压迫物多来自脊髓前方，故临床以侧束、锥体束损害表现突出。此时颈痛不明显，而以四肢乏力，行走、持物不稳为最先出现的症状。随病情加重发生自下而上的上运动神经元性瘫痪。X线平片表现与神经根型相似。脊髓造影、CT、MRI可显示脊髓受压情况。

（3）交感神经型颈椎病：颈椎各种结构病变的刺激通过脊髓反射或脑-脊髓反射而发生一系列交感神经症状：①交感神经兴奋症状：如头痛、头晕、视力下降、瞳孔扩大或缩小、眼后部胀痛；心跳加速、心律不齐、心前区痛和血压升高；出汗异常及耳鸣、听力下降，发音障碍等；②交感神经抑制症状：主要表现为头昏、眼花、流泪、鼻塞、心动过缓、血压下降及胃肠胀气等。X线、CT、MRI等检查结果与神经根型颈椎病相似。

（4）椎动脉型颈椎病：临床表现如下。①眩晕：为本型的主要症状，可表现为旋转性、浮动性或摇晃性眩晕；②头痛：主要表现为枕部、顶枕部痛，也可放射到颞部；③视觉障碍：为突发性弱视或失明、复视，短期内自动恢复；④猝倒：是椎动脉受到刺激突然痉挛引起；⑤其他：还可有不同程度运动及感觉障碍，以及精神症状。

颈椎病除上述四种类型外，尚可同时有两种或多种类型的症状同时出现，将此称为“复合型”。

速递3　颈椎病的治疗

颈椎病治疗一般分为手术治疗和非手术治疗。颈椎病早期可试用非手术疗法，主要为休息、颈围保护（图3-22）、颈部牵引（图3-23）及药物疗法等；颈部可行轻手按摩或理疗，但切忌推拿，特别为手法较重的推搬及复位等动作。

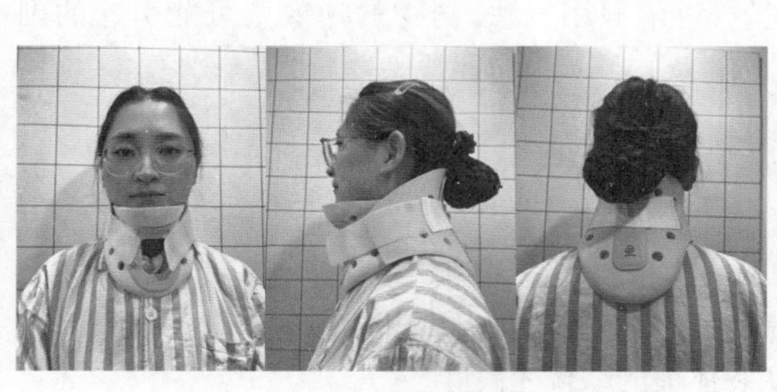

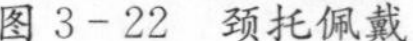
图3-22　颈托佩戴

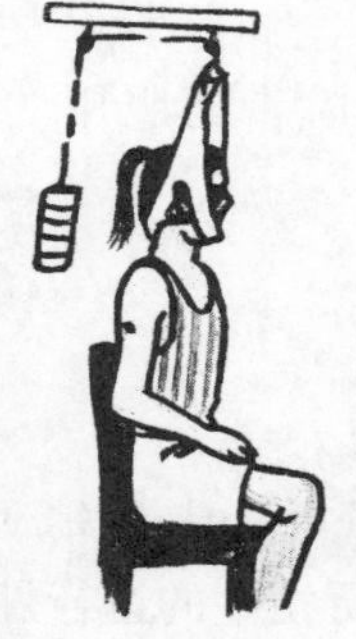

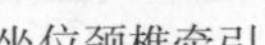
坐位颈椎牵引

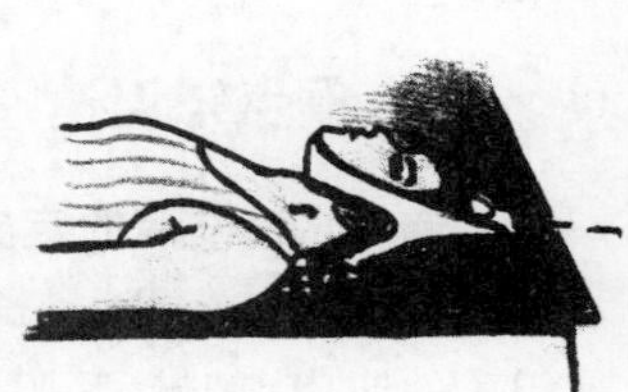

卧位颈椎牵引

图3-23　颈部牵引

随着人们对生活质量要求的提高和医保制度的改革，手术所占比例正在逐步提高，凡具有以下情形之一者应当考虑手术：①颈脊髓受压症状明显，磁共振或CTM等也已证明脊髓明显受压；②病程较长，症状不断加重而又诊断明确者；③脊髓受压症状虽为中度或轻度，但非手术疗法治疗1～2个疗程以上没有改善而又影响工作和正常生活者。

速递 4　颈椎术后发生窒息因素

(1) 颈部深部血肿:多发生于术后 24 小时内。主要由于术中血管结扎不牢、骨质创面渗血等,术后引流不畅,造成颈深部血肿,血肿压迫气管而引起呼吸道梗阻。

(2) 脊髓水肿平面上升:术中对脊髓的刺激使脊髓和脊神经水肿,波及或刺激延髓呼吸中枢,引起呼吸抑制、呼吸肌麻痹,多见于颈椎脊髓损伤术后 3～5 天。

(3) 分泌物堵塞上呼吸道:由于长时间的麻醉及随后的肺膨胀不全,术后疼痛使患者难以主动咳痰或深呼吸,最终导致呼吸道分泌物增多,排痰不畅,是呼吸道梗阻的主要原因。

(4) 喉头水肿:全麻长时间气管插管、颈椎前路手术长时间牵拉气管食管等会引起喉头水肿。

速递 5　颈椎术后发生窒息的临床表现及急救处理

(1) 颈部深部血肿:①临床表现:多见于术后 12～24 小时内,患者自述呼吸费力、胸闷、气促、憋气,颈部有压迫感,氧饱和度下降,检查颈部伤口周围张力大、引流液量少,挤压引流管未见血性液流出。患者同时会出现四肢感觉、运动功能障碍或进行性加重;②急救处理:通知医生抢救并立即给予加大吸氧流量,去枕开放气道,准备好切开缝合包和负压吸引装置,配合医生进行床旁伤口拆线去除颈深部血肿。同时给予心电监护,必要时给予简易呼吸器辅助呼吸,待呼吸情况改善后,完善术前准备送手术室进一步探查处理。

(2) 脊髓水肿平面上升:①临床表现:患者出现呼吸困难、氧饱和度下降,但无鼻翼翕动、吸气三凹症等梗阻性呼吸困难的体征,同时伴有四肢感觉、运动障碍或进行性加重,检查颈部伤口无肿胀、伤口引流管正常,应考虑是中枢性呼吸困难;②急救处理:通知医生抢救并立即加大吸氧流量,在医生未到场前可先将患者输液组里激素类如甲泼尼龙、脱水类如甘露醇等先输上。同时给予心电监护,必要时给予简易呼吸器辅助呼吸,待医生到场后进一步配合抢救。待呼吸情况改善后,完善术前准备送手术室进一步探查处理。

(3) 分泌物堵塞上呼吸道:①临床表现:患者突然呼吸困难、口唇发绀、鼻翼翕动、氧饱和度下降、喉头痰鸣音明显、听诊主支气管湿啰音,提示痰液阻塞。严重时意识丧失。检查颈部伤口无肿胀、伤口引流管正常,无四肢感觉、运动功能障碍;②急救处理:通知医生抢救并立即协助患者翻身侧卧、拍背鼓励咳痰,清理口腔鼻腔分泌物,无效即经口/鼻吸痰,同时提高氧流量。给予心电监护,必要时给予简易呼吸器辅助呼吸。配合医生进行紧急气管插管或气管切开等抢救。

(4) 喉头水肿:①临床表现:突发严重吸气性呼吸困难、三凹征、嘴唇发绀等症状,检查颈部伤口无肿胀、伤口引流管正常,无四肢感觉、运动功能障碍。吸痰时无痰液吸出,医生气管插管时可发现口腔、咽部、喉头水肿,气管插管困难;②急救处理:通知医生抢救并立即给予开放气道,加大氧流量吸氧,给予激素类雾化吸入,在医生未到场前可先将患者输液组里激素类如甲泼尼龙、脱水类如甘露醇等先输上,待医生到场后遵医嘱给予其他抢救药物。同时给予心电监护,必要时给予简易呼吸器辅助呼吸。同时准备好负压吸引装置、气管切开包等物品,经以上措施无缓解者立即配合医生进行气管切开。

速递 6　颈椎术后突发窒息的紧急处理流程

患者一旦出现颈部增粗、伤口局部张力高、呼吸困难、口唇发绀、鼻翼翕动、血氧饱和度下降、四肢感觉运动呈现持续麻木、运动功能减退,均提示紧急危险信号,应立即呼唤医生。立即将患者去枕平卧位,松解衣领,清理口鼻腔分泌物、义齿及呕吐物。及时用吸痰器吸出呼吸道内的痰及呕吐物,保持呼吸道通畅。面罩加压吸氧,心电监护,必要时简易呼吸器辅助呼吸。建立一路静脉通路,准备好抢救物品及药品,积极配合医生进行紧急救治。配合医师床边拆除颈部切口缝线,取出血块,减轻压迫。密切观察血氧饱和度,如若高流量氧气吸入后,血氧饱和度仍在85%以下,应立即通知麻醉科,准备气管插管或切开、呼吸机辅助呼吸。遵医嘱做好急诊术前准备。严密观察病情变化并做好抢救记录(图 3-24)。

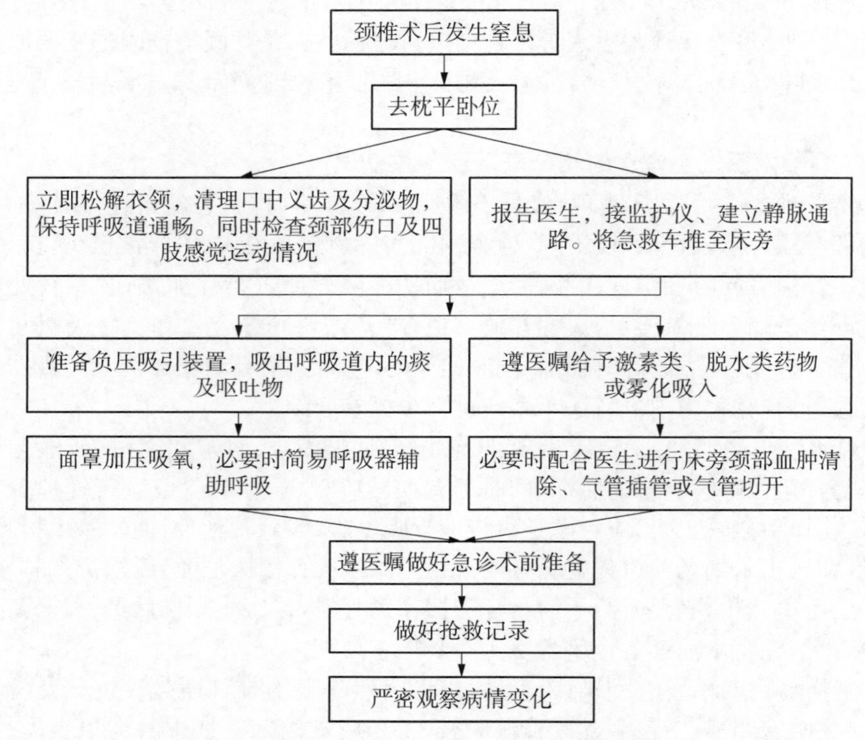

图 3-24　颈椎术后突发窒息的紧急处理流程

(戴晓洁)

参考文献

[1] 丁琛,洪瑛,王贝宇等.颈椎前路手术加速康复外科实施流程专家共识[J].中华骨与关节外科杂志,2019,12(07):486-497.
[2] 岳寿伟,魏慧,邵山.颈椎病评估与康复治疗进展[J].中国康复医学杂志,2019,34(11):1273-1277.
[3] 杨子明,李放,陈华江.颈椎病的分型、诊断及非手术治疗专家共识(2018)[J].中华外科杂志,2018,56(06):401-402.
[4] 李野,陈晶,高忠文,等.颈椎前路手术后早发性硬膜外血肿的早期诊断和治疗[J].中华骨科杂志,2016,36(17):1076-1084.
[5] 李建垒,曹向阳,宋永伟.保守治疗神经根型颈椎病的研究现状[J].中国医药导刊,2020,22(09):607-610.
[6] 中国康复医学会颈椎病专业委员会,上海市社区卫生协会脊柱专业委员会.颈椎病牵引治疗专家共识[J].中国脊柱脊髓杂志,2020,30(12):1136-1143.

病例 7
肾　结　石

查房目的： 掌握肾结石疾病的临床表现、治疗、经皮肾镜钬激光碎石取石术的围手术期护理、健康指导，提高经皮肾镜钬激光碎石取石术围手术期护理能力

查房形式： 护理个案查房

（一）基本情况

患者男性，65 岁，诊断为“右肾结石”。

【现病史】患者因右侧腰部疼痛不适 1 月余，B 超检查示：右肾结石。患者患病以来有右侧腰部疼痛不适，无尿频、尿急，尿痛，有肉眼血尿，为求进一步治疗，于 2021 年 3 月 7 日由门诊收住入泌尿外科，根据病情及自理能力评分为 80 分，给予二级护理，普食。完善各项术前检查，于 2021 年 3 月 9 日在全麻下行经皮肾镜钬激光碎石取石术，手术顺利，安返病房。带回导管有：氧气鼻导管、右侧肾造瘘管、右颈静脉深静脉置管、留置导尿管。今日为术后第 4 天，患者精神尚可，生命体征平稳，留置尿管在位通畅，24 小时引出淡黄色清亮尿液 2 100 mL，自理能力评估 25 分，疼痛评估为 1 分。

【既往史】有“高血压”病史十五年，自服硝苯地平控释片 30 mg 1 次/日，自诉血压控制尚可。

【个人史】育有一子，身体健康。家庭经济能力一般，住院有医保。

【家族史】无特殊家族遗传病史。

（二）辅助检查

1. 体格检查　视诊：典型肾绞痛引起强迫体位。

触诊：巨大肾积水可以扪及胀大的患肾。

叩诊：患侧肾区肋脊角叩击痛阳性。

听诊：肾绞痛时刺激腹膜后神经丛，导致肠麻痹，肠鸣音减弱。

2. 异常实验室检查　凝血（2021－03－09）：D－二聚体 0.61 μg/mL。

凝血（2021－03－10）：D－二聚体 2.1 μg/mL。

生化（2021－03－10）：血红蛋白 101 g/L。

（三）护理计划

日期	护理诊断	护理目标、措施	评价
2021－03－07	1. 术前恐惧与焦虑：与担心手术有关	护理目标：患者焦虑与不安缓解 护理措施： 1. 与患者及家属耐心沟通解释	03－08 患者焦虑与恐惧情绪缓解，积极配合治疗

（续表）

日期	护理诊断	护理目标、措施	评价
2021-03-07	1. 术前恐惧与焦虑：与担心手术有关	2. 疏导患者，减轻心理压力，教会患者进行自我放松的方法 3. 介绍手术室环境及手术准备，使患者了解手术过程，向患者介绍手术方案及成功病例，缓解恐惧与焦虑	03-08 患者焦虑与恐惧情绪缓解，积极配合治疗
2021-03-07	2. 知识缺乏：缺乏相关疾病知识	护理目标：患者了解自己疾病的形成原因、预后及注意事项 护理措施： 1. 向患者及家属讲解疾病的相关知识 2. 指导家属及患者积极配合治疗 3. 教会患者深呼吸及有效咳嗽的方法，告知其目的及意义，防止术后发生肺部感染 4. 向患者及家属讲解术后饮食、活动及放置各种引流管的目的及注意事项	03-13 患者掌握相关知识
2021-03-09	3. 术后疼痛：与手术创伤有关，与留置肾造瘘管及体内留置输尿管支架管引起痉挛有关	护理目标：患者疼痛缓解，(NRS)评分为0～1分 护理措施： 1. 安慰患者，消除其紧张焦虑心理，鼓励患者树立战胜疾病的信心 2. 耐心向患者解释疼痛的原因，并向患者仔细解释疾病的发生、发展及转归过程，取得患者配合 3. 提供安静、舒适、光线柔和的环境，避免环境刺激，加重疼痛 4. 认真观察患者疼痛的性质、分辨疼痛的原因、持续时间、发作次数、程度及伴随症状等，并作好记录，报告医师 5. 必要时使用镇静、止痛药 6. 分散患者注意力，给予听音乐、聊天	03-10 患者疼痛缓解，(NRS)评分为1分
2021-03-09	4. 自理能力缺陷：与手术、卧床有关	护理目标：患者卧床期间生活需要得到满足 护理措施： 1. 床旁备呼叫器，放在患者伸手可及的地方 2. 为患者提供适合就餐的体位和环境。帮助患者洗漱、更衣、床上擦浴等 3. 在患者活动的范围内，鼓励患者从事部分生活自理和运动，以增加患者的自我价值感 4. 经常巡视病房，将呼叫铃置于患者伸手可及地方	03-13 患者生活需求得到满足
2021-03-10	5. 潜在并发症：出血与手术创伤有关	护理目标：患者未发生出血 护理措施： 1. 严密观察病情，监测生命体征。患者血压持续下降、心率增快等，提示有活动性出血，及时报告医生做出相应处理 2. 密切观察各引流液的颜色、性质和量。如有异常发生，应立即通知主治医生进行对症处理 3. 嘱患者卧床制动，卧床时间为24～48小时，目的是减少活动以免发生出血	03-13 患者未发生出血

（续表）

日期	护理诊断	护理目标、措施	评价
2021-03-10	6. 潜在并发症：血栓与手术、卧床时间过长有关	护理目标：患者未发生血栓 护理措施： 1. 注意保暖，防止冷刺激引起静脉痉挛造成血液瘀积 2. 戒烟 3. 腘窝处避免垫枕，腹带使用松紧度要适宜，避免过紧，增加下肢静脉回流的阻力 4. 术后1小时开始做预防血栓形成的保健操，每次5～10分钟，每小时1次 5. 要避免使腹压增加的因素，如上呼吸道感染要积极治疗，以免咳嗽时腹压增大，保持大便通畅，避免用力 6. 测量双下肢腿围，距髌骨上缘15 cm处，距髌骨下缘10 cm处，做好记录并交班。如两腿围差别超过2 cm或较前增粗，应引起重视，可行下肢超声检查，及时发现下肢深静脉血栓 7. 机械预防： 弹力袜：用于下肢DVT的初级预防，弹力袜在踝部产生的压力最大，然后从下至上压力逐渐减少。理想的压力等级为踝部20～30 mmHg，小腿14～21 mmHg，大腿中部8～13 mmHg。 间歇充气加压泵（IPC）：建议每天使用时间至少18 h 8. 备好溶栓药和急救物品及药品，如除颤器、鱼精蛋白等，保证急救用品处于良好的备用状态	03-13 患者未发生血栓
2021-03-11	7. 潜在并发症：感染与手术创伤、机体免疫功能低下、各种管道的留置有关	护理目标：患者未发生感染 护理措施： 1. 监测感染的征象：及时复查血常规等 2. 引流管的护理：保护引流管周围皮肤清洁，每天更换伤口敷料，防止伤口皮肤感染，观察引流的量、颜色、性状 3. 保持引流管通畅：妥善固定，避免扭曲、受压或折叠，特别是防止引流管脱出，经常挤捏引流管，防止管道阻塞 4. 防止逆行感染：定时更换引流袋，更换时严格无菌操作，注意保持引流装置的密闭性 5. 留置尿管常规护理，严格进行无菌操作 6. 病房通风并作空气消毒，加强生活护理。定期翻身，指导有效咳嗽	03-13 患者未发生感染
2021-03-11	8. 有皮肤完整性受损的危险：与长期卧床有关	护理目标：患者皮肤完好，没有水肿、压力性损伤 护理措施： 1. 及时评估皮肤的情况 2. 皮肤护理：清洁，定时翻身，受压处可贴保护膜。鼓励或协助患者每2～4小时翻身一次，翻身时切忌拖、拉、推，以防擦破皮肤 3. 保持床铺的平整和干净，及时清理皮肤碎屑 4. 勤擦洗，注意保持患者皮肤清洁、干燥，但不要用热水和强力皂来清洁皮肤，并避免大小便浸渍皮肤 5. 鼓励摄入充足的营养物质和水分	03-13 患者未发生压力性损伤

（四）健康指导

1. 大量饮水　保持尿量在每日2 000 mL，防止尿石结晶形成，延缓结石增长速度，若患者结石合并感染，大量的尿液可促进引流，利于含有细菌的尿液及时排出体外，有利于控制感染。

2. 根据结石成分，调理饮食

(1) 尿酸结石者应吃低嘌呤饮食，如鸡蛋、牛奶，应多吃水果和蔬菜，碱化尿液。忌食动物内脏，肉类、蟹、菠菜、豆类、菜花、芦笋、香菇等也要尽量少吃。

(2) 胱氨酸结石者应限制含蛋氨酸较多的食物，如肉类、蛋类及乳类食品。

(3) 草酸钙结石者应食低草酸、低钙的食物，如尽量少食菠菜、海带、香菇、虾米皮等食物。

(4) 磷酸钙和磷酸镁氨结石者应食低钙、低磷饮食，少食豆类、奶类、蛋黄食品。

3. 双J管留置期间的健康指导　留置双J管可起到内引流、内支架的作用，避免碎石排出时造成梗阻。留置时间通常为1～3个月，此间患者不宜做四肢及腰部同时伸展的动作，不做突然的下蹲动作，不从事重体力劳动；预防便秘，减少引起腹压增高的任何因素，防止双J管滑脱或上下移动；定时排空膀胱，不要憋尿，避免尿液反流。

(五) 重点知识速递

速递1　肾结石的定义

肾结石指发生于肾盏、肾盂及肾盂与输尿管连接部的结石，是晶体物质在肾脏的异常聚积所致，为泌尿系统常见病、多发病。好发于青壮年，男性多于女性，比例3∶1，结石大多位于肾盂内，其次是肾下盏。单侧肾结石最多，左右侧发病率相似，双侧占10%。若不经妥当治疗，会严重地阻塞尿流，而造成感染和肾功能不全，因而早期诊断和及时处理颇为重要。

速递2　肾结石的临床表现

肾结石临床表现个别差异很大，与结石的病因、成分、大小、数目、位置、活动度等有关，轻者可以完全没有症状，严重的可发生无尿、肾功能衰竭、中毒性休克及死亡。

(1) 疼痛：肾结石引起的疼痛可分为钝痛和绞痛。钝痛主要是由于较大结石在肾盂或肾盏内压迫、摩擦或引起积水所致。绞痛常突然发作，始于背、腰或肋腹部，沿输尿管向下腹部、大腿内侧、外阴部放射，可伴有排尿困难、恶心呕吐、大汗淋漓等。

(2) 血尿：结石对黏膜有一定损伤，根据损伤程度的不同可表现为肉眼血尿或镜下血尿，体力活动后血尿可加重。肾结石患者尿中可排出沙石，特别在疼痛和血尿发作时，尿内混有沙粒或小结石，结石通过尿道时，发生阻塞或刺痛。

(3) 其他症状：当继发急性肾盂肾炎或肾积脓时，可有发热、畏寒、寒颤等全身症状。双侧上尿路结石或肾结石完全梗阻时，可导致无尿。严重的肾结石可继发肾功能衰竭、中毒性休克及死亡。

速递3　肾结石形成的高危因素

影响结石形成的因素很多，包括年龄、性别、种族、遗传、环境(所处的环境温度较高、长期接触铅和镉)、饮食习惯、相关疾病(如维生素D水平上升)和职业等。身体的代谢异常、尿路的梗阻、感染、异物和药物的使用都是结石形成的常见病因，重视这些问题能够减少结石的形成和复发。

(1) 代谢因素：代谢异常包括尿液酸碱度、高钙血症、高钙尿症、高草酸尿症、高尿酸尿症等。

(2) 局部解剖因素：尿路梗阻、感染和尿路中存在异物是诱发结石形成的主要局部因素，梗阻可以导致感染和结石形成，而结石本身也是尿路中的异物，会加重梗阻与感染的程度。

(3) 药物相关因素：药物引起的肾结石占所有结石的1%～2%，分为两大类：一类为在尿液中浓度高而溶解度比较低的药物，包括氨苯蝶啶、治疗HIV感染的药物(如茚地那韦)、头孢曲松钠等，这些药物本身就是结石的成分；另一类为能够诱发结石形成的药物，包括乙酰唑胺、维生素 D、维生素 C 和皮质激素等，这些药物在代谢过程中导致了其他成分结石的形成。

速递 4　肾结石诊治流程

肾结石治疗的总体原则是：解除疼痛和梗阻、保护肾功能、有效祛石、治疗病因、预防复发。由于结石的性质、形态、大小部位不同，患者个体差异等因素，治疗方法的选择和疗效也不相同。因此，对肾结石的治疗应该实施个体化治疗，有时需要综合治疗，来保证治疗效果。

(1) 病因治疗：去除形成结石的病因。如治疗甲状旁腺功能亢进、痛风等原发病、解除泌尿系统梗阻、感染、异物。

(2) 非手术治疗：轻度疼痛可服用非甾体类镇痛抗炎药物，配合解痉类药物治疗，疼痛剧烈可注射哌替啶镇痛。

(3) 微创碎石

1) 体外冲击波碎石：通过 X 线或超声对结石进行定位，利用高能冲击波聚焦后作用于结石，将结石粉碎成细沙，然后通过尿液排出体外。实践证明它是一种创伤小、并发症少、安全有效的非侵入性治疗。

2) 经皮肾镜碎石取石术：经皮肾镜碎石取石术是通过建立经皮肾操作通道，击碎结石并同时通过工作通道冲出结石及取出肾结石。

3) 输尿管软镜取石术：利用可弯曲的输尿管内窥镜，通过尿道、膀胱、输尿管逆行进入肾盂，用光纤传导激光击碎结石并取出。

经皮肾镜取石术出现出血的诊治流程见图 3-25。

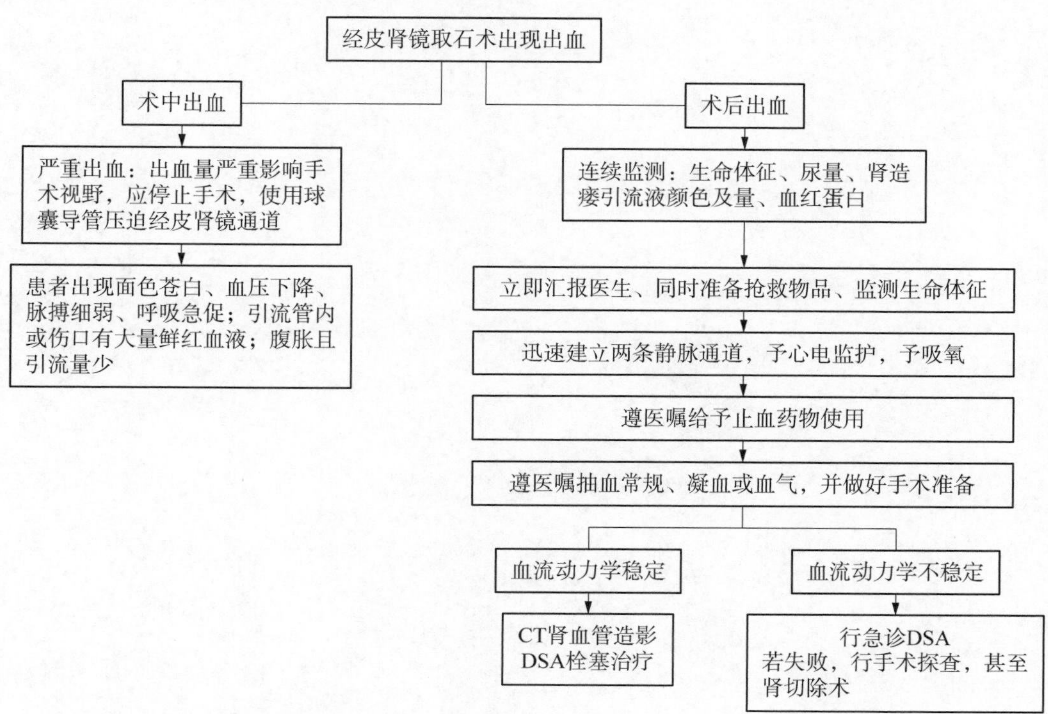

图 3-25　经皮肾镜取石术出现出血的诊治流程

（刘　冬）

参考文献

[1] 邓耀良，陶艺伟，王翔．含钙肾结石复发的危险因素及个体化防治策略[J]．临床泌尿外科杂志，2018，33(02)：85－88．
[2] 那彦群，叶章群，孙光．中国泌尿外科疾病诊断治疗指南[M]．2014 版．北京：人民卫生出版社，
[3] 王阳，王庆军．微通道经皮肾镜取石术与传统经皮肾镜手术治疗上尿路结石的效果比较[J]．中国现代药物应用，2021，15(16)：67－69．
[4] 郭瑞祥，李昱卓，何綦琪．代谢综合征参与不同成分结石发病机制研究进展[J]．临床泌尿外科杂志，2019，34(01)：69－73．
[5] 中华医学会泌尿外科分会，中国泌尿系结石联盟．软性输尿管镜术中国专家共识[J]．中华泌尿外科杂志，2016，37(08)：561－565．
[6] 狄桂平，姚丽．输尿管镜下钬激光碎石术治疗孤立肾肾结石的临床效果及围术期护理[J]．中华现代护理杂志，2016，22(27)：3．
[7] 盛华丽，张敏，张江梅，等．经皮肾钬激光碎石取石术治疗肾结石的围术期护理[J]．实用临床医药杂志，2017，21(14)：2．
[8] 汪婷，何茜，刘苗苗，等．精细护理在复杂肾结石患者行多通道经皮肾输尿管镜取石术中的效果[J]．实用临床医药杂志，2018，22(18)：87－90．
[9] 代晓玲．针对性护理应用于肾结石钬激光碎石术的效果观察[J]．现代中西医结合杂志，2017，26(34)：3．
[10] 赵冬梅，何昆仑，齐金红．预防性护理对微创治疗输尿管连接部狭窄并发肾结石患者控制手术部位感染的效果观察[J]．中华医院感染学杂志，2018，28(02)：298－300＋304．
[11] 鲁艳．经皮肾镜碎石术治疗复杂肾结石的护理体会[J]．湖南中医药大学学报，2016，36(A02)：2．
[12] 王玉侠，王佳旭．分阶段护理干预在直径＞20 mm 肾结石经皮肾镜碎石术的应用[J]．河北医学，2017，23(07)：1211－1214．

病例 8
前列腺癌

查房目的：掌握前列腺癌疾病的临床表现、治疗方案、机器人根治术的围手术期护理，提高机器人前列腺癌围手术期护理能力

查房形式：护理个案查房

(一) 基本情况

患者男性，61 岁，诊断为“前列腺癌”。

【现病史】患者因尿频、尿急 3 月，发现 PSA 升高 1 个月后行前列腺穿刺活检：提示前列腺癌，患者患病以来有尿频、尿急、排尿费力、无尿痛、无肉眼血尿，为求进一步治疗，于 2021 年 3 月 24 日由门诊收住入泌尿外科。完善各术前准备，于 2021 年 3 月 26 日在全麻下行“机器人腹腔镜下前列腺癌根治术”，手术顺利，安返病房。带回导管有：氧气鼻导管、伤口负压引流管、右颈深静脉置管、留置导尿管。今日为患者术后第 5 天，精神尚可，生命体征平稳，留置导尿管在位通畅，24 小时尿量 2 000 mL，伤口负压引流管引流出暗红色血性液体 60 mL，自理能力评分 25 分，血栓危险因素评分 6 分，疼痛评估 1 分。

【既往史】有“高血压”病史十年，自服氨氯地平治疗。

【个人史】平日不常锻炼。育有一子，身体健康。家庭经济能力一般，住院有医保。

【家族史】无特殊家族遗传病史。

(二) 辅助检查

1. 体格检查 肛门指诊前列腺Ⅱ度肥大，中央沟变浅。

2. 异常实验室检查 凝血(2021-03-26)：D-二聚体 2.4 μg/mL；凝血酶原时间 13.3 s。血常规(2021-03-26)：白细胞 12.3×10^9/L。

前列腺穿刺病理(外院)：前列腺格林森评分(Gleason)8 分，前列腺肿瘤诊断明确。

MRI(外院)：占位未明显穿透包膜。

(三) 护理计划

日期	护理诊断	护理目标、措施	评价
2021-03-24	1. 术前焦虑与恐惧：与担心手术有关	护理目标：缓解患者焦虑与不安 护理措施： 1. 与患者及家属耐心沟通解释，做好患者心理护理 2. 介绍手术室环境及手术准备，使患者了解手术过程，向患者介绍手术方案及成功病例，缓解恐惧与焦虑 3. 发放前列腺癌围手术期健康手册，指导患者进行术前准备及相关知识学习	03-26 患者焦虑与恐惧情绪减轻，积极配合治疗

（续表）

日期	护理诊断	护理目标、措施	评价
2021-03-26	2. 术后疼痛：与手术创伤有关，与导尿管刺激引起的膀胱痉挛有关	护理目标：患者疼痛缓解，(NRS)评分为0～1分 护理措施： 1. 耐心向患者解释疼痛的原因，并向患者仔细解释疾病的发生、发展及转归过程，取得患者配合 2. 体位：斜坡卧位，双下肢屈曲 3. 提供安静、舒适、光线柔和的环境，避免环境刺激，加重疼痛 4. 遵医嘱合理使用镇痛泵及镇痛药物 5. 密切观察患者疼痛的性质、分辨疼痛的原因、持续时间、发作次数、程度及伴随症状等，并作好记录，报告医师	03-29 患者疼痛缓解，(NRS)评分为1分
2021-03-26	3. 自理能力缺陷：与手术、卧床有关	护理目标：患者卧床期间生活需要得到满足 护理措施： 1. 床旁备呼叫器，常用物品放在患者伸手可及的地方 2. 为患者提供适合就餐的体位和环境。帮助患者洗漱、更衣、床上擦浴等 3. 经常巡视病房，将呼叫铃置于伸手可及地方，满足患者生活所需	03-31 患者卧床期间生活得到满足
2021-03-27	4. 潜在并发症：出血与术后膀胱痉挛、尿液引流不畅、凝血功能不良、便秘有关	护理目标：患者未发生出血 护理措施： 1. 严密观察病情，监测生命体征。患者血压持续下降、心率增快等，提示有活动性出血，及时报告医生做出相应处理 2. 密切观察引流液的颜色、性质和流量。如有异常发生，应立即通知主治医师进行对症处理 3. 确认血尿的原因，活动过度、便秘、服用抗凝药物等，尽量避免血尿的诱因	03-31 患者未发生出血
2021-03-27	5. 有血栓的危险：与腔镜手术、卧床时间过长、肿瘤有关	护理目标：患者未发生血栓 护理措施： 1. 注意保暖，防止冷刺激引起静脉痉挛造成血液瘀积 2. 戒烟 3. 腘窝处避免垫枕，腹带使用松紧度要适宜，避免过紧，增加下肢静脉回流的阻力 4. 要避免使腹压增加的因素，如上呼吸道感染，要积极治疗，以免咳嗽时腹压增大，保持大便通畅，避免用力 5. 测量双下肢腿围，距髌骨上缘15 cm处，距髌骨下缘10 cm处，做好记录并交班。如两腿围差别超过2 cm或较前增粗，应引起重视，可行下肢超声检查，及时发现下肢深静脉血栓 6. 机械预防 弹力袜：用于下肢DVT的初级预防，弹力袜在踝部产生的压力最大，然后从下至上压力逐渐减少。理想的压力等级为踝部20～30 mmHg，小腿14～21 mmHg，大腿中部8～13 mmHg。间歇充气加压泵(IPC)：建议每天使用时间至少18 h	03-31 患者未发生血栓

（续表）

日期	护理诊断	护理目标、措施	评价
2021-03-28	6. 有感染的危险：与手术创伤、机体免疫功能低下、各种管道的留置有关	护理目标：患者未发生感染 护理措施： 1. 监测感染的征象：及时复查血常规等 2. 引流管的护理：保持引流管周围皮肤清洁，每天更换伤口敷料，防止伤口皮肤感染。观察引流的量、颜色、性状 3. 保持引流管通畅：妥善固定，避免扭曲、受压或折叠，特别是防止引流管脱出，经常挤捏引流管，防止管道阻塞 4. 防止逆行感染：定时更换引流袋，严格无菌操作，注意保持引流装置的密闭性 5. 拔管指征：以引流液<20 mL/d 作为拔管指征 6. 留置尿管常规护理，严格进行无菌操作 7. 病房通风并作空气消毒，加强生活护理，定期翻身，指导有效咳嗽	03-31 患者未发生感染
2021-03-29	7. 潜在并发症：尿失禁与尿道括约肌的损伤或牵拉有关，可出现永久性尿失禁或暂时性尿失禁	护理目标：患者尿失禁缓解 护理措施： 1. 心理护理：及时安慰及鼓励，告知尿失禁是暂时性的，一般一年内可治愈 2. 盆底肌锻炼：不限体位，持之以恒 3. 站立、坐、躺时用力收缩肛门，保持 2～3 秒，然后放松 2～3 秒，不要屏住呼吸，在练习过程中正常呼吸，每次练习 20 组，每天至少 30 次；拔除导尿管后的第 2 周，将缩肛时间增加 4 秒，拔除导尿管后的第 3 周及以后，将缩肛时间增加 5～10 秒，随着盆底肌肉的加强，将缩肛时间逐渐增加至 10 秒 4. 指导患者做好个人卫生，保持会阴清洁干燥	03-31 患者尿失禁缓解
2021-03-29	8. 潜在并发症：尿瘘、膀胱颈与后尿道的吻合技术、术后尿管的堵塞、打折、受压有关	护理目标：患者尿瘘缓解 护理措施： 1. 必要时通知医生重新调整尿管位置 2. 定时用双手向离心方向挤压盆腔引流管以保持引流通畅；保证足够的肾血流灌注 3. 进食后鼓励患者多饮水多排尿，保证每日饮水量>2 500 mL	03-31 患者尿瘘缓解

（四）健康指导

（1）注意休息，劳逸结合，术后 3 个月内避免剧烈活动，如负重、骑车，以免发生继发出血。

（2）合理饮食，维持营养。强调低蛋白低钠高热量饮食，血钾高时限制含钾量高的食物。

（3）维持出入液量平衡，准确记录每天的尿量和体重。并根据病情合理控制水钠的摄入，每天定时监测血压。

（4）预防感染，适当活动，增强机体的抵抗力，避免劳累，防寒保暖。

（5）有尿失禁者，保持会阴干燥清洁，定时进行盆底肌训练。

（6）注意有无腰痛、骨关节疼痛等骨转移的发生。

（7）若出现血尿、排尿困难或尿线变细等征象时需及时就诊。

(五) 重点知识速递

速递 1　前列腺癌的定义

前列腺癌是发生在前列腺的上皮性恶性肿瘤，是前列腺细胞的一种异常增生状态，是男性泌尿生殖系统最常见的恶性肿瘤，发病率在男性所有恶性肿瘤中位居第二。前列腺癌是一种进展特别缓慢的癌症，疾病早期阶段不易发现，患者临床主要表现为排尿费力、腰痛、尿急、尿频、尿痛等尿道症状。

速递 2　前列腺癌的病因

前列腺癌的发病原因尚不完全清楚，但已知危险因素包括年龄、种族、遗传、饮食等。

(1) 年龄：年龄是最大的危险因素，随着年龄增长，前列腺癌发病率也明显升高。随着人类寿命的不断延长，人口结构呈老龄化趋势，男性罹患前列腺癌的可能性不断增加，死于前列腺癌的可能性也不断增大。

(2) 遗传：遗传是前列腺癌发病的重要危险因素，一个一级亲属(兄弟或父亲)为前列腺癌，其本人发生前列腺癌的风险是其他人的 2～3 倍，家庭成员中若有多个前列腺癌的患者，则该男性患前列腺癌的风险是其他人的 5～11 倍，这类男性应在 40 岁之前就接受前列腺癌的筛查。

(3) 饮食：饮食的危险因素包括高动物脂肪饮食、饮酒和低植物摄入量等。这些危险因素并不能确定为存在因果关系的病因。不过，重视这些危险因素，在降低前列腺癌的发生率上是有一定效果的。另一方面，食用大豆制品、绿茶、番茄、胡萝卜等有可能降低前列腺癌发病率。

速递 3　前列腺癌的临床表现

早期前列腺癌多数无明显症状，随着肿瘤生长，前列腺癌可表现为下尿路梗阻症状，如尿频、尿急、尿流缓慢、排尿费力等。

(1) 症状：早期一般无明显症状，进展期肿瘤生长阻塞尿道或直接侵犯膀胱颈部、三角区时，患者可出现排尿困难、膀胱刺激症状；骨转移患者可以出现骨痛、病理性骨折、脊髓压迫症状、排便失禁等。

(2) 体征：直肠指诊可触及前列腺结节，发生淋巴转移时，患者可出现下肢水肿。发生骨转移脊髓受压时可出现下肢痛、无力等表现。

速递 4　诊断前列腺癌的三大“法宝”

(1) 前列腺特异性抗原(PSA)：PSA 是目前最为敏感的前列腺癌肿瘤标志物，正常男性的血清 PSA 浓度应＜4.0 ng/mL，当 PSA 升高到一定数值(PSA＞10 ng/mL)就高度提示前列腺内存在癌细胞，PSA 检查对诊断前列腺癌十分重要，使很多患者诊断提早了 5～8 年，从而在病程的早期就获得了挽救生命的机会。

(2) 直肠指检：是诊断早期前列腺癌的主要方法。正常情况下直肠指诊摸到前列腺质地柔软，表面光滑。如果是前列腺癌直肠指诊时会发现前列腺表面不光滑，有时可以摸到突起的肿瘤结节，如果是肿瘤体积较大，甚至整个前列腺的质地都会变得很坚硬，像石头一样，考虑到直肠指检可能影响 PSA 值，直肠指检应在抽血查 PSA 之后进行。

(3) 影像学检查：

1) 经直肠超声检查可以初步判断肿瘤的大小。

2) CT：主要目的是协助临床医生进行肿瘤的临床分期，了解前列腺邻近组织和器官有无肿瘤侵犯及盆腔内有无肿大的淋巴结。

3）MRI：可以显示前列腺包膜的完整性、肿瘤是否侵犯前列腺周围组织及器官，还可以显示盆腔淋巴结受侵犯的情况及骨转移的病灶，在临床分期上也有较重要的作用。

4）全身核素骨显像检查（ECT）：前列腺癌的最常见远处转移部位是骨骼。一旦前列腺癌诊断成立，建议进行 ECT 检查。

速递 5　前列腺癌根治术后尿失禁管理

尿失禁主要表现为不由自主的漏尿，常在打喷嚏、大笑等腹压增加的情况下出现，甚至在走路时也出现，是根治性前列腺癌切除手术后最常见、也是患者最担心的并发症，尿失禁严重影响患者术后生活质量。目前改善患者尿失禁主要有以下几种方法。

（1）盆底肌锻炼（图 3-26）：操作便捷，简单有效正规训练后大多数患者术后 2～3 个月就能恢复尿控功能，早期盆底肌训练有助于加速康复，拔除导尿管后即开始锻炼。

1）第一步：准备。锻炼前排空小便，膀胱充满尿液时进行锻炼反而会使盆底肌变弱，同时增加尿路感染的风险；躺、坐、站都可以训练，这里列举坐位锻炼方式：反坐在 90°有靠背的硬椅子上，两脚展开与肩同宽，双手放在两侧膝盖上，伸展背部，放松身体，保持正常呼吸。

2）第二步：寻找。盆底肌位于阴囊和肛门之间，也就是会阴中间的部位，在小便时尝试突然憋住，如果尿流中止，感到最紧张的肌肉就是盆底肌。

3）第三步：收缩。收缩盆底肌肉 5 秒，开始可以只收缩 2～3 秒，逐渐延长时间至 10 秒。放松肌肉 10 秒，即完成 1 次盆底肌锻炼，连续做 15～30 分钟（即 1 组），坚持每天上午、下午、晚上各练习一组。良好的盆底肌运动，肌肉的正确方向是“内吸上提”。

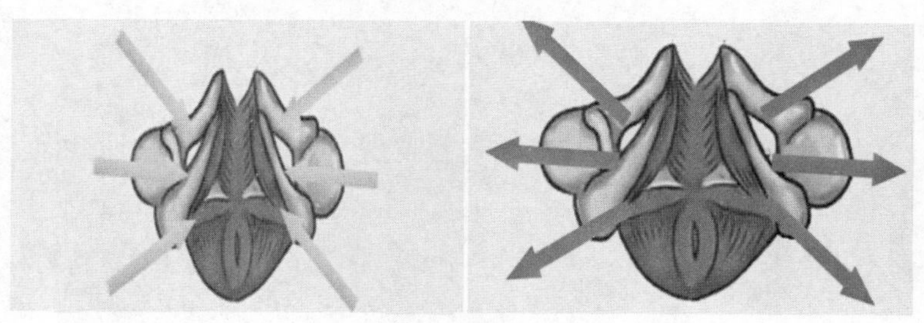

图 3-26　盆底肌锻炼方法

（2）药物治疗：酒石酸托特罗定、索利那新、度洛西汀等以缓解尿失禁的症状。

（3）电刺激生物反馈治疗：通过外界电流刺激机体，增强盆底肌的力量，以保持尿道关闭功能，及时反馈校正锻炼方法，以提高盆底肌训练的效果，通过调节生理活动达到治疗目的。

（4）手术治疗：男性吊带术（治疗轻、中度尿失禁），通过分离尿道球部，将吊带分别穿过两侧闭孔组织，并固定于大腿肌肉皮肤内侧，达到控尿的目的；人工括约肌植入术（治疗重度尿失禁）等，通过置入机械装置，达到控尿的目的。

速递 6　前列腺癌根治术后发生血栓栓塞急救预案

血栓栓塞是前列腺癌手术的并发症之一，并发心肌梗死的概率在 0.1%～0.7%，更常见的是肺栓塞和深静脉血栓形成，发生率在 2%～3.1%，前列腺癌患者多为老年患者，且多有基础疾病，发生血栓风险较高。最为严重的是肺栓塞，主要表现为血氧饱和度急剧下降、胸痛、心动过速、发热等症状，病情凶险，来势凶猛，死亡率极高。术后细致观察及预见性护理，能有效防止和减少手术并发症的发生。

（刘　冬）

参 考 文 献

[1] Stylińsk R, Alzubedi A, Rudzki S. Parastomal hernia-current knowledge and treatment. [J]. Wideochir Inne Tech-Maloinwazyjne, 2018,13(01):1-8.
[2] Kimura T, Egawa S. Epidemiology of prostate cancer in Asian countries [J]. Int J Urol, 2018,25(06):524-531.
[3] Takayanagi A, Takahashi A, Yorozuya W, et al. Predictive factor of urinary continence after robot-assisted laparoscopic radical prostatectomy [J]. Hinyokika Kiyo, 2019,65(11):451-454.
[4] Kaouk J H, Goel R K, Haber G P, et al. Single-port laparoscopic radical prostatectomy [J]. Urology, 2008,72(06):1190-1193.
[5] 戴韻，高玲玲，王薇. 达芬奇机器人辅助腹腔镜前列腺癌根治术后远期出血的观察与护理[J]. 护理与康复，2018，17(07)：3.
[6] Dobbs R W, Magnan B P, Abhyankar N, et al. Cost effectiveness and robot-assisted urologic surgery: does it make dollars and sense? [J]. Minerva Urol Nefrol, 2017,69(04):313-323.
[7] Lai A, Dobbs R W, Talamini S, et al. Single port robotic radical prostatectomy: a systematic review [J]. Transl Androl Urol, 2020,9(02):898-905.
[8] 沈群，杨波，王燕，等. 机器人辅助腹腔镜下前列腺癌根治术护理团队的建设和培训[J]. 解放军护理杂志，2014，31(22)：58-60.

病例 9
肺 结 节

查房目的：掌握肺结节疾病术后的护理、了解肺结节相关知识，提高急救应急处理能力

查房形式：护理个案查房

（一）基本情况

患者男性，57 岁，诊断为“右肺上叶结节”。

【现病史】患者 2018 年 8 月于当地医院体检行胸部 CT 检查发现右肺上叶磨玻璃结节，大小约 0.8 cm，无咳嗽、咳痰，无低热，无呼吸困难，无声音嘶哑，无咯血及痰中带血，无畏寒发热，无午后低热、盗汗、颜面潮红等。为求进一步治疗于 2019 年 3 月 3 日，以“体检发现肺结节 7 个月余”收治入院。入院后给予二级护理，普食。给予雾化吸入，降低气道敏感性，减少呼吸道分泌物。同时，积极完善各项术前检查，于 2019 年 3 月 7 日在全麻下行胸腔镜下右肺上叶切除术，术后给予消炎、化痰、镇痛等治疗，今日为患者术后第一天，神志清，精神软，生命体征平稳，NRS 疼痛量表评分为 3 分，血栓危险因素评分为 5 分，营养评分为 3 分，自理能力评分为 25 分。

【既往史】患者平素体健，否认高血压病史，否认糖尿病史，否认高血脂病史，否认结核、肝炎等传染病史，否认外伤史，否认手术史，否认输血史，否认食物及药物过敏史。

【个人史】久居原籍，否认疫水接触史；无饮酒史；吸烟 30 年，10 支/天。

【家族史】无家族遗传病史。

（二）辅助检查

1. 体格检查 口唇无发绀，颈静脉无怒张，锁骨上淋巴结（−），胸廓对称无畸形，双侧呼吸动度正常，语颤双侧均等；双肺叩诊呈清音，听诊呼吸音清，未闻及干湿性啰音及胸膜摩擦音；叩诊心界不大，心率 64 次/分，律齐，各瓣膜听诊未闻及心包摩擦音，周围血管征（−）。

2. 异常实验室检查 胸片（2019－03－04）：右肺可疑小模糊影。

胸部 CT 平扫＋增强三维（2019－03－05）：右肺上叶尖段磨玻璃结节，双肺慢性炎症，纤维灶。

血常规（2019－03－08）：白细胞 15.7×10^9/L、白蛋白 31 g/L、超敏 C 反应蛋白 15.32 mg/L、血红蛋白 126 g/L。

（三）护理计划

日期	护理诊断	护理目标、措施	评价
2019-03-03	1. 知识缺乏：与缺乏疾病的相关知识有关	护理目标：患者能了解疾病的原因、诊断、预后、注意事项及能理解和配合特殊治疗和检查 护理措施： 1. 向患者及家属介绍可能导致肺癌的原因，如吸烟、空气污染、有害气体的大量吸入等等 2. 安慰体贴患者，认真倾听其主诉，并及时给予反馈 3. 向患者及家属宣教术前戒烟的重要性及如何有效咳嗽咳痰 4. 指导患者锻炼肺功能：如深呼吸、腹式呼吸、爬楼梯、吹气球、使用呼吸功能训练器、快走等方法 5. 讲解雾化吸入的目的和操作方法 6. 指导患者术后下床活动及进行手术侧手臂和肩膀运动 7. 预防感冒、注意保暖 8. 饮食指导：戒烟酒、忌咸腌制食物；进食高蛋白质、高维生素、易消化饮食，如蛋、奶、瘦肉、鱼虾肉、新鲜的蔬菜、水果等 9. 讲解特殊检查的目的和操作方法，如支气管纤维镜检查等	03-10 患者基本了解疾病的相关知识，并能按要求进行各项治疗和检查
2019-03-03	2. 低效性呼吸型态：与手术麻醉、疼痛、患者咳痰不佳有关	护理目标：患者无呼吸困难及呼吸形态得到明显改善 护理措施： 1. 遵医嘱合理使用镇静、镇痛药，及时、有效地缓解疼痛 2. 给予患者半卧位，使膈肌下降，利于呼吸 3. 安慰、疏导患者，避免因紧张、恐惧引起呼吸形态改变 4. 密切观察患者的呼吸频率、节律，及时发现是否有呼吸困难的情况发生 5. 遵医嘱按需给予吸氧 6. 遵医嘱给予雾化吸入 3 次/日，指导患者有效咳嗽咳痰 7. 根据患者病情，给予锻炼肺功能的方法，例如腹式呼吸、缩唇呼吸等 8. 遵医嘱监测动脉血气分析	03-10 患者未出现呼吸困难及呼吸型态接近正常
2019-03-03	3. 疼痛：与胸壁切口、手术创伤及引流管的位置有关	护理目标：患者疼痛缓解或消失 护理措施： 1. 告诉患者胸腔引流的知识及手术创伤不可避免，使之了解置管的重要性，并能很好地配合医护工作 2. 遵医嘱使用镇痛药或在咳痰前、下床前给予镇痛药 3. 患者咳嗽咳痰时使用枕头等抵住伤口，或轻提引流管，防止摆动导致疼痛 4. 保持引流通畅，及时为医生提供拔管指征，以尽早拔管 5. 妥善固定各类导管，避免因固定不当引起的疼痛 6. 指导患者通过调整呼吸、冷敷、音乐疗法等减轻疼痛感 7. 动态评估患者疼痛的部位、性质、时间、频率及症状，及时给予处理措施	03-10 患者疼痛缓解，NRS 评分<2 分

（续表）

日期	护理诊断	护理目标、措施	评价
2019-03-03	4. 潜在并发症：肺不张与肺部炎症、细支气管分泌物阻塞有关	护理目标：患者未发生因护理不当所致肺不张 护理措施： 1. 术前嘱患者戒烟，注意防止感冒 2. 术前指导患者雾化吸入、训练咳嗽咳痰和深呼吸方法 3. 术后给予半卧位，协助患者拍背咳痰 4. 注意观察患者有无呼吸音减弱和呼吸困难 5. 雾化吸入3次/日，必要时行鼻导管/纤支镜吸痰，保持呼吸道通畅 6. 术后嘱患者吹气球、使用呼吸功能训练器等6次/日，每次以能耐受为度 7. 指导患者循序渐进地下床活动 8. 指导患者进食清淡易消化饮食 9. 监测体温4次/日，高热则6次/日，及时关注血检验，观察白细胞、超敏C反应蛋白是否升高，了解是否有感染的情况 10. 遵医嘱使用抗生素，及时治疗肺部感染，并注意痰培养的留取，配合医生完成影像学检查	03-10 患者未发生肺不张
2019-03-03	5. 有导管滑脱的危险	护理目标：患者未发生因护理不当所致导管滑脱 护理措施： 1. 将插管与皮肤接触处做好标记（记录外露刻度），观察是否有导管脱出现象 2. 各导管采用“高举平台”双固定的方法固定 3. 班班交班，床旁交接导管的刻度，发现固定松动应及时更换 4. 加强对患者及陪护的导管宣教，取得其配合。告知如何翻身、下床活动等 5. 一旦发生导管滑脱，应迅速做出应急反应。必要时，做好重新置管的准备	03-10 患者未发生导管滑脱
2019-03-03	6. 紧张：与术后环境改变及担心预后有关	护理目标：患者紧张心理降低，能配合治疗和护理 护理措施： 1. 多巡视病房，多与患者及陪护谈心，及时了解患者紧张心理的原因 2. 术前宣教时，向患者介绍术后监护病房的环境及护理人员，尽可能将患者的陌生感降到最低 3. 向患者及陪护宣讲成功案例，增强患者战胜疾病的信心 4. 治疗和护理操作前、后均做好解释、安慰工作，各项操作需动作轻柔、沉着冷静，以免引起恐慌	03-10 患者紧张程度降低，并能有效配合治疗

（续表）

日期	护理诊断	护理目标、措施	评价
2019-03-03	7. 活动无耐力：与疼痛、手术有关	护理目标：患者活动耐力提高 护理措施： 1. 及时给予缓解疼痛的治疗和护理措施 2. 遵医嘱按需给予吸氧 3. 合理安排活动内容，循序渐进 4. 监测患者对活动的反应，并交给患者自我监测的技术： (1) 测量休息时的脉搏 (2) 在活动中和活动后即刻测量脉搏 (3) 活动后3分钟测脉搏 (4) 告知患者出现以下情况时，应停止活动，并报告医护人员：①活动中脉搏减慢＜60次/分，或休息时脉搏增快＞110次/分。②脉搏不规则。③活动后3分钟的脉率比休息时增快6次以上。④呼吸困难。⑤胸痛或活动后疲劳 5. 评估患者的日常活动方式、活动程度，把用物放在患者触手可及之处 6. 维持患者良好的营养状态	03-10 患者活动耐力得到改善
2019-03-03	8. 营养失调：低于机体需要量与手术引起的基础代谢率升高有关	护理目标：患者体重在正常范围内，血清白蛋白、血红蛋白水平正常 护理措施： 1. 给予患者饮食指导，如所需的热量、蛋白质、维生素等在手术治疗中的重要意义及营养缺乏的危害 2. 观察患者进食情况，尽可能找出引起进食困难或食欲不佳的原因和缓解方法 3. 为患者提供良好的进餐环境，如不在患者进餐时进行护理操作 4. 准确记录患者引流液的量 5. 动态监测血清白蛋白、血红蛋白水平及体重情况 6. 必要时，遵医嘱行支持疗法，静脉补充液体、白蛋白、血制品等	03-10 患者体重未下降
2019-03-03	9. 舒适的改变：与术后伤口疼痛及留置管路的不适有关	护理目标：患者疼痛感减轻 护理措施： 1. 动态评估患者疼痛的部位、性质、时间、频率及症状，及时给予处理措施 2. 维持有效固定，避免因管路的牵拉引起患者不适 3. 指导患者翻身、活动时动作要轻柔 4. 及时为医生提供拔管指征，以尽早拔管	03-10 患者疼痛不适感减轻
2019-03-03	10. 排尿形态的改变	护理目标：患者能恢复自主排尿 护理措施： 1. 术前告知患者留置导尿管的相关注意事项 2. 保持导尿管引流通畅，防止折叠、扭曲、受压、滑脱 3. 观察尿液的色、质、量，如有异常，及时汇报医生 4. 指导患者合理饮水 5. 训练患者膀胱反射功能，尽早拔管 6. 按要求进行导尿管的基础护理	03-08 患者能自主排尿

（续表）

日期	护理诊断	护理目标、措施	评价
2019－03－03	11. 自理能力下降：与手术创伤有关	护理目标：患者卧床期间生活需要得到满足 护理措施： 1. 床旁备呼叫器。常用物品（如毛巾、夜壶、便器等）放在患者伸手可及的地方 2. 指导/协助患者床上使用大小便器，便后协助患者做好会阴部及肛周的清洗工作 3. 为患者提供合适的就餐环境和体位，帮助患者洗漱、更衣、床上擦浴等 4. 协助患者进行晨、晚间护理。对患者进行心理疏导，主动发挥自我护理的能力，做些力所能及的事情 5. 指导患者锻炼患侧肢体，包括被动运动患侧上肢，使之能从头顶达到对侧的耳廓；指导患者循序渐进地下床活动 6. 加强巡视，及时发现患者的生活需求，并鼓励患者，以增进患者自我照顾的能力和信心	03－08 患者生活需求得到基本满足
2019－03－03	12. 有血栓的危险：与肿瘤、深静脉置管有关	护理目标：患者未发生因护理不当所致的血栓 护理措施： 1. 每班观察患者双侧足背动脉的末梢循环情况。例如，温度、肿胀程度、色泽等 2. 指导患者适量饮水 3. 根据患者病情及活动情况，给予活动指导。例如，踝泵运动、下床活动等 4. 告知患者戒烟的重要性 5. 必要时，遵医嘱给予抗凝药的使用 6. 动态评估深静脉管路的留置情况，及时拔管	03－10 患者未发生血栓
2019－03－03	13. 潜在并发症：引流不畅	护理目标：患者未发生引流不畅现象 护理措施： 1. 观察引流情况，2小时一次，将插管与皮肤接触处做好标记（记录外露刻度），观察是否有引流管脱出现象 2. 每2小时一次挤压胸引管1次，方法是捏紧引流管的远端，向胸腔的方向挤压，再轻轻慢慢地松开捏紧的引流管，以免发生倒吸引流瓶中液体的现象 3. 发现引流液突然减少或者水柱无波动，要查找原因。调整引流管的位置或嘱患者变化体位、深呼吸等，确定引流管是否通畅 4. 听双肺呼吸音，将两侧进行对照，发现患侧呼吸音极低，应及时查找原因并对症处理 5. 必要时，遵医嘱给予胸片检查，确定插管位置是否正常，有无胸腔积液	03－10 患者未发生引流不畅

(续表)

日期	护理诊断	护理目标、措施	评价
2019-03-03	14. 潜在并发症:感染与胸壁切口、引流装置及各管路消毒不严、引流不畅、患者咳痰不佳有关	护理目标:患者未出现因引流装置处理不当而发生的逆行性感染且插管局部无感染发生 护理措施: 1. 向陪护宣教引流装置的管理知识,如不可自行将引流管与引流瓶分开,不得自行更换引流瓶中的液体等 2. 更换引流瓶时严格无菌操作 3. 各管路周围保持干燥,勤换药,严格无菌操作 4. 注意观察插管局部皮肤,有无红、肿、热、痛加剧的情况 5. 及时观察和询问患者切口局部的自觉症状,及时发现感染的先兆 6. 观察和记录引流液的色、质、量,并保持引流通畅 7. 指导患者有效咳痰 8. 动态监测患者生命体征、细菌培养、血检验等情况 9. 遵医嘱使用抗生素	03-10 患者未发生感染

(四) 健康指导

1. 肺功能的锻炼

(1) 腹式呼吸:患者仰卧位或坐立位,每天进行5～7次练习,每次时长10～15分钟。于入院后开始干预至手术当天,术后次日开始,以出院时间为最低期限,具体时间视个体情况而定(见图2-8)。

(2) 缩唇呼吸:患者仰卧位或坐立位,不必屏气,动作要领为深吸慢呼,呼吸频率为8～10次/分,每天进行5～7次练习。于入院后开始干预至手术当天,术后次日开始,以出院时间为最低期限,具体时间视个体情况而定(见图2-9)。

(3) 下床活动:按照下床三部曲(卧30秒,坐30秒,站30秒)的方法进行活动。

2. 指导患者如何有效地咳嗽咳痰 患者取坐、立、卧位,具体视病情而定。

(1) 准备:首先用双手按压伤口两侧,手掌稍用力向伤口中心挤压,护住伤口,两中指对接,十指轻放伤口上面。

(2) 深呼吸:由鼻慢慢吸气,同时紧闭嘴,呼气时,嘴唇呈吹口哨状将气体呼出。

(3) 有效咳嗽:进行4次深呼吸后,再深吸一口气后屏气3～5秒,身体前倾,从胸腔进行2～3次短促有力咳嗽,张口咳出痰液。

3. 血栓的预防 于入院后开始干预至手术当天,术后次日开始连续7天进行踝泵运动,患者尽量向上勾起脚尖,使脚尖朝向自己,维持10秒;将脚尖向下最大限度地绷紧,维持10秒,循环重复练习。在可耐受的情况下逐渐增加踝关节外翻、内翻、背伸等练习,每次练习5分钟,每天5～6次。

4. 营养与饮食 戒烟、戒酒,少食咸、腌制食物,进食高蛋白质(瘦肉、牛奶、豆制品、鱼肉、虾肉等)、高维生素(新鲜蔬菜、水果)、易消化饮食。

5. **心理支持** 多与患者接触、谈心，了解其思想动态，根据病情及心理特征给予精神安慰、心理疏导，使其保持愉悦的心情。

6. **其他** 预防感冒、注意定期随访。

（五）重点知识速递

速递 1 肺结节的定义

肺结节是指胸部 CT 检查影像图片所见，肺内有直径小于或等于 3 cm 的圆形、类圆形或不规则形密度增高阴影，可单发或多发，边界清晰或不清晰的病灶。依据结节的密度，可将肺部结节分成 3 类：实性结节、部分实性（混杂磨玻璃）结节和纯磨玻璃结节。其中，部分实性结节的恶性概率最高。根据结节的直径可将肺结节分为：小于 5 mm 为微小结节，5～10 mm 为小结节，直径 20～30 mm 之间的称为大结节。

速递 2 磨玻璃结节一定是肺癌吗？

不一定的。结节的恶性概率跟随其大小而改变。直径大于 20 mm 的肺结节，恶性概率为 64％～82％；直径 11～20 mm 的肺结节，恶性概率为 33％～64％；直径 6～10 mm 的肺结节，恶性概率为 6％～28％；直径＜5 mm 的肺结节，恶性概率在 1％以内。

速递 3 肺癌的分型

肺癌又称原发性支气管肺癌，指的是源于支气管黏膜及其腺体上皮的恶性肿瘤。肺癌按解剖学部位可分为：中央型肺癌和周围型肺癌。起源于主支气管、肺叶支气管的肺癌，位置靠近肺门者，称为中央型肺癌；起源于肺段支气管以下的肺癌，位置在肺的周围部分者称为周围型肺癌。按组织病理学分为：非小细胞肺癌和小细胞肺癌（小细胞未分化癌）两大类，非小细胞肺癌又包括鳞状上皮细胞癌（鳞癌）、腺癌、大细胞未分化癌（大细胞癌）和鳞腺癌（腺鳞癌）。一般认为非小细胞肺癌中鳞癌的预后较好，腺癌次之，小细胞肺癌预后较差。近年来，经采用多学科综合治疗后，小细胞肺癌的预后有了很大的改善，肿瘤的外侵和转移成为影响预后的最主要因素。因此，早期发现、早期诊断、早期治疗是改善预后的重要因素。

速递 4 突发急性肺水肿应急预案

急性肺水肿属于胸外科肺部手术后常见急危重症，具有进展迅速及病情危重、死亡率高等特点。发病后可导致心脏负荷加重，患者伴随呼吸困难等表现，极大地损害患者的身心健康。采取及时有效的救治措施可降低发生急性肺水肿患者死亡风险并挽救其生命安全。应急预案见图 3－27。

（李舒玲）

参考文献

[1] 吴雪娟．肺癌患者手术后呼吸训练对改善肺功能和生存质量的效果观察[J]．当代护士（下旬刊），2020，27(04)：111－112.

[2] 潘海燕，徐庆．不同下床活动时间对胸腔镜下肺段切除术后患者的影响[J]．安徽卫生职业技术学院学报，2020，19(06)：132－133＋136.

[3] 杨一朗，蔡婉霞．呼吸功能训练及有效咳嗽咳痰对腹部手术患者排痰的影响[J]．中外医疗，2021，40(01)：134－136.

[4] 翟雅雅，李淑敏，程领．踝泵运动联合呼吸功能锻炼预防肺腺癌患者围手术期静脉血栓栓塞症的效果[J]．癌症进展，2022，20(05)：525－528.

[5] 马爱云．肺癌手术前后的饮食指导及护理干预[J]．中国医学创新，2009，6(24)：5－6.

[6] 寿伟臻．肺结节，什么时候需要手术[J]．江苏卫生保健，2019(11)：19.

[7] 张凤琴．老年人肺切除术后急性肺水肿的预防及护理[J]．实用临床护理学电子杂志，2018，3(25)：38.

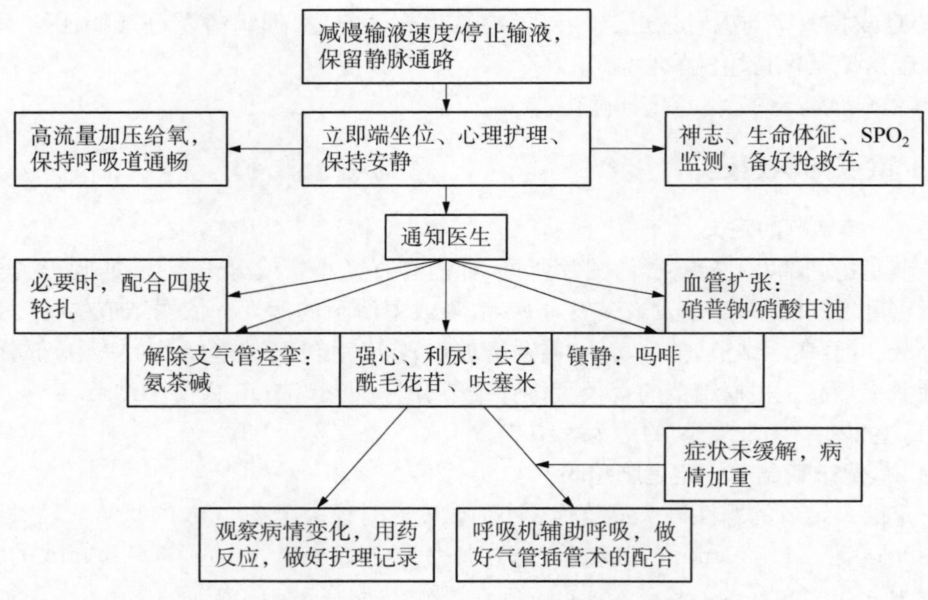

图 3-27 突发急性肺水肿应急预案

病例 10

食 管 癌

查房目的：掌握食管癌疾病的护理及术后观察重点，做到早预防、早发现、早治疗
查房形式：护理个案查房

(一) 基本情况

患者女性，69 岁，诊断为"食管癌"。

【现病史】患者于 1 月前无明显诱因吞咽困难，进食哽噎，胸骨后疼痛，尤以进食粗糙食物明显，症状呈进行性发展，就诊于当地医院，胸部 CT 提示：食管中上段恶性肿瘤。今为进一步诊治来院就诊。于 2021 年 3 月 7 日门诊以"食管癌"收治入科。患者自患病以来，精神状态良好，体重无明显变化，饮食正常，大、小便均正常，睡眠无异常。于 2021 年 3 月 10 日在全麻下行胸腔镜辅助下食管癌根治术，手术顺利。术后返回病房，予一级护理、心电监护、给氧、禁食、右胸腔闭式引流及左腹腔引流护理，予抑酸、止痛、化痰、补液、抗感染及营养支持等治疗。患者今日为术后第 1 天，生命体征平稳，神志清，睡眠良好，二便正常，NRS 疼痛评分 2 分。

【既往史】高血压病史 8 年，自服降压药，用药不规律。血压收缩压控制在 120～150 mmHg，舒张压控制在 70～100 mmHg。否认糖尿病，否认高血脂，否认结核、肝炎等传染病史，否认外伤史，否认手术史，否认输血史，否认食物及药物过敏史。

【个人史】久居原籍，无吸烟史；无饮酒史；预防接种史随当地。

【家族史】父亲患食管癌离世。

(二) 辅助检查

1. 体格检查 口唇无发绀，颈静脉无怒张，锁骨上淋巴结(－)；胸廓对称无畸形，双侧呼吸运动度正常，语颤双侧均等。

2. 异常实验室检查 电子胃镜(2021-03-08)：距门齿 32～35 cm 见 1.5 cm×1.8 cm 新生物，表面糜烂；病理切片提示食管鳞状细胞癌。

血常规(2021-03-11)：白细胞 11.2×10^9/L、血红蛋白 90 g/L、超敏 C 反应蛋白 35.32 mg/L。

生化(2021-03-11)：白蛋白 29 g/L。

(三) 护理计划

日期	护理诊断	护理目标、措施	评价
2021-03-07	1. 潜在并发症：高血压危象与患者血压控制不良有关	护理目标：患者血压控制在正常范围内 护理措施： 1. 动态监测血压变化情况，做到四定即定部位、定体位、定时间、定血压计	03-09 患者血压控制在正常范围内

（续表）

日期	护理诊断	护理目标、措施	评价
2021-03-07	1. 潜在并发症：高血压危象与患者血压控制不良有关	2. 血压异常时及时汇报医生，遵医嘱给予患者口服降压药，发药到口，不吃不走 3. 嘱患者保持情绪稳定，注意休息，如有头晕、头疼等情况立即联系医务人员 4. 加强巡视，倾听患者主诉，及时发现患者有无头晕、头疼等不适症状 5. 口服降压药效果不佳时，遵医嘱给予静脉注射降压药物。使用静脉降压药时要注意严格控制用药速度，先从小剂量开始用药，可使用微量泵控制滴数。用药期间严格监测血压变化情况，必要时 30 分钟 1 次。根据情况调整用药 6. 一旦发生高血压危象，嘱患者绝对卧床休息，静脉使用降压药。严密监测血压变化的同时，关注患者神志、尿量、肝肾功能的变化	03-09 患者血压控制在正常范围内
2021-03-10	2. 有出血的危险：与手术创伤有关	护理目标：患者未发生出血情况 护理措施： 1. 了解术中情况，尤其是出血量 2. 给予心电监护、血氧监护，严密监测患者生命体征，特别是血压的变化情况。术后测血压 30 分钟一次，8 次后，若血压正常，调整为 2 小时一次 3. 妥善固定引流管，防止牵拉导致导管滑脱引起出血。每小时巡视，定时挤压管路保持管路引流通畅 4. 严密观察病人伤口引流液的色、质、量情况。引流液大于 200 mL/h，连续 3 小时，颜色鲜艳，考虑活动性出血，立即通知医生紧急处理 5. 遵医嘱给予输液，补充血容量，及时使用止血药 6. 监测患者血红蛋白、红细胞压积、血小板、凝血功能等情况 7. 保持中心静脉通路、外周静脉通路通畅，一旦发生大出血立即补充血容量，同时做好再次手术的准备	03-13 患者未发生出血情况
2021-03-10	3. 疼痛：与手术创伤有关	护理目标：患者疼痛缓解或消失 护理措施： 1. 遵医嘱给予镇痛泵，告知患者及家属镇痛泵使用方法和注意事项 2. 护理操作动作轻、集中、尽量减少不必要的刺激 3. 使用胸带，妥善固定各类引流管，防止活动时牵拉引起疼痛 4. 超前镇痛即预防性使用镇痛药，提高患者痛阈值 5. 协助患者有效咳嗽，拍背时拍健侧，患者咳嗽时可捂住伤口，减轻疼痛 6. 选择合适的评估工具，及时准确的评估患者疼痛值。根据患者情况给予安抚、音乐疗法或药物治疗	03-13 患者静息状态下无疼痛感觉，咳嗽时 NRS 疼痛评分 1 分，可耐受

（续表）

日期	护理诊断	护理目标、措施	评价
2021-03-10	4. 低效型呼吸形态：与手术后呕吐、咳嗽、咳痰有关	护理目标：患者呼吸型态平稳，无呼吸困难 护理措施： 1. 遵医嘱给予吸氧。给予患者半卧位，膈肌下降，利于呼吸 2. 合理使用镇静、止痛、止吐药物，缓解患者不适 3. 严密监测患者呼吸节律、频率变化，及时发现患者有无呼吸困难 4. 监测血气分析，了解氧分压、二氧化碳分压的变化情况，防止呼吸衰竭 5. 遵医嘱给予雾化吸入，必要时超声雾化吸入，协助患者有效咳嗽、咳痰，保持呼吸道通畅 6. 教会患者呼吸功能训练的方法：腹式呼吸、缩唇呼吸等。必要时使用呼吸功能训练器	03-13 患者呼吸型态正常，无呼吸困难
2021-03-10	5. 舒适的改变：与手术后疼痛、留置管路有关	护理目标：患者无疼痛或疼痛可耐受，舒适度较高 护理措施： 1. 选择合适的评估工具，及时准确的评估患者疼痛部位、性质、疼痛值。根据患者情况予以安抚、音乐疗法或药物治疗 2. 妥善固定各类导管，避免因导管牵拉导致的不适 3. 指导患者翻身、下床活动时动作轻柔。患者咳嗽时可捂住伤口，减轻疼痛 4. 结合患者病情，尽早拔除管路，减轻患者不适	03-13 患者静息状态下无疼痛感觉，舒适度较高
2021-03-10	6. 排尿形态的改变：与术后留置导尿管有关	护理目标：患者恢复自主排尿 护理措施： 1. 保持留置尿管引流通畅，防止折叠、扭曲、受压、滑脱 2. 增加营养，增加术后机体抵抗力 3. 观察尿液的颜色、量的变化，如有异常，及时报告医生 4. 每周更换引流袋 2 次，每周更换尿管 1 次 5. 向患者做好留置尿管的健康教育指导 6. 训练膀胱反射性动作	03-14 医生拔除患者尿管，患者恢复自主排尿
2021-03-10	7. 活动无耐力：与术后疼痛有关	护理目标：患者活动耐力提高 护理措施： 1. 遵医嘱给予吸氧、止痛药物，缓解患者疼痛等不适，提高活动耐力 2. 鼓励做渐进式活动，安排作息计划，活动时给予鼓励和帮助，做好安全防护 3. 根据病情，指导患者活动和休息 4. 增加活动量，以活动时不感觉胸闷、胸痛为宜，注意观察病情变化 5. 保持环境安静，集中护理，减少不必要的活动，以减低耗氧量 6. 观察患者活动时、活动后的情况，当出现头晕、心慌、胸痛等情况时立即停止活动 7. 给予患者充分的营养支持，保证患者能量供给	03-14 患者活动耐力提高

（续表）

日期	护理诊断	护理目标、措施	评价
2021-03-10	8. 自理能力下降/丧失：与术后患者疼痛、留置导管、行动不便有关	护理目标：患者生活需求得到满足 护理措施： 1. 24小时专人陪护，及时了解患者需求 2. 将呼叫器放置在患者手边，如有需要，及时呼叫 3. 指导/协助患者使用便器，并做好便后清洁工作 4. 给予患者大小合适棉质衣裤，协助更衣 5. 提供良好的就餐环境，协助患者进食 6. 加强患者肢体功能锻炼，鼓励下床活动。活动时有人协助，观察活动情况，避免患者劳累 7. 加强巡视，及时发现患者生活所需，给予帮助	03-17 患者生活需求得到满足
2021-03-10	9. 营养失调：与手术后禁食有关，与低于机体需要量、摄入不足、消耗增加有关	护理目标：患者体重不降，血清白蛋白、血红蛋白正常 护理措施： 1. 给患者宣教摄取充足的营养物质对保持、恢复身体健康的重要意义 2. 术前鼓励进食高维生素、高蛋白质食物，保证患者营养支持 3. 术后患者禁食期间，给予静脉营养和肠内营养联合的营养方式，肠内营养遵循由少到多的原则，逐渐增加 4. 肠内营养期间，每班评估患者肠内营养的耐受性，及时准确记录 5. 记录患者24小时出入量，根据患者体重、出量等及时调整入量 6. 禁食期间做好口腔护理 7. 患者术后开始进食时遵循由少到多，由细到粗的原则。进食时取坐位，少量多次，进食后稍事活动，半小时内不能平躺，防止食物反流 8. 遵医嘱给予患者药物治疗：抑酸保胃、调节肠道菌群的药物，促进患者营养吸收	03-17 患者体重未降，恢复自主进食
2021-03-10	10. 有导管滑脱的危险：与术后留置导管有关	护理目标：未发生非计划性拔管 护理措施： 1. 使用胶布、皮筋或者导管固定器等妥善固定各类导管，保持导管处于功能位 2. 标记导管外露刻度，粘贴导管标识，班班交班、床边交班以确保及时发现导管移位 3. 观察患者神志、评估其配合程度，必要时给予保护性约束及镇静治疗 4. 24小时专人陪护，加强巡视 5. 进行护理操作（翻身、移动患者时）应加强护理，妥善固定各类导管 6. 高危随访监控，在床尾悬挂安全警示牌，告知患者及家属，在高危随访监控记录单上签字 7. 一旦发生导管意外滑脱，应立即进行紧急处理	03-17 患者未发生非计划性拔管

（续表）

日期	护理诊断	护理目标、措施	评价
2021-03-10	11. 有感染的危险：与术后机体抵抗力下降、留置引流管有关	护理目标：患者未发生感染 护理措施： 1. 做好预防感染的各项措施，如加强消毒隔离制度，坚持无菌操作，避免交叉感染 2. 保持病房清洁、舒适、空气新鲜、温湿度适宜，为患者创造良好的休息环境，利于恢复体力 3. 病情平稳者，指导进行适当的体育锻炼，提高机体抵抗力 4. 留置深静脉置管在位，及时更换贴膜，保持清洁、干燥 5. 保持皮肤干燥，经常翻身、按摩、防止皮肤破损 6. 留置导尿管每周更换引流袋2次，及时倾倒尿液，会阴护理每日2次 7. 保持伤口敷料清洁，定期清洁换药，如有渗出，及时换药。密切观察患者感染征象，发现问题及早处理 8. 遵医嘱使用抗生素，观察药物疗效及副作用 9. 给予患者静脉及肠内营养支持，提高机体抵抗力 10. 协助患者有效咳嗽，防止痰液淤积导致的肺部感染	03-17 患者未发生感染
2021-03-10	12. 有血栓的危险：与手术创伤、长期卧床有关	护理目标：患者未发生血栓 护理措施： 1. 及时评估患者血栓相关风险因素：年龄、中心静脉置管、卧床时间、凝血酶原时间等，发现高危情况及时汇报医生，及时处理 2. 观察患者末梢循环血供情况，例如：足背动脉搏动、皮温等 3. 结合患者病情，指导患者早期下床活动，无法下床活动者可床上进行肢体功能锻炼、踝泵运动等 4. 遵医嘱给予静脉、肠内营养支持，保证患者血容量 5. 遵医嘱给予低分子肝素或口服抗凝治疗 6. 及时评估患者中心静脉置管情况，尽早拔管	03-17 患者未发生血栓
2021-03-10	13. 紧张：与患者对疾病知识了解不足，担心预后有关	护理目标：患者心情舒适，积极配合治疗 护理措施： 1. 加强巡视，积极沟通，及时了解患者所需，安慰疏导，加强心理护理 2. 加强术前术后疾病知识宣讲，成功案例示范，增强患者信心 3. 治疗操作前，向患者做好解释工作，沉着冷静，减轻患者对疾病的恐慌 4. 24小时专人陪护，给予充分的心理支持	03-13 患者心情舒畅，积极配合治疗

(续表)

日期	护理诊断	护理目标、措施	评价
2021-03-10	14. 潜在并发症:肺炎、肺不张与术后咳痰不佳、长期卧床有关	护理目标:患者未发生肺炎、肺不张 护理措施: 1. 术前嘱患者戒烟,指导患者进行有效咳嗽、呼吸功能锻炼,如深呼吸、腹式呼吸、缩唇呼吸等 2. 术后给予半卧位,协助翻身、拍背,嘱患者深呼吸、有效咳嗽 3. 遵医嘱给予雾化吸入治疗,使用黏液溶解剂湿化痰液,有助于患者顺利咳出痰液。若患者痰液黏稠,必要时给予纤维支气管镜吸痰 4. 抗生素预防感染并可使痰液消散 5. 注意观察患者体温、胸片、痰培养的变化,避免肺部感染的发生 6. 评估患者活动耐受程度,鼓励患者尽早多下床活动	03-15 患者未发生肺炎、肺不张
2021-03-10	15. 潜在并发症:引流不畅与术后留置导管有关	护理目标:患者各管路引流通畅 护理措施: 1. 使用胶布、皮筋或者导管固定器等,妥善固定各类导管,保持导管功能位 2. 观察各类导管的引流情况,定时挤压2小时一次,防止引流液倒吸引起感染 3. 插管与皮肤接触处做好标记,记录刻度。班班交班,床边交班,观察缝线处是否老化、脱落等情况,及时处理 4. 患者翻身、下床活动时妥善固定,防止牵拉、扭曲、打折等情况发生 5. 准确记录引流液的色、质、量,若发现引流液突然减少,及时查找原因	03-15 患者各管路引流通畅
2021-03-10	16. 潜在并发症:吻合口瘘与手术技术、吻合口张力、吻合口感染、患者营养状况等有关	护理目标:患者未发生吻合口瘘 护理措施: 1. 密切观察有无体温增高、心跳加快、胸痛及呼吸困难;严重者可有面色苍白、脉搏微弱、烦躁、冷漠等休克症状 2. 严格禁食、水,遵医嘱给予静脉输液,维持水、电解质、酸碱平衡 3. 保持负压管(胃肠减压)装置通畅,并记录引流液的色、质、量 4. 加强抗感染治疗,遵医嘱使用抗生素,必要时联合用药,控制炎症 5. 给予静脉及肠内营养支持,补充足够的营养和热量 6. 讲解留置三腔营养管的重要性,不可自行拔除 7. 一旦发生吻合口瘘,应严密监测生命体征,禁食、水 8. 颈部吻合口瘘者,颈部伤口开放换药,保持伤口处敷料清洁、干燥,如有渗血渗液,及时更换 9. 胸腔内吻合口瘘者,应遵医嘱给予胸腔冲洗。结合患者病情选择合适的冲洗方式:潮式冲洗或持续冲洗。准确记录冲洗的量及引流量,保证出入平衡。防止冲洗液在胸腔内聚集包裹,形成脓腔	03-15 患者未发生吻合口瘘

(四) 健康指导

1. 体位指导　告知患者及家属全麻未醒前应去枕平卧，头偏向一侧，以防误吸。麻醉清醒后可改为半卧位。

2. 有效咳嗽

(1) 缓慢深吸气以打开气管使肺部膨胀。

(2) 憋气 3～5 秒以建立胸部和腹部压力。

(3) 收缩腹肌。

(4) 胸膜腔压达到高峰，因而打开声门，使气流快速冲出。

3. 功能锻炼

(1) 上肢运动：包括上肢各关节的屈伸、旋转、上举、后伸、外展、内收、内旋、外旋，以上举与外展为主。

(2) 抬臀运动：取仰卧位，双手掌自然着床。双腿弯曲，脚掌着床。依靠脚掌、手掌及腰部的力量将臀部缓慢抬起，保持 5 秒，臀部缓慢着床。

(3) 下肢运动：它包含踝关节的屈伸和环绕运动。

(4) 早期下床活动：床上坐 30 秒，床边坐 30 秒，床边站 30 秒，早期离床活动并不是随意或无限制的活动，而是要根据患者的耐受能力适当进行，以不过度劳累为度。

4. 术后饮食指导

(1) 讲究烹调方法和进食方法：饭前，尽量避免油烟味等不良刺激，在食物的选择、制作、烹调上，应创造食物良好的感观性状，在色、香、味、形上下功夫，尽可能地适合和满足患者的口味爱好和习惯，增进患者的食欲。还要根据患者的消化能力，采取少量多餐，粗细搭配，流质、软食与硬食交替，甜咸互换等形式进餐。

(2) 足够热量：由于食管癌患者体内蛋白质分解高，合成代谢功能降低，营养失衡，所以对蛋白质需求量增加，故应保证患者每日摄入的总热量，蛋白质应以优质蛋白为主。

(3) 合理食物结构：患者的食物结构应品种多、花样新、结构合理，在制作食谱时，要尽可能做到清淡和高营养、优质量相结合，质软易消化和富含维生素相结合，新鲜和食物寒热温平味相结合。

5. 心理护理　关注患者的心理状况，成功案例分享，指导患者保持乐观开朗的良好心境。

6. 预防感冒，以免诱发肺部感染。

7. 出院后定期门诊随访。

(五) 重点知识速递

速递 1　食管癌的定义

食管癌是从下咽到食管胃结合部之间食管上皮来源的癌，主要有食管鳞癌和腺癌两大类。食管鳞癌是食管鳞状细胞分化的恶性上皮性肿瘤，食管腺癌主要起源于食管下 1/3 巴雷特黏膜的腺管状分化的恶性上皮性肿瘤。食管癌属于常见疾病，是我国发病率及死亡率高的消化道恶性肿瘤。

速递 2　食管癌的病因

(1) 化学物质：如亚硝酸胺，食管癌高发区河南林县居民喜食酸菜，此酸菜内富含亚硝酸铵。

(2) 生物因素:如真菌,某些真菌能促使亚硝酸胺及其前体形成。

(3) 缺乏某些微量元素:如铁、锌、硒等。

(4) 缺乏维生素:如维生素 A、维生素 B_2、维生素 C 等。

(5) 饮食习惯:长期吸烟和饮酒,长期吃热烫食物,食物过硬而咀嚼不细等。

(6) 遗传因素:食管癌具有比较显著的家庭聚集现象。

速递 3 食管癌的临床表现

(1) 早中期症状表现:咽下哽噎感最多见,胸骨后和剑突下疼痛,以咽下粗糙、灼热或有刺激性食物为著,食物滞留感和异物感,少数病人可有胸骨后闷胀不适、胸前区疼痛和嗳气等症状。典型症状为进行性吞咽困难。

(2) 晚期症状:晚期症状主要为肿瘤并发症,包括穿孔症状、神经受累、呕血便血、恶液质等。

速递 4 食管癌的诊断方法

(1) 胃镜检查:是发现与诊断食管癌的首选方法。可以直接观察病灶的形态,同时在直视下做活检来确诊。对可疑病灶采用"甲苯胺蓝"或"碘液"染色,可以提高早期食管癌的检出率。

(2) 食管钡剂造影:患者不宜行胃镜检查时,可选用此法。

(3) 胸部 CT 检查:清晰显示食管与邻近纵隔器官之间的关系(管壁厚度>5 mm,与周围器官分界模糊,提示食管存在病变)。

速递 5 食管癌的治疗方法

(1) 手术:手术是治疗食管癌首选方法,若全身情况良好、有较好的心肺功能储备、无明显远处转移征象者,可考虑手术治疗。然而也有瘤体不太大但已与主要器官,如主动脉、气管等紧密粘连而不能切除者。对较大的鳞癌估计切除可能性不大而患者全身情况良好者,可先采用术前放疗,待瘤体缩小后再作手术。

(2) 放化疗:①放射和手术综合治疗,可增加手术切除率,也能提高远期生存率。术前放疗后,休息 3~4 周再做手术较为合适。对术中切除不完全的残留癌组织处做金属标记,一般在术后 3~6 周开始术后放疗。②单纯放射疗法,多用于颈段、胸上段食管癌,这类患者的手术常常难度大,并发症多,疗效不满意;也可用于有手术禁忌证而病变时间不长,患者尚可耐受放疗者。③采用化疗与手术治疗相结合或与放疗、中医中药相结合的综合治疗,有时可提高疗效,或使食管癌患者症状缓解,存活期延长。但要定期检查血象和肝肾功能,并注意药物反应。

(李舒玲)

参考文献

[1] 红玲,汪爱玲.食道癌根治术后的护理[J].咸宁学院学报(医学版),2009,23(06):542-543.
[2] 刘东英,黄济英,周秀芳.开胸术后肺部感染相关因素分析及护理[J].中国误诊学杂志,2003,3(07):1105-1106.
[3] 王玉翠,王梅.食管癌术后患者不舒适原因分析及护理对策[J].中华护理杂志,2006,41(08):706+708.
[4] 黄伟钊,傅剑华.食管癌术后辅助化疗价值的 Meta 分析[J].癌症,2006,25(10):1303-1306.
[5] 曾苏华,王敏,连璐,等.标准化膳食方案应用于食管癌术后患者中的效果评价[J].护理实践与研究,2022,19(24):3638-3644.
[6] 王杰,卢家彬,杨世卿.不同手术方式对食管癌患者疗效及其预后的影响[J].实用癌症杂志,2022,37(12):1987-1989.
[7] 张文博,郭会娜,汪亚辉.健康行为互动模式下责任制全局护理对食管癌术后患者自我效能水平及生活质量的影响[J].承德医学院学报,2022,39(06):491-494.
[8] 陈俊峰.上消化道肿瘤术后并发肺部感染的研究进展[J].现代医药卫生,2022,38(22):3845-3848.
[9] 魏咏琪,李胤,陈一苇,等.食管癌术后吻合口漏及其治疗的研究进展[J].复旦学报(医学版),2022,49(06):1008-1012.
[10] 王慧颖,王晶.证据护理模式对食管癌患者围手术期身心应激、疼痛及预后的影响[J].中国当代医药,2022,29(32):193-196.

病例 11
心脏瓣膜病

查房目的：掌握心脏瓣膜病的护理、治疗方案，提高急救应急处理能力
查房形式：护理个案查房

(一) 基本情况

患者女性，62 岁，诊断为“风湿性心脏瓣膜病”。

【现病史】患者于 4 月中旬左右出现短暂步行后胸闷、气促、夜间睡觉翻身时憋醒、大口喘气、伴双下肢水肿，病程中体力活动明显受限。11 月 26 日于外院行心脏彩超检查，结果提示：风湿性心脏瓣膜病，重度二尖瓣狭窄伴关闭不全、三尖瓣中度关闭不全、主动脉轻度关闭不全、左房增大、心功能不全。为求进一步治疗，于 2021 年 12 月 6 日门诊拟“风湿性心脏瓣膜病”收入心血管外科。于 12 月 13 日在全麻体外循环下行“二尖瓣置换术＋三尖瓣成形＋左心左房血栓清除＋左心耳缝闭术”，术后予以抗感染、雾化、化痰、强心利尿、控制心率、抗凝等对症支持治疗，现为术后第 5 天，Caprini 评分 5 分，Braden 评分 27 分，Morse 评分 1 分，Barthel 评分 10 分，MEWS 评分 13 分，营养风险评分 3 分，疼痛评分 2 分，高危导管滑脱评分 4 分。查体患者精神尚可，生命体征平稳。

【既往史】平素体质较差，无其他疾病。

【个人史】已婚，育有两子，身体均健康。平日家庭和睦。家庭经济能力一般，住院有医保。

【家族史】无家族遗传病史。

(二) 辅助检查

1. 体格检查 口唇轻度发绀，颈静脉明显充盈，肝颈静脉回流征(＋)；心前区无隆起，心界向两侧扩大，心尖搏动位于第 5 肋间左锁骨中线外侧 1 cm；心律绝对不齐，第一心音强弱不等，心室率 80 次/分，脉搏 70 次/分，心尖部可闻及舒张期隆隆样杂音Ⅱ/6 级全收缩期吹风样杂音，并向左腋下传导；三尖瓣区可闻及Ⅲ/6 级收缩期吹风样杂音。

2. 异常实验检查 凝血(2021－12－07)：凝血酶原时间 20.2 s。

凝血(2021－12－14)：凝血酶原时间 21.2 s。

(三) 护理计划

日期	护理诊断	护理目标、措施	评价
2021－12－06	1. 舒适度的改变：与胸闷、心悸、呼吸困难有关	护理目标：住院期间患者的舒适感增加 护理措施： 1. 采取患者舒适的体位，采取半卧位或半坐卧位	12－10 患者胸闷、心悸较前减轻

(续表)

日期	护理诊断	护理目标、措施	评价
2021-12-06	1. 舒适度的改变:与胸闷、心悸、呼吸困难有关	2. 遵医嘱给予吸氧、强心、利尿等处理 3. 保持床单元整洁、干燥 4. 了解患者不舒服的程度,遵医嘱适当用药,改善患者不适症状 5. 做好生活护理及基础护理	12-10 患者胸闷、心悸较前减轻
2021-12-06	2. 知识缺乏:缺乏疾病相关知识	护理目标:患者了解自己疾病发生的原因、预后及注意事项 护理措施: 1. 向患者讲解疾病有关知识,包括病因、治疗、药物的作用及副作用 2. 指导患者避免再次发生心律失常应采取的措施:如心动过缓的患者排便不能屏气用力,心动过速的患者避免摄入刺激性食物 3. 让患者了解自我保健的重要性,保持乐观情绪 4. 告知患者饮食的重要性,宜选择低盐低脂、清淡易消化食物 5. 指导患者合理活动,以不引起不适症状为宜 6. 指导患者家属学习简单心肺复苏的知识	12-10 患者基本了解自身疾病的相关知识
2021-12-13	3. 有导管滑脱的危险:与患者术后置入相关导管有关	护理目标:不发生非计划性拔管 护理措施: 1. 向患者及家属讲解有关注意事项和预防措施 2. 告知患者及家属,在高危随访监控单上签字 3. 24小时专人陪护 4. 在床尾悬挂安全警示牌,遵医嘱合理使用约束带 5. 加强导管固定 6. 每班进行床旁交班,进行护理操作时(翻身、移动患者时)应加强护理,妥善固定,一旦脱管,积极处理	12-18 患者住院期间未发生非计划性拔管
2021-12-13	4. 有血栓的危险:与术后出血有关	护理目标:住院期间防止血栓形成 护理措施: 1. 告知患者及家属,在高危监控随访记录单上签字 2. 宣教,指导患者增加活动量 3. 高危随访监控 4. 观察肢体循环及全身状况	12-18 住院期间未发生血栓
2021-12-13	5. 潜在并发症:低心排出量综合征与术前心功能较差、术中心脏的创伤和缺血、缺氧、酸中毒、电解质紊乱有关	护理目标:患者住院期间不发生低心排出量综合征的并发症 护理措施: 1. 严密观察患者病情变化,发现异常,立即汇报医生,根据血流动力学指标,补足血容量,备好强心利尿的药物,遵医嘱使用 2. 定时复查血气分析及电解质,维持水、电解质的平衡 3. 遵医嘱调整呼吸机参数,或增大氧流量,改善换气及缺氧状态 4. 监测体温,注意保暖,必要时使用变温毯 5. 装有起搏器的患者,观察起搏器的功能是否处于正常状态 6. 准确记录出入量,控制补液速度,术后当天液体入量控制在1500~2000 mL为宜 7. 严重低心排出量综合征患者,配合医生予以IABP治疗	12-18 患者术后未发生低心排出量综合征的并发症

（续表）

日期	护理诊断	护理目标、措施	评价
2021-12-13	6. 潜在并发症：心律失常	护理目标：住院期间严密监护，规避诱发心律失常的因素，维持正常心律 护理措施： 1. 合理安排休息和活动，当心律失常发作导致胸闷、心悸、头昏等不适时采取半卧位或其他舒适体位，尽量避免左侧卧位。严重心律失常者，应卧床休息 2. 遵医嘱给予抗心律失常药物，密切监测心律、心率，观察药物的作用及副作用 3. 给予心电监护，观察心律失常的时间、频率和类型。对于室颤等严重的心律失常，及时做好急救准备，备好抗心律失常药物及其他抢救药品、除颤仪等 4. 饮食宜清淡，避免进食刺激性食物和饮用兴奋性饮料；若低钾时，给予含高钾食物，如橙子、香蕉等 5. 积极防治原发疾病，如高血压、高血脂、糖尿病、贫血、甲亢等，避免各种诱发因素，如：发热、疼痛、饮食不当、睡眠不足等。应用某些药物（抗心律失常药、排钾利尿剂等）后产生不良反应时应及时处置 6. 稳定患者情绪，给予心理支持，缓解紧张和焦虑	12-18 患者术后无心律失常发生，心率、心律均正常
2021-12-13	7. 有皮肤受损的危险：与水肿、营养不良、术后卧床有关	护理目标： 1. 患者了解相关预防措施 2. 卧床期间不发生压力性损伤 护理措施： 1. 评估患者全身情况、营养状况、感受程度 2. 定时翻身按摩，避免拖、拉、推 3. 做好皮肤护理，温水擦浴 2 次/日 4. 保持床单元清洁、平整 5. 向患者及家属讲解皮肤自护方法及皮肤受损的危险因素	12-16 患者能够简单说明预防措施 12-17 患者可床边活动
2021-12-15	8. 营养失调：低于机体需要量与术后身体不适，食欲减退有关	护理目标： 1. 心功能改善，不适减轻或消失 2. 患者 1～2 周内食欲增加，体重稳定，保持良好的营养状态 护理措施： 1. 与营养科合作，为患者制定合理的饮食计划，注意食物的色香味美 2. 患者出现食欲减退、恶心、呕吐时，尽可能调整用药，减轻药物的副作用 3. 做好饮食指导，取得患者及家属情感的支持和理解，提供良好的进食环境	12-18 患者不适感消失，食欲增加，体重增加

（续表）

日期	护理诊断	护理目标、措施	评价
2021-12-15	9. 疼痛：与术后伤口有关	护理目标：缓解患者的疼痛不适感 护理措施： 1. 与患者交谈，指导患者分散注意力 2. 让患者尽情表达对疼痛的感受，并表示理解，给予鼓励性语言，增加患者战胜疼痛的信心 3. 护理操作动作轻柔、集中，尽量减少不必要的刺激 4. 妥善固定各类引流管，防止活动时牵拉引起疼痛 5. 协助患者采取舒适卧位，保持良好体位姿势 6. 评估患者疼痛的性质、持续时间及程度，必要时遵医嘱使用止痛药物	12-16 患者疼痛缓解
2021-12-18	10. 活动耐力降低：与心输出量减少有关，与术后身体虚弱有关	护理目标：患者一周内活动量有所增加 护理措施： 1. 合理安排活动计划，两次活动之间要有充分休息时间 2. 为患者制定活动计划，以不加重胸闷、心悸、头晕为准则 3. 必要时协助生活护理，做好基础护理 4. 遵医嘱吸氧 5. 遵医嘱使用抗心律失常药物并观察疗效及不良反应	12-25 患者活动量有所增加

（四）健康指导

1. 营养与饮食 加强营养，少量多餐，避免进食过量加重心脏负担。心功能不全者控制水分和食盐的摄入，多进食高蛋白质、高维生素易消化的饮食。严禁烟酒、咖啡及刺激性食物。

2. 用药指导 遵医嘱服用药物，不随意更改剂量。

（1）服用洋地黄类药物时，注意每次服用前应监测心率的变化，若心率小于 70 次/分，应暂时停药。如若服药期间出现黄绿视，以及心慌、呕吐等不适症状，及时告知医生。

（2）服用抗凝药物时，注意预防出血和栓塞。要达到"抗凝平衡治疗点"需要一定频率监测凝血酶原时间(PT)来调整抗凝药物的用量。同时由于部分食物(如菠菜、番茄、鲜豌豆、猪肝等)富含维生素 K，可能会干扰抗凝治疗，故应避免大量食用。

3. 心理支持 帮助患者树立战胜疾病的信心，消除恐惧感，保持心情舒畅，促进身体康复。

4. 运动指导 术后综合呼吸功能训练和阶段性运动训练对心脏康复起着重要作用。

（1）综合呼吸功能训练(每天 3 次，每次 15～20 分钟)见图 3-28。

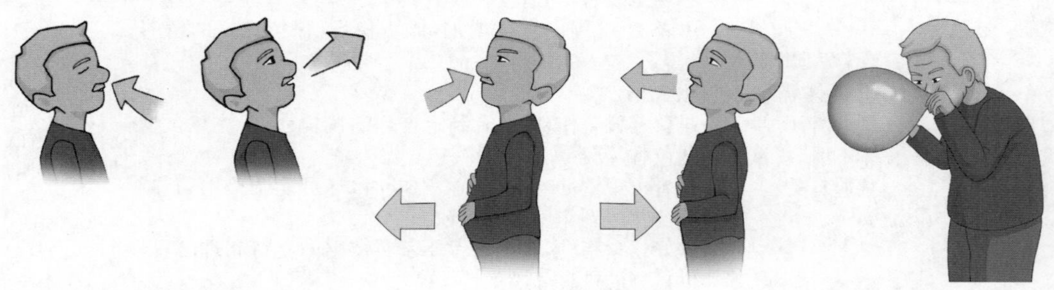

图 3-28 综合呼吸功能训练

（2）阶段性运动训练：制定运动处方，适量运动，促进心脏康复。

表 3-2　运动处方七步法

步骤	运动方式	活动情况
第 1 步	呼吸及咳嗽运动，卧床做主动及被动四肢运动	自主进食，自行在床上抹脸、洗手及用便盆，升高床头坐起，可在医护人员协助下尝试持续坐 15～30 分钟，2～3 次/天
第 2 步	与第 1 步相同，但要在床上坐起	在床边抹身（上身及私处），自行梳头、剃须，在床边晃动双脚，短时间（<15 分钟）阅读，坐起持续 15～30 分钟，2～3 次/天，坐式八段锦（动作幅度小）1 套/天
第 3 步	热身运动，用缓慢步伐行走 30 m，松弛运动	自行下床，可尝试自行到洗手间（冲洗身体除外），床旁练习太极拳基本步（可耐受独立站立情况下）5～10 分钟
第 4 步	热身运动，原地踏步运动 10～15 次，用缓慢步伐行走 50 m，松弛运动	自行到洗手间，可尝试用温水冲洗身体（宜先向医护人员咨询且量力而为）床旁练习太极拳基本步，5～10 分钟/次，2～3 次/天
第 5 步	每日 2 次热身运动，步行 100 m，尝试爬楼梯，松弛运动	可自行到洗手间及进行各种清洗活动，床旁练习太极拳基本步，5～10 分钟/次，2～3 次/天，同时病房走廊练习站立式八段锦 1 套/天
第 6 步	每日 2 次热身运动，步行 150 m，上下 1 段楼梯（1/2 层），松弛运动	继续以上活动
第 7 步	每日 2 次上 2 段楼梯（1 层），松弛运动	继续以上活动，制订院外运动计划

注：运动期间密切观察患者有无胸闷、胸痛，呼吸≥30 次/分，心率超过静息心率的 20%，SpO_2<95%，若存在上述情况，立即停止活动，连接心电监护设备，行床旁心电图并通知医生，第 2 天的运动锻炼应提前征得主管医生的同意方可进行。

（五）重点知识速递

速递 1　心脏瓣膜病的定义

心脏瓣膜起着单向阀门的作用，使血液保持单一流向而不倒流，同时它们的口径又能保证一定的血流量，确保心脏的每次跳动（收缩与舒张）向主动脉输血，将静脉血回收入心，经肺氧合为新鲜血液。心脏的四个瓣膜分别叫做主动脉瓣、肺动脉瓣、二尖瓣和三尖瓣（图 3-29）。每个瓣膜由 2～3 个瓣叶组成，正常的瓣叶是光滑的、薄且富有弹性。

心脏瓣膜病（valvular heart disease，VHD）是因为黏液样变性、炎症、先天性畸形、退行性改变、创伤及缺血性坏死等原因所致的单或多个瓣膜（瓣环、瓣叶、乳头肌及腱索）结构发生增生、粘连、变硬及挛缩，进一步造成瓣口关闭障碍或狭窄，二尖瓣和主动脉瓣是其最常受累的部位。心脏瓣膜病的发病使得心脏内的血液不能随着心脏的收缩及舒张顺着正确的方向进行单向流动（图 3-30），从而造成心脏功能异常，最终导致心力衰竭的单瓣膜或多瓣膜病变。

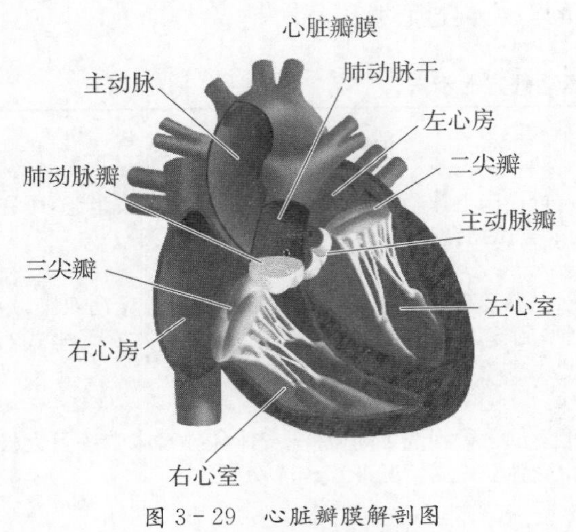

图 3-29 心脏瓣膜解剖图

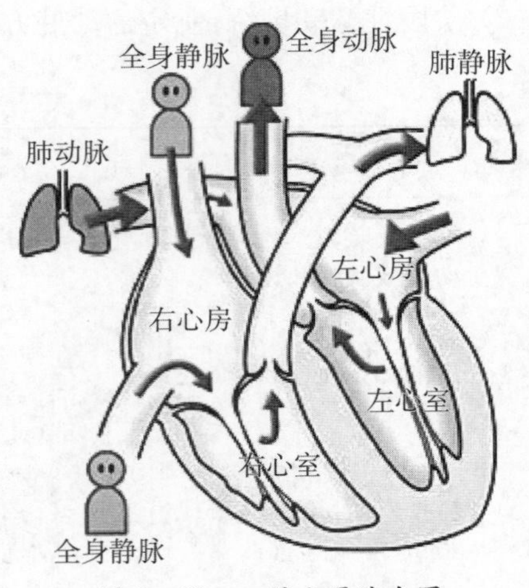

图 3-30 心脏血泵流向图

速递 2 心脏瓣膜病的临床表现

心脏瓣膜病患者常表现为活动后心慌、气短、疲乏和倦怠、活动耐力明显减低、稍作运动便出现呼吸困难。如若治疗不及时可合并出现心房纤颤、急性肺水肿、血栓栓塞、心力衰竭等。

(1) 典型症状:

1) 二尖瓣狭窄症状:呼吸困难、咯血、咳嗽、声嘶,重度二尖瓣狭窄常有"二尖瓣面容"即面颊和口唇发绀。

2) 二尖瓣关闭不全症状:患者代偿期可无症状,当左心衰竭时可有心悸、气促、乏力等。

3) 主动脉瓣狭窄症状:患者会在活动后出现头晕、黑矇甚至晕厥,也可出现心前区不适或心绞痛症状。

4) 主动脉瓣关闭不全症状:患者早期无症状,或有心前区不适或头部动脉搏动感。晚期可出现左心衰竭症状,急性重症患者有胸痛。

(2) 典型体征:

1) 二尖瓣狭窄体征:心尖区可闻及第一心音增强和舒张期隆隆样杂音及开放拍击音,颈静脉怒张、肝大、腹水、脚踝水肿。

2) 二尖瓣关闭不全体征:心尖部收缩期杂音是二尖瓣关闭不全最主要的体征,心尖可闻及较粗糙全收缩期吹风样杂音。并发肺水肿或右心衰竭时,出现肝大和腹水。

3) 主动脉瓣狭窄体征:主动脉瓣听诊区可听见粗糙喷射性收缩期杂音,常伴有可触及的收缩期震颤。大多数杂音向颈部传导,少数向心尖部传导。有些患者可听到第四心音奔马律。

4) 主动脉瓣关闭不全体征:听诊第一心音减弱,主动脉瓣区可闻及舒张期叹气样杂音,严重者可向颈部及胸骨上窝传导。严重关闭不全者,还可在心尖部闻及隆隆样舒张期杂音,甚至可见周围血管征,表现为点头征、水冲脉、枪击音等。

速递 3 心脏瓣膜病治疗方式

心脏瓣膜病的治疗方式分为三种:药物治疗、介入治疗、手术治疗。

(1) 药物治疗:对于出现钠水潴留等心力衰竭表现者应用利尿剂,对于出现快速房颤者应用地高辛、β-受体阻滞剂(美托洛尔)等控制心室率,对于有血栓危险和并发症者应用华法林等抗凝治疗。同时强调避免劳累和情绪激动、适当限制钠水摄入、预防感染等诱发心力衰竭的因素。

(2) 介入治疗:主要是对狭窄瓣膜的球囊扩张术,对于重度单纯二尖瓣狭窄、主动脉瓣狭窄和先天性肺动脉瓣狭窄者,若瓣膜钙化不明显,可以选择经皮瓣球囊扩张术,可以达到扩大瓣口面积、减轻瓣膜狭窄、改善血流动力学和临床症状的目的。

(3) 手术治疗:人工心脏瓣膜置换术、瓣膜成形或瓣膜修补术等手术治疗是心脏瓣膜病的根治方法,对于已经出现心力衰竭症状的心脏瓣膜病患者,应积极评价手术的适应证和禁忌证,争取手术治疗的机会。

速递 4　心脏瓣膜病术后的抗凝治疗

(1) 抗凝时间:植入机械瓣需终身抗凝,植入生物瓣需口服抗凝药物 3～6 个月。

(2) 常用抗凝剂的相关知识(例:华法林)

1) 作用:预防血栓栓塞性疾病,可防止血栓形成与发展。

2) 管理:一是华法林干扰体内维生素 K 的作用,药效不恒定,需剂量阶段性的调整;二是为达到"抗凝治疗平衡点"需一定频率国际标准化比值(INR)的监测。

3) 有效抗凝:一般情况下,各类瓣膜手术要求的 INR 值分别为:主动脉瓣(机械瓣):1.8～2.0;二尖瓣(机械瓣):2.0～2.5;三尖瓣(机械瓣):2.5～3.0;生物瓣要求控制 INR 在1.5～1.8。

4) 影响华法林疗效的因素:遗传因素、饮食结构(富含维生素 K 的食物会影响抗凝药物的吸收)、疾病状态(肝功能异常、发热、甲亢)、药物相互作用。

(3) 抗凝过量(意外出血)的表现与处理方法:

1) 轻度出血:皮肤出血点,碰撞后皮下淤血斑,刷牙时牙龈易出血。应复查凝血功能,适当减少抗凝剂用量。

2) 中度出血:血尿、黑便或鼻腔出血,停药 1～2 日后化验 INR,当症状消失及化验结果达到标准后,再继续抗凝。

3) 重度出血:咯(呕)血、颅内出血,确诊为抗凝药过量引起的上述症状,应静滴或肌注维生素 K,症状消失后,依据化验 INR 结果再重新抗凝。

4) 危重患者出现贫血,应使用全血、新鲜血浆或凝血因子,以增强凝血功能。

(4) 常见抗凝不足的表现:

1) 脑血管栓塞:晕厥、偏瘫、失语等。

2) 肺血管栓塞:突发的剧烈胸痛、咳嗽、呼吸困难。

3) 四肢血管栓塞:肢体疼痛、发凉、苍白等。

4) 内脏血管栓塞:突发剧烈腰痛、腹痛、呕吐等,可有便血、血尿。

5) 人工瓣膜血栓形成:瓣膜音响异常,甚至卡瓣、心跳骤停、猝死等。

注:如果出现以上问题,应及时告知医生。

速递 5　突发低心排综合征的紧急处理流程

低心排综合征(图 3-31),即低心排出量综合征(low cardiac output syndrome, LCOS),简称低心排,是一组以心排血量下降,外周脏器灌注不足为特点的临床综合征,心脏外科术后多见,是导致术后患者死亡主要原因之一。

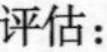

评估：
心脏指数 < 2.0 L/（min · m^2） 伴有以下表现：
1. 低血压（平均动脉压 < 60 mmHg）
2. 心动过速（心率 > 90次/min）
3. 少尿（尿量 < 1 mL/（kg · h））
4. 代谢性酸中毒（pH < 7.4，乳酸 > 3.0 moL/L，碱剩余 < −2）
5. 混合静脉血氧饱和度 < 65%
6. 皮肤苍白、潮湿、肢体末梢湿冷

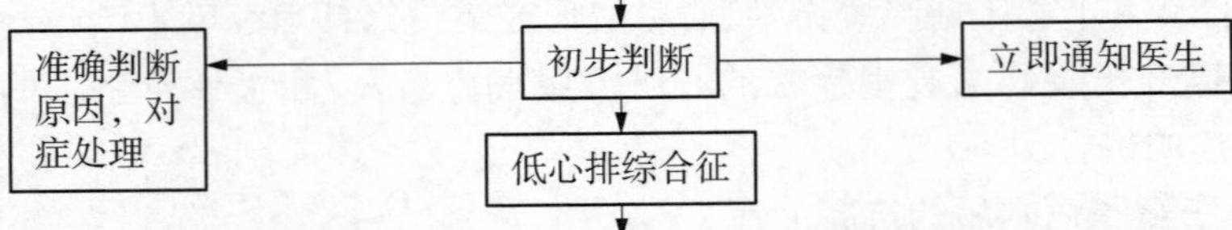

紧急处理：
1. 根据血流动力学指标，补足血容量，备好强心利尿的药物
2. 定时复查血气分析及电解质，维持水电解质的平衡
3. 体位：取半卧位或者端坐卧位
4. 吸氧，必要时调整呼吸机参数，或增大氧流量，改善换气及缺氧状态
5. 监测体温，注意保暖，必要时使用电热毯
6. 装有起搏器的患者，观察起搏器的功能是否处于正常状态
7. 严重低心排患者，配合医生予以IABP治疗
8. 安慰患者，使其保持情绪稳定

确认有效医嘱并执行：
1. 正确、及时使用各类血管活性药，必须标记鲜明，根据血流动力学变化，调整用量
2. 保持心包、纵隔、胸腔引流管通畅，定时挤压，持续低压吸引
3. 保证两路中心静脉置管通路，根据病情合理安排晶体、胶体溶液输入顺序
4. 根据化验结果，及时补钾、钙、镁，纠正水、电解质、酸碱失调

监测：
①血流动力学；②引流液的量、性质及有无血凝块；③血气分析、血电解质、血常规；④ACT值：正常80～110秒；⑤末梢循环；⑥血管活性药疗效；⑦每小时液体出入量

图 3－31　突发低心排综合征的紧急处理流程

（王晶晶）

参考文献

[1] 马恩，王宗社，舒瑞朝等. 重症心脏瓣膜病患者人工心脏瓣膜置换术术后预后影响因素分析[J]. 中国医药报道，2017，14(26)：64－67.

[2] 欧阳华，白树堂，梁丽阴. 重症心脏瓣膜患者工瓣膜置换术后并发低心排综合征的风险因素[J]. 西部医学，2021，33(06)：860－864.

[3] Lu Q, Sun Y, Duan Y, et al. Comprehensive microRNA profiling reveals potential augmentation of the IL1 pathway in rheumatic heart vale disease [J]. BMC Cardiovascular Disor-ders, 2018, 18(01): 53.

[4] 杨亚娟，彭飞，王蓓. 外科疾病健康宣教手册[M]. 上海：上海科学技术出版社，2020.

[5] 李梅，刘莉，余艳. 心胸外科护理健康教育[M]. 北京：科学出版社，2018.

[6] 杜雨，张海涛. 低心排血量综合征中国专家共识解读[J]. 中国循环杂志，2018，33：84－88.

病例 12

胸主动脉瘤

查房目的：掌握胸主动脉瘤的护理、治疗方案，提高围术期护理能力
查房形式：护理个案查房

(一) 基本情况

患者男性，56 岁，诊断为“胸主动脉瘤”。

【现病史】患者 6 小时前出现腰背部疼痛剧烈，于 2 小时前疼痛转移到胸背部疼痛，继而向前胸部扩展，疼痛无法耐受，就诊于急诊。入院后，胸主动脉 CTA 检查提示“胸主动脉瘤”，2021 年 3 月 2 日急诊以“胸主动脉瘤”收治入心血管外科进一步治疗。于 3 月 2 日联合多学科在急诊局麻下行胸主动脉覆膜支架夹腔内隔绝术，术后给予患者抗炎、止痛、控制血压等相应治疗，现术后第 2 天，Caprini 评分 5 分，Braden 评分 27 分，Morse 评分 1 分，Barthel 评分 10 分，MEWS 评分 13 分，营养风险评分 3 分，疼痛评分 2 分，高危导管滑脱评分 4 分。患者生命体征平稳，精神尚可，目前恢复良好。

【既往史】患者平素一般，无其他基础疾病。

【个人史】已婚，育有一女，身体健康。平日家庭和睦。家庭经济水平能力较好，住院有医保。

【家族史】无家族遗传病史。

(二) 辅助检查

1. 体格检查　颈软，气管居中，颈动脉搏动未见异常，颈静脉无怒张。胸廓对称无畸形，胸骨无压痛，双侧呼吸动度未见异常，语颤未见异常。心前区无隆起，心尖搏动位于左侧第五肋间中线内 0.5 cm，无震颤，心浊音界未见异常，心率 78 次/分，律齐，心音未见异常，各瓣膜听诊区未闻及病理性杂音。

2. 异常实验室检查　胸主动脉 CTA(2021 - 03 - 02)：检查提示“胸主动脉瘤”，大小 4.5 cm×6.4 cm×6.8 cm，破口上下径 2.8 cm。

(三) 护理计划

日期	护理诊断	护理目标、措施	评价
2021 - 03 - 02	1. 恐惧：与疾病的突发有关	护理目标：患者识别和表达恐惧的感觉，能采取一种准确的应对方法 护理措施： 1. 鼓励患者表达自己的感受，对患者的恐惧表示理解 2. 给予可以帮助患者减轻恐惧状态的言语性和非言语性安慰，如：握住患者双手，抚摸患者等	03 - 03 患者恐惧的状态减轻

（续表）

日期	护理诊断	护理目标、措施	评价
2021-03-02	1. 恐惧：与疾病的突发有关	3. 指导患者使用放松方法，如：缓慢呼吸、全身肌肉放松等。嘱患者情绪不要过于激动，避免血压过高 4. 正确认识疾病，增强患者战胜疾病的信心	03-03 患者恐惧的状态减轻
2021-03-02	2. 舒适度的改变：与腰背部疼痛有关	护理目标：住院期间患者的舒适度增加 护理措施： 1. 绝对卧床 2. 遵医嘱给予吸氧、强心、利尿等处理 3. 保持床单元整洁、干燥 4. 了解患者不舒服的程度，遵医嘱适当用药，改善患者不适症状 5. 做好生活护理及基础护理	03-03 患者舒适度增加
2021-03-02	3. 知识缺乏：缺乏疾病相关知识	护理目标：患者了解自己疾病发生的原因、预后及注意事项 护理措施： 1. 向患者讲解疾病有关知识，包括病因、治疗、药物的作用及副作用 2. 让患者了解自我保健的重要性，保持乐观情绪 3. 告知患者饮食的重要性，宜低盐低脂、清淡易消化食物 4. 指导患者合理活动，以不引起不适症状为宜 5. 指导患者家属学习简单心肺复苏的知识	03-03 患者基本了解自身疾病的相关知识
2021-03-02	4. 疼痛：与术前腰背部疼痛及术后伤口有关	护理目标：缓解患者的疼痛不适感 护理措施： 1. 与患者交谈，指导患者分散注意力 2. 让患者尽情表达对疼痛的感受，并表示理解，给予鼓励性语言，增加患者战胜疼痛的信心 3. 护理操作动作轻柔、集中，尽量减少不必要的刺激 4. 妥善固定各类引流管，防止活动时牵拉引起疼痛 5. 协助患者采取舒适卧位，保持良好体位姿势 6. 评估患者疼痛的性质、持续时间及程度，必要时遵医嘱使用止痛药物 7. 遵医嘱使用镇痛泵，告知患者及家属镇痛泵使用方法及注意事项	03-03 患者疼痛缓解
2021-03-02	5. 潜在并发症：出血	护理目标：防止患者大量出血 护理措施： 1. 严密观察病情，监测患者血压、脉搏、呼吸的变化 2. 建立有效的静脉通路，必要时给予输血治疗 3. 观察伤口敷料有无渗血迹象，观察伤口周边皮肤有无肿胀情况 4. 遵医嘱必要时停用抗凝药，复查 ACT（正常值 70～130 秒），必要时给予鱼精蛋白拮抗 5. 持续监测血流动力学、血气分析等，发现异常及时报告医生 6. 如出现出血量＞400 mL/h、出血量大于 200 mL（持续 4 小时）或怀疑存在心脏压塞，配合医生行床旁或急诊开胸探查，彻底止血 7. 观察末梢循环情况	03-04 患者未发生大量出血

（续表）

日期	护理诊断	护理目标、措施	评价
2021-03-02	6. 潜在并发症：电解质紊乱	护理目标：患者不发生电解质紊乱 护理措施： 1. 观察询问患者进食情况，补充生理需要量，遵医嘱补充丢失的水、电解质，调整输液速度和顺序，保证按时按量补给 2. 遵医嘱定时抽血、抽血气查电解质情况，如有异常，及时汇报医生加以纠正，如低钾者，及时补钾，多吃含钾高的食物，如橙汁等 3. 鼓励患者多进食，督促家属提供清淡、易消化、富含营养的食物 4. 记录患者 24 小时出入量，保证出入平衡 5. 遵医嘱必要时行心电监测，了解患者有无电解质异常的心电图表现，结合尿量进行分析，及时汇报医生处理	03-04 患者未出现电解质紊乱
2021-03-02	7. 潜在并发症：心律失常	护理目标：住院期间严密监护，规避诱发心律失常的因素，维持正常心律 护理措施： 1. 合理安排休息和活动，当心律失常发作导致胸闷、心悸、头昏等不适时采取半卧位或其他舒适体位，尽量避免左侧卧位。严重心律失常者，应卧床休息 2. 遵医嘱给予抗心律失常药物，密切监测心律、心率，观察药物的作用及副作用 3. 遵医嘱心电监护，观察心律失常的时间、频率和类型。对于室颤等严重的心律失常，及时做好急救准备，备好抗心律失常药物及其他抢救药品、除颤仪等 4. 饮食宜清淡，避免进食刺激性食物和饮用兴奋性饮料；戒烟、酒；若低钾时，给予含高钾食物，如橙子、香蕉等 5. 积极防治原发疾病，如高血压、高血脂、糖尿病、贫血、甲亢等，避免各种诱发因素，如：发热、疼痛、饮食不当、睡眠不足等。应用一些药物（抗心律失常药、排钾利尿剂等）后产生不良反应时应及时就医 6. 稳定患者情绪，给予心理支持，缓解紧张和焦虑	03-04 患者住院期间未发生心律失常

（四）健康指导

（1）绝对卧床休息，保持病室安静，避免精神过度紧张和情绪波动。

（2）严密监测血压，收缩压维持在 100～120 mmHg 之间。

（3）避免增加胸腔和腹腔压力的活动，如屏气、咳嗽、剧烈活动等，多吃蔬菜水果，保持大便通畅，切忌用力排便，必要时使用缓泻剂或开塞露通便。

（4）疼痛管理：禁忌拍打、按压疼痛部位，疼痛可使血压升高及心率增快，增加瘤体破裂机会，必要时遵医嘱予镇痛、镇静剂。

（5）遵医嘱使用 β 受体阻滞剂，如酒石酸美托洛尔（倍他乐克），控制心率在 60～70 次/分。

(五) 重点知识速递

速递 1 胸主动脉瘤的定义

胸主动脉瘤是指由于各种原因造成胸主动脉壁正常结构的损害，在血流压力的作用下，胸主动脉局部或弥漫性扩张或膨出，达到正常胸主动脉直径的 1.5 倍以上，即成为胸主动脉瘤。胸主动脉瘤包括主动脉根部、升主动脉、主动脉弓、降主动脉及降主动脉波及膈下的胸腹主动脉瘤(图 3－32)。胸主动脉内血压及血液剪切力极高，成瘤以后如果出现破裂，出血速度和出血量非常大，死亡率极高。

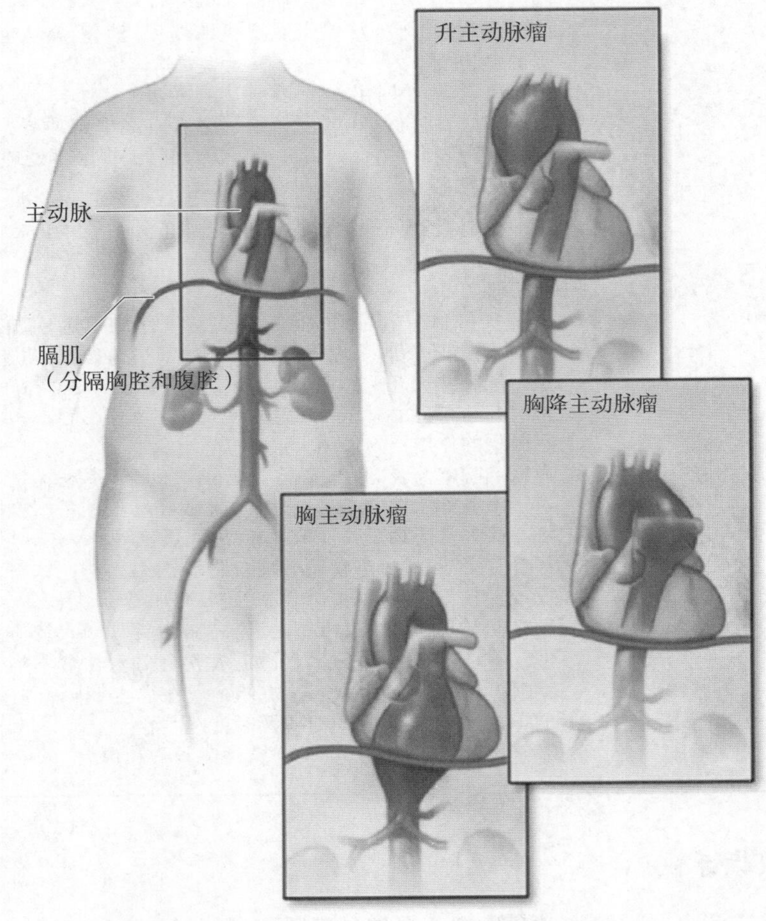

图 3－32 常见胸主动脉瘤种类示图

速递 2 胸主动脉瘤的临床表现

胸主动脉瘤早期无症状，若胸主动脉瘤的症状由瘤体压迫、牵拉、侵袭周围组织所引起，主要表现为疼痛、心功能不全与心绞痛、压迫症状三大类等，具体症状如下：

(1) 疼痛：表现为胸痛、背痛，并放射至左肩、颈部、上肢等部位，为深部钻孔样痛。疼痛的出现说明胸主动脉瘤增大或少量出血，如果疼痛突然加剧则预示瘤体有破裂可能，结局多不良。

（2）心功能不全与心绞痛：主要见于升主动脉根部动脉瘤（多见于马凡综合征）的患者，随着胸主动脉的扩张，常伴有主动脉瓣关闭不全，长期发展会出现心衰和心绞痛，如呼吸困难、下肢水肿、活动后气促、气急、胸口痛等。

（3）压迫症状：胸主动脉瘤仅在压迫或者侵犯邻近器官和组织时才出现症状。压迫上腔静脉时，会出现面、颈、肩部静脉怒张伴水肿等症状；压迫气管和支气管时，引起咳嗽、呼吸困难等症状；压迫喉返神经时，引起声音嘶哑；压迫交感神经时，引起瞳孔缩小、眼睑下垂、眼球内陷等症状；压迫食管时，引起吞咽困难。

速递 3　胸主动脉瘤治疗方法

胸主动脉瘤的治疗包括药物治疗、手术治疗和介入治疗。

（1）药物治疗：常用药物为β受体阻滞剂药，常用药物为普萘洛尔；血管紧张素Ⅱ受体Ⅰ拮抗药，常用药物为缬沙坦；他汀类药物，常用药物为阿伐他汀。

（2）介入治疗：介入治疗是通过介入的方法，用支架加固血管壁或封闭夹层起源。介入治疗的优点是创伤小，缺点是不能消除主动脉增宽，有时支架无法放置（如主动脉根部）。

（3）手术治疗：手术治疗是通过手术的方法切除扩张的或损伤的血管壁，以自身血管或其他材料连接。手术治疗的优点是对血管壁的修复较为牢固，缺点是创伤大，围手术期并发症高。

速递 4　突发胸主动脉瘤破裂的应急预案

一旦胸主动脉瘤破裂，病情极为凶险，几分钟就会致命，这简直就是身体里一个隐形的“不定时炸弹”！胸主动脉瘤主要有两大危害，第一是破裂，血液瞬间喷涌到胸腔或腹腔里，血压骤降，心脑供血不足，患者随时有生命危险。第二个危害是血栓脱落，长主动脉瘤的大多是高血压、糖尿病等患者，血管壁上附着有血栓，“鼓包”的主动脉处形成血液涡流，容易把血栓冲下来，这些脱落的血栓四散流窜，堵塞下肢较细的血管，治疗早的还能取出血栓，治疗不及时的只能截肢。应急预案见图 3-33。

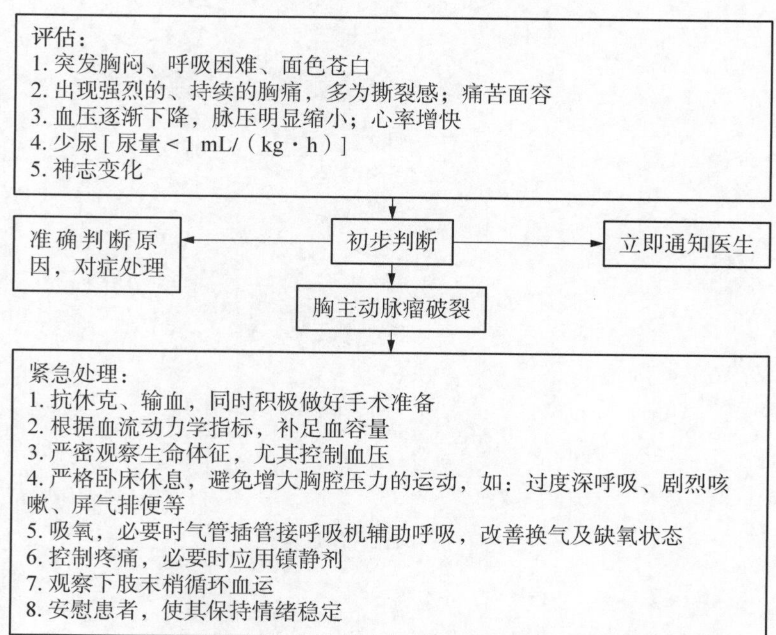

确认有效医嘱并执行：
1. 持续心电监护，维持患者血压在正常范围高限，血压过高者遵医嘱给予降压药物
2. 正确、及时使用各类血管活性药，必须标记鲜明，根据血流动力学变化，调整用量
3. 抗凝治疗的护理
4. 保持心包、纵隔、胸腔引流管通畅，正确记录引流液的色、质、量

↓

监测：
①血流动力学；②引流液的色、质、量及有无血凝块；③血气分析、血电解质、血常规；④ACT值：正常80～110秒；⑤患者胸背部疼痛是否改善、减轻或消失；⑥下肢末梢循环血运；⑦血管活性药疗效；⑧每小时液体出入量

图 3－33　突发胸主动脉瘤破裂的应急预案

（王晶晶）

参考文献

［1］胡艳丽，于冬梅. 胸主动脉瘤误诊分析并文献复习[J]. 临床误诊误治，2019，32(08)：1－4.
［2］黄震华. 胸主动脉瘤诊断和治疗进展[J]. 中国新药与临床杂志，2015，34(03)：180－183.
［3］黄震华. 胸主动脉瘤和胸主动脉夹层治疗进展[J]. 中国新药与临床杂志，2016，35(02)：122－127.
［4］郝伟丽，申静，张学敬，等. 主动脉弓形态与胸主动脉瘤形成相关性分析[J]. 介入放射学杂志，2022，31(02)：135－138.

病例 13

颈动脉狭窄

查房目的：掌握颈动脉狭窄疾病的护理、治疗方案，提高围手术期护理能力
查房形式：护理个案查房

（一）基本情况

患者男性，67 岁，诊断“1. 左侧颈内动脉闭塞；2. 右侧颈内动脉中度狭窄。”

【现病史】患者因脑梗后伴随左侧肢体无力、麻木 2 月，当地医院行颈部血管超声示：左侧颈内动脉闭塞，右侧颈内动脉中度狭窄，为进一步诊治，2021 年 5 月 30 日由门诊以“颈内动脉重度狭窄”收入血管外科。完善各术前准备后，于 2021 年 6 月 3 日在全麻下行“外翻式颈动脉内膜斑块切除术”，术后给予监测生命体征、改善脑微循环、抗血小板等治疗，今天是术后第 4 天，患者神志清楚，生命体征平稳，疼痛量表（NRS）评分为 1 分，跌倒坠床评分为 2 分，血栓危险因素评分为 5 分。

【既往史】高血压史 30 年，规律服用苯磺酸氨氯地平片，血压控制可；糖尿病 10 年，服用拜糖平，控制可。

【个人史】平素体健，育有一子一女。饮酒 50 年，2 两/日；吸烟 40 年，20 支/日；预防接种史随当地。

【过敏史】否认食物及药物过敏史。

（二）辅助检查

1. 体格检查　左侧颈动脉搏动减弱，右侧颈动脉搏动可，双侧桡动脉搏动可，左侧肢体肌力Ⅳ级。

2. 异常检查　颈动脉彩超（院外）：左侧颈内动脉起始段闭塞，右侧颈内动脉起始段中度狭窄。

颈动脉造影（院外）：右侧颈内动脉起始部狭窄（60%），左侧颈内动脉起始部重度狭窄（约 95%）。

生化（2021 - 05 - 31）：高密度脂蛋白 0.73 mmol/L。

凝血（2021 - 06 - 02）：活化部分凝血酶时间 43.7 秒、纤维蛋白原 5.15 g/L、D -二聚体 670 μg/L（<500 μg/L）。

生化（2021 - 06 - 02）：白蛋白 35.2 g/L。

（三）护理计划

日期	护理诊断	护理目标、措施	评价
2021-05-30	1. 脑组织灌注不足：与颈动脉重度狭窄有关	护理目标：患者未发生因脑组织灌注不足引起的严重后果，如缺血性脑卒中 护理措施： 1. 观察患者生命体征尤其是血压的改变 2. 观察患者神志、瞳孔的改变 3. 观察患者四肢感觉运动情况，有无头晕等一过性脑缺血发作的症状 4. 告知患者如有上述情况应立即卧床休息并告知医护人员 5. 做好患者安全管理	06-02 患者未发生因脑组织灌注不足引起的严重后果
2021-05-30	2. 潜在并发症：高血压危象与患者高血压病史有关	护理目标：患者血压维持稳定在正常范围 护理措施： 1. 保持良好的心理状态和情绪稳定 2. 遵医嘱给药，严格按时服用降压药物。必要时静脉给药，使用微量泵严格控制给药速度 3. 监测血压，如发现血压急剧升高、剧烈头痛等症状及时报告医生 4. 一旦发生高血压急症，应绝对卧床休息，抬高床头，限制探视，协助生活护理，并保持呼吸道通畅	06-07 患者血压维持在收缩压110～140 mmHg波动，患者无头痛等不适主诉
2021-05-30	3. 潜在并发症：低血糖与患者糖尿病病史、使用降糖药有关	护理目标：患者未发生低血糖 护理措施： 1. 定期监测患者血糖，随时观察患者血糖的变化 2. 如患者出现头晕、出汗、面色苍白等，应立即通知医生 3. 嘱患者随身携带糖果、巧克力等，以备低血糖发作使用 4. 患者外出检查时应有人陪同	06-07 患者未发生低血糖
2021-05-30	4. 有血栓的危险：与患者糖尿病病史、卧床、手术等有关	护理目标：患者未发生深静脉血栓 护理措施： 1. 指导患者戒烟 2. 鼓励多饮水，每天约2 000 mL 3. 指导患者增加活动量：行踝泵运动，每日3次，每次10～20分钟 4. 鼓励患者早期下床活动 5. 遵医嘱使用抗凝剂 6. 观察患者双下肢末梢循环的变化情况 7. 做好患者高危三级监控，班班交班 8. 向患者及家属做好告知及相关知识宣教	06-07 患者无下肢肿胀、疼痛等深静脉血栓形成的临床表现
2021-05-30	5. 营养失调：低于机体需要量与患者糖尿病病史、进食减少等有关	护理目标：患者营养失调状态改善 护理措施： 1. 指导患者进食高蛋白质、低脂肪、高维生素饮食，如蒸蛋等 2. 鼓励家属携带患者特别喜好的食品，增加患者食欲 3. 指导患者少量多餐 4. 限制过量活动，活动量以能增加营养物质的代谢和作用，以增加食欲为宜 5. 必要时遵医嘱补充白蛋白	06-07 患者营养状态改善，血白蛋白提升至32 g/L

（续表）

日期	护理诊断	护理目标、措施	评价
2021-05-30	6. 知识缺乏：与缺乏疾病的相关知识有关	护理目标：患者了解自己疾病的形成原因、预后及注意事项 护理措施： 1. 指导常用药物名称、剂量、用法、副作用 2. 指导疾病相关知识 3. 饮食相关知识 4. 讲解疾病的诱发因素：高脂饮食，吸烟等	06-07 患者基本了解自身疾病相关知识
2021-06-03	7. 疼痛：与颈部伤口疼痛有关	护理目标：患者疼痛缓解 护理措施： 1. 继续评估患者疼痛程度、部位、性质及持续时间 2. 为患者提供安静的休息环境 3. 协助患者保持舒适体位 4. 指导患者分散注意力的方法如听音乐等 5. 必要时遵医嘱给予镇痛镇静药物，并做好观察及记录	06-07 患者疼痛缓解，再次评估疼痛量表(NRS)评分为0分
2021-06-03	8. 潜在并发症：出血与手术切开出血有关	护理目标：未发生手术伤口大出血 护理措施： 1. 严密观察患者颈部切口情况，伤口敷料有无渗血 2. 观察患者有无颈部增粗、肿胀、呼吸困难等颈深部血肿的表现，一旦发现，及时通知医生并协助处理；颈深部血肿的表现：颈部增粗、变硬，触摸气管向健侧偏移；患者呼吸困难甚至窒息；反射性地心率减慢 3. 观察引流液颜色、性质及出血量并做好记录	06-07 未发生手术伤口大出血
2021-06-03	9. 潜在并发症：脑高灌注综合征与术后血管复通相关	护理目标：患者未发生脑高灌注综合征 护理措施： 1. 术后给予患者床头抬高30°卧位 2. 严密监测患者血压情况，将收缩压控制在140 mmHg以内 3. 遵医嘱应用降压药物，手术当日使用亚宁定静脉给药，并根据患者血压情况调整用量；术后第一天患者血压稳定可给予口服降压药 4. 观察患者有无意识、肢体感觉及运动的变化，防止高灌注引起的脑出血	06-07 患者未发生脑高灌注综合征

（四）健康指导

1. 术前健康指导

（1）心理护理：了解患者的心理状态，有针对性地向患者介绍手术的目的、注意事项及意义等，使患者有充分的思想准备，教会患者深呼吸等放松的方法。

（2）安全指导：注意有无晕厥、眼前黑矇或一过性视物不清、耳鸣、说话不清、口眼歪斜等脑供血不足等症状，及时报告医护人员。对于频繁发作的患者，应有专人守护，密切观察患者四肢感觉、运动等变化。

(3) 术前准备:戒烟,进行深呼吸及有效咳嗽的锻炼。

2. 术后健康指导

(1) 体位指导:麻醉清醒后,抬高床头 20°~30°卧位,可进行床上翻身等活动。术后第 2 天,待患者病情稳定,可在家属搀扶下下床活动。

(2) 安全指导:如呼吸困难、头痛头胀、声音嘶哑、伸舌偏斜、四肢感觉运动障碍等情况要及时告知医护人员。同时如患者出现不同程度躁动,可能术后导致脑再灌注损伤,此时应注意安全,防坠床。

(3) 用药指导:遵医嘱规律用药,并告知药物作用及不良反应。用药期间注意有无牙龈、皮肤及黏膜出血等药物副作用的发生。

(4) 饮食指导:术后 6 小时可进食半流质,第二天可进软食,多食水果蔬菜,保持大便通畅。

3. 出院健康指导

(1) 行为指导:生活有规律,保证睡眠。严格戒烟,保持情绪愉快。术后 2 周内避免颈部的剧烈活动。

(2) 饮食指导:宜低脂清淡、易消化饮食。保持大便通畅。

(3) 用药指导:遵医嘱规律用药,不擅自停药。

(4) 复查指导:术后 3、6、9、12 个月时复查颈动脉超声或 CT,以后每年复查一次。

(五) 重点知识速递

速递 1　颈动脉狭窄的相关概念

颈动脉狭窄是指作为血液由心脏通向脑及其他部位的主要血管-颈动脉出现狭窄的症状。颈动脉狭窄多是由于颈动脉的粥样斑块导致颈动脉管腔的狭窄,其发病率较高,在 60 岁以上人群中约占 9%,多发生于颈总动脉分叉和颈内动脉起始段。根据血管造影颈动脉内径缩小程度将颈内动脉的狭窄程度分为 4 级:①动脉内径缩小<30%为轻度狭窄;②动脉内径缩小 30%~69%为中度狭窄;③动脉内径缩小 70%~99%为重度狭窄;④动脉内径完全闭塞。

速递 2　颈动脉狭窄的临床表现

部分轻、中度颈动脉狭窄患者可无临床症状。对于临床出现与狭窄相关的症状者,称为"症状性颈动脉狭窄"。

症状性颈动脉狭窄的临床表现主要与血管狭窄导致的脑缺血相关。根据发病的时间特点可以分为短暂性脑缺血发作及卒中,而这两者的主要区别在于患者的缺血症状是否可在 24 小时内完全缓解。可以完全缓解的为短暂性脑缺血发作,而不能完全缓解的为卒中。

颈动脉狭窄导致的缺血症状主要包括:头晕、记忆力及定向力减退、意识障碍、黑矇、偏侧面部和(或)肢体麻木和(或)无力、伸舌偏向、言语不利、不能听懂别人说的话等。

速递 3　颈动脉狭窄的诊断

颈动脉狭窄的诊断必须通过病史采集、体格检查和相关特殊检查的结合来确立。

(1) 体格检查:包括颈动脉的触诊、听诊、眼底检查和神经系统检查。部分颈动脉狭窄患者颈动脉搏动减弱,听诊区域在双侧颈三角及锁骨上方区,部分患者可闻及血管杂音。所有颈动脉狭窄患者都要进行神经系统体格检查,包括表情状态、面部是否对称、语言、意识、运动功能、肢体张力、共济失调试验、感觉功能等，部分患者可有脑卒中的体征，偶可发现精神和智力异常。

（2）辅助检查：

1）超声检查目前在临床上作为筛查首选的检查方法，可以诊断动脉狭窄或闭塞的部位和程度，而且可以通过回声的高低、回声强弱的均匀程度来辅助判断斑块的稳定性，超声检查属于无创性检查，成本低、敏感度高、便捷、可重复性好。

2）磁共振成像血管造影(MRA)也是常用的无创性检查诊断方法，可显示颈动脉狭窄的解剖部位和狭窄程度。

3）CT 血管造影(CTA)：借助计算机软件对颈动脉血管进行三维重建和成像，提供主动脉弓、病变的解剖和形态学信息，对斑块的稳定性判断起到一定的帮助。CTA 是术前常用的无创性诊断方式。

4）数字减影血管造影(DSA)：是诊断颈动脉狭窄的"金标准"。DSA 检查有助观察主动脉弓的类型、颈动脉狭窄病变的性质、对侧颈动脉、椎动脉和颅内 Willis 环的完整性等。

5）经颅多普勒超声(TCD)：TCD 检查可以帮助评估颈动脉狭窄患者的颅内 Willis 环、颈外动脉、眼动脉等血管的交通情况，辅助治疗及手术方案制定，而且是颅内活动性栓塞的主要诊断方法。

速递 4　颈动脉狭窄的治疗

（1）内科治疗：

1）危险因素控制：应建议患者戒烟，避免大量饮酒，建议超重和肥胖者减轻体重，同时建议增加体育锻炼。

2）降脂治疗：推荐缺血性卒中、TIA、无症状颈动脉狭窄≥50%和(或)合并冠状动脉疾病或有动脉粥样硬化证据的患者使用他汀类药物。目标值为 LDL-C≤2.6 mmol/L，合并多种危险因素的极高危个体应≤1.8 mmol/L。

3）抗血小板和抗凝治疗：所有有症状的颈动脉狭窄患者均应接受抗血小板治疗。推荐使用的抗血小板药物包括阿司匹林、氯吡格雷等。

4）高血压治疗：推荐缺血性卒中或 TIA 患者进行抗高血压治疗，以预防复发性卒中和其他血管性事件。推荐目标值为≤140/90 mmHg。糖尿病或肾功能不全患者的目标值应≤130/80 mmHg。

5）糖尿病治疗：糖尿病是动脉硬化发生发展的重要危险因素，对于合并糖尿病的颈动脉狭窄患者，必须加强饮食管理。控制血糖目标值：非空腹血糖 11.1 mmol/L 以下，治疗期间糖化血红蛋白应<7%。

（2）手术治疗

1）颈动脉内膜切除术(CEA)是目前唯一可以达到去除动脉粥样硬化斑块、重建正常管腔和血流的方法(图 3-34)，包括外翻式内膜切除术和传统纵切式内膜切除术 2 种，是颈段颈动脉狭窄治疗的"金标准"。

2）颈动脉支架血管成形术(CAS)：颈动脉支架主要是以血管内介入技术为基础，采用球囊或是支架扩张颈动脉的狭窄部位，从而达到重建颈动脉血流的目的(图 3-35)。作为部分替代 CEA 的治疗方法，对于无症状颈动脉狭窄的患者(血管造影狭窄程度在 60%以上，多普勒超声为 70%)，在高度选择下，建议可以考虑行预防性 CAS。

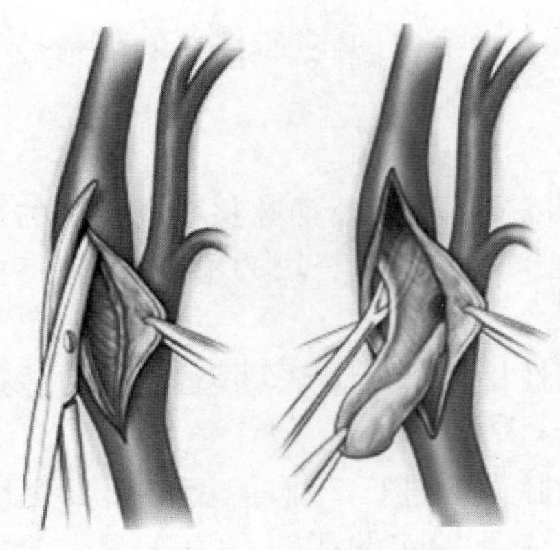

图 3-34 颈动脉内膜斑块切除术

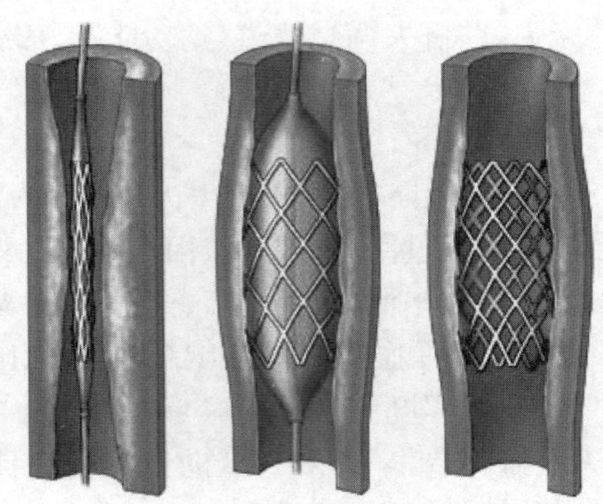

图 3-35 颈动脉支架成形术

速递 5 颈深部血肿的紧急处理流程

颈动脉狭窄术后一旦发现患者烦躁不安、面色苍白、呼吸困难、氧饱和度及血压下降，可能出现颈深部血肿，应立即报告医生，协助进行紧急处置(图 3-36)。

发现患者烦躁不安、面色苍白、呼吸困难、氧饱和度及血压下降

↓

按铃呼救，让患者侧卧，头偏向一侧，清除口腔、咽部分泌物，开放气道，立即通知麻醉科予气管插管，床旁备吸引器

↓

打开床旁气管切开包，床边行颈部伤口切开减压，必要时配合医生行气管切开、气管插管

↓

面罩高流量吸氧，建立静脉通道，使用心电监护，监测生命体征

↓

严密观察患者氧饱和度、呼吸、面色

↓

做好记录

图 3-36 颈深部血肿的紧急处理流程

(沈谢冬)

参考文献

[1] 刘玲.手术室护理中快速康复理念的应用[J].中国城乡企业卫生,2016,8(18):178-179.
[2] 李海燕,丁婧赘,钱火红,等.颈动脉狭窄患者行颈动脉内膜切除术的围手术期护理[J].护理实践与研究,2015,12(08):3.
[3] 中国脑血管病杂志编辑部.颈动脉内膜切除术和支架置入术后脑过度灌注综合征[J].中国脑血管病杂志,2014,1(8):396.
[4] 李森,汪森芹,胡可芹.高血压患者自我管理水平与生活质量的相关性研究[J].中华现代护理杂志,2016,22(22):3173-3176.
[5] 中华医学会外科学分会血管外科学组.颈动脉狭窄诊治指南[J].中华血管外科杂志,2017,2(02):78-84.

病例 14

下肢静脉曲张

查房目的：掌握下肢静脉曲张的护理、治疗方案，提高围手术期护理能力
查房形式：护理个案查房

(一) 基本情况

患者女性，71 岁，诊断“左下肢大隐静脉曲张”。

【现病史】左下肢静脉曲张蚯蚓状凸起 15 年余，左下肢胫前色素沉着加重半年伴皮肤破溃 2 年余，为求进一步诊治，2021 年 9 月 14 日由门诊以“左下肢静脉曲张”收治入血管外科。完善各术前准备，于 2021 年 9 月 16 日在全麻下行“双下肢大隐静脉腔内闭合术”，今日为术后第二天，患者一般情况可，左下肢疼痛，疼痛量表(NRS)评分为 2 分。

【既往史】冠心病、高血压、子宫切除术、阑尾切除术病史等。

【个人史】育有 2 女 2 子，预防接种史随当地。

【过敏史】否认食物及药物过敏史。

(二) 辅助检查

1. 专科体格检查 双下肢无畸形，左下肢内侧沿大隐静脉走行区可见迂曲、扩张的表浅静脉，呈蚯蚓状。左小腿皮肤伴色素沉着，皮温、感觉正常，胫前 4 cm×5 cm 溃疡，稍压痛，双侧股动脉、足背动脉搏动正常，双下肢 Trendelenburg(大隐静脉瓣膜功能)试验阴性，Perthes(深静脉通畅)试验阴性，Pratt(交通静脉功能试验)试验阴性。

2. 异常检查指标 下肢静脉造影(外院)：①左下肢静脉曲张；②交通支瓣膜功能不全。

(三) 护理计划

日期	护理诊断	护理目标、措施	评价
2021－09－14	1. 疼痛：与下肢静脉回流不畅、溃疡有关	护理目标：患者疼痛缓解或消失 护理措施： 1. 下肢抬高，高于心脏平面 20～30 cm，膝关节微屈，行足背伸屈运动 2. 必要时按医嘱使用止痛药 3. 按情况进行伤口换药，操作时动作轻柔 4. 帮助患者学习有关疼痛的知识，有助于减轻患者对疼痛的焦虑和其他影响因素。根据患者的情况，选择教育内容。一般应包括：疼痛的原因、如何面对疼痛、减轻疼痛的各种措施等 5. 分散注意力，可采用的方法有：参加活动、听音乐、有节律按摩、深呼吸、想象、松弛法等	09－17 患者疼痛减轻，疼痛量表(NRS)评分为 1 分

（续表）

日期	护理诊断	护理目标、措施	评价
2021-09-14	2. 组织灌注量改变：与静脉回流障碍有关	护理目标：静脉淤血情况得到改善 护理措施： 1. 卧床时患肢高出心脏平面 20～30 cm 2. 观察患肢有无肿胀及肿胀改善情况 3. 保持大便通畅，避免腹压增高影响下肢静脉回流 4. 必要时使用弹力袜和弹力绷带 5. 遵医嘱合理使用促进静脉回流、消肿等药物	09-17 患者静脉淤血情况得到改善
2021-09-14	3. 皮肤完整性受损：与静脉回流障碍淤血、局部刺激有关	护理目标：溃疡得到控制 护理措施： 1. 评估患者皮肤受损部位，并加强观察 2. 避免冷热疗法，防止皮肤受损 3. 避免患者抓、挠的刺激 4. 抬高患肢促进静脉回流，必要时使用弹力袜或弹力绷带给予压力治疗 5. 根据伤口情况及时换药，选择合适的伤口敷料	09-17 患者溃疡得到控制，局部无感染
2021-09-14	4. 潜在并发症：高血压危象与患者高血压病史有关	护理目标：患者血压维持稳定在正常范围 护理措施： 1. 保持良好的心理状态和情绪稳定 2. 遵医嘱给药，严格按时服用降压药物。必要时静脉给药，使用微量泵严格控制给药速度 3. 监测血压，如发现血压急剧升高、剧烈头痛等症状及时报告医生 4. 一旦发生高血压急症，应绝对卧床休息，抬高床头，限制探视，协助生活护理，并保持呼吸道通畅	09-17 患者血压维持在收缩压 110 mmHg～140 mmHg 波动，患者无头痛等不适主诉
2021-09-14	5. 有血栓的危险：与静脉曲张病史、手术等有关	护理目标：患者未发生深静脉血栓 护理措施： 1. 鼓励多饮水，每天约 2 000 mL，抬高下肢 2. 指导患者增加活动量，行踝泵运动，每日 3 次，每次 10～20 分钟 3. 鼓励患者术后早期下床活动 4. 术后使用弹力袜、弹力绷带 5. 遵医嘱使用抗凝剂 6. 观察患者双下肢末梢循环的变化情况 7. 做好患者高危三级监控，班班交班 8. 向患者及家属做好告知及相关知识宣教	09-17 患者无下肢肿胀、疼痛等深静脉血栓形成的临床表现
2021-09-14	6. 知识缺乏：与缺乏疾病的相关知识有关	护理目标：患者了解自己疾病的形成原因、预后及注意事项 护理措施： 1. 指导常用药物名称、剂量、用法、副作用 2. 指导疾病相关知识 3. 饮食相关知识 4. 讲解疾病的诱发因素：久站久坐等	09-17 患者基本了解自身疾病相关知识

（四）健康指导

1. 术前健康指导

（1）心理支持：向患者介绍手术目的、治疗方法及注意事项，介绍同种手术成功的病人，使其消除顾虑，配合手术。

（2）专科指导：皮肤破损和溃疡者，应在医护人员指导下用 1∶1 500 高锰酸钾泡足或伤口换药，尽量使伤口愈合。

（3）体位指导：卧床时抬高患肢 30°左右，高于心脏，以促进静脉血液回流。

（4）饮食指导：进食低脂、高蛋白质、高维生素、高纤维素的食物，多食蔬菜、水果。全麻患者术前 4～6 小时禁食。术前可咀嚼口香糖（木糖醇无糖），以缓解术前口渴、饥饿的不适反应。

2. 术后健康指导

（1）体位：全麻患者清醒后可给予平卧位，双下肢抬高 20～30 cm 以促进静脉回流。

（2）专科指导：术侧下肢如有麻木、运动感觉异常、剧烈疼痛及时告知医生。

（3）饮食指导：术后 4 小时饮水，6 小时进食，饮食应清淡易消化、低脂、高蛋白质、营养丰富，多食水果及蔬菜，保持大便通畅。

（4）疼痛指导：抬高下肢并行踝泵运动以减轻淤血带来的疼痛；如有剧烈疼痛应告知医护人员予以药物缓解疼痛。

（5）休息与活动：术后 6 小时鼓励患者下床活动，以缓慢走动为主，避免久站久坐，促进下肢静脉回流，指导长期卧床患者做足背伸屈运动，防止下肢深静脉血栓形成。

（五）重点知识速递

速递 1　下肢静脉曲张的概念

下肢静脉曲张是指由于静脉血液逆流，致浅静脉高压、浅静脉曲张的综合征。下肢静脉包括浅静脉、深静脉、交通静脉和肌肉静脉，肌肉静脉包括腓肠肌静脉和比目鱼肌静脉。肌肉静脉直接汇入深静脉，交通静脉穿过深筋膜连接浅、深静脉。下肢静脉均有静脉瓣膜，以保证血液的单向流动。下肢静脉曲张多由于浅静脉第一对瓣膜（股隐静脉瓣膜）关闭不全导致的浅静脉血流反流，增加下肢静脉压力引起。其次，先天性的静脉壁薄弱也是重要原因，患者常合并有周身或局限性的静脉壁缺陷，在静脉压力增加的情况下，便产生静脉的迂曲、扩张。最后，长期站立、肥胖和腹腔压力等因素因可增加静脉压力均会增加静脉曲张发展发生的可能。

速递 2　下肢静脉曲张的临床表现

下肢静脉曲张早期可无症状，随着病情进展，下肢浅静脉迂曲扩张，甚至迂曲成团，站立时明显，平卧时消失。病情严重者可出现患肢轻度肿胀，但多局限于踝部和足背部。病情长者足靴区可出现皮肤营养障碍性改变，如皮肤瘙痒、色素沉着、皮肤和皮下组织硬结、湿疹甚至经久不愈的溃疡。美国静脉论坛在 1994 年根据临床病因解剖及病理生理学提出了下肢静脉曲张的 CEAP 分类法，CEAP 分类法将静脉曲张分为 C0 到 C6 共七级：

C0 是指有症状而无静脉疾病体征。

C1 是指毛细血管扩张，有网状静脉可见。

C2 是浅静脉曲张，可以见到迂曲的有蚯蚓状的静脉。

C3 是静脉性水肿，表现为踝部的可凹性水肿。

C4 是皮肤营养性障碍出现色素沉着、湿疹直至硬皮症的并发症已经形成。

C5 是皮肤营养障碍，但是溃疡已经愈合的患者。

C6 皮肤营养障碍，溃疡尚未愈合需要进行换药处理。

速递 3　下肢静脉曲张的诊断中常用的体格检查

(1) 深静脉通畅试验(Perthes 试验，也称踢腿试验)：患者站立位，静脉充分充盈后，用止血带在腹股沟下方压迫静脉，患者用力伸展腿部 20 次或下蹲 20 次，如充盈的曲张静脉迅速消失或明显减轻，沉重感减轻，表示深静脉通畅，交通静脉完好，为阴性，是可以进行浅静脉手术的重要标志。反之，曲张静脉增加或(和)沉重感加重，表示深静脉有阻塞，为阳性。

(2) 隐静脉与深静脉间交通支瓣膜功能试验(Trendelenburg 试验)：患者仰卧，抬高患肢，使曲张静脉内血液排空后，将止血带缠缚于腹股沟下方，压迫大隐静脉，嘱患者站立，观察浅静脉的充盈程度和速度，如排空的静脉 20 秒内充盈，表示交通支静脉瓣膜功能不全。突然放开止血带，静脉立即充盈，表明隐股静脉瓣膜功能不全。

(3) 交通支瓣膜功能试验(Pratt 试验)：用于定位瓣膜功能不全的交通支静脉。患者仰卧，抬高患肢，排空浅静脉内的血液，分别从足趾向上，从卵圆窝向下缠绕弹力绷带，汇合后，让患者站立，一边向下解开下边的弹力绷带，一边向下继续缠绕上边的弹力绷带，在两根弹力绷带之间的间隙内出现任何曲张静脉，提示该处有功能不全的交通支静脉。

速递 4　下肢静脉曲张的治疗

下肢静脉曲张治疗主要包括改变生活方式、药物治疗、压力治疗及手术治疗。

(1) 药物治疗：

1) 口服药物：比如服用马栗种子提取物、地奥司明、七叶皂苷等，主要作用为改善静脉回流，减轻下肢肿胀。

2) 外用药物：比如应用多磺酸黏多糖乳膏等，药物可以缓解静脉曲张所引起的酸沉、发胀、水肿，以及并发浅静脉血栓时，局部红肿和疼痛，但是无法根治静脉曲张。

(2) 压力治疗：最方便、最便捷的压力治疗即穿戴静脉曲张弹力袜，关键核心在于压力梯度，从脚踝到大腿的压力逐渐递减，可以起到促进静脉回流的作用，控制静脉曲张的进展，但是无法根除静脉曲张。

(3) 手术治疗：是解决静脉反流、静脉高压的根本办法，分为传统手术和微创手术，传统手术中大隐静脉高位结扎抽剥术是治疗大隐静脉曲张最经典的手术方式；微创手术又分为腔内热消融手术、化学消融、血流动力学纠正手术等。

速递 5　静脉曲张袜的选择

(1) 静脉曲张袜压力分级：

1) 一级低压预防保健型(15～25 mmHg)：适用于静脉曲张、血栓高发人群的保健预防。

2) 一级中压初期治疗型(25～30 mmHg)：适用于静脉曲张初期患者。

3) 二级高压中度治疗型(30～40 mmHg)：适用于下肢已经有明显的静脉曲张(站立时静脉血管凸出皮肤表面)，并伴有腿部不适感的患者(如下肢酸乏肿胀、湿疹瘙痒、抽筋发麻、色素沉着等)、静脉炎、怀孕期间严重静脉曲张、静脉曲张手术后(大小隐静脉剥脱术)患者、深静脉血栓形成后综合征患者。

4) 三级高压重度治疗型(40～50 mmHg)：适用于下肢高度肿胀、溃疡、皮肤变黑变硬、高度淋巴水肿、整形抽脂术后恢复期等患者。

(2) 静脉曲张袜的穿法(图 3－37)

1) 将压力袜沿上端外翻,然后由脚面部位穿上,慢慢拉至脚后跟部位,再拉过足踝部。

2) 手指拉住压力袜前缘,顺着小腿往上拉,使其务必能紧贴着腿肚部位,直拉至膝关节下处。

3) 同上由 1 至 2,将另一只压力袜穿着在另一只脚上,直拉至膝关节下处。

4) 注意穿着时,应顺着压力袜的纹理。

5) 若穿着后,整天腿部受压迫而无减轻疼痛之迹象或头晕时,可能是所穿产品压力过大,此时应改换较大型号的产品或再请教专业医师。

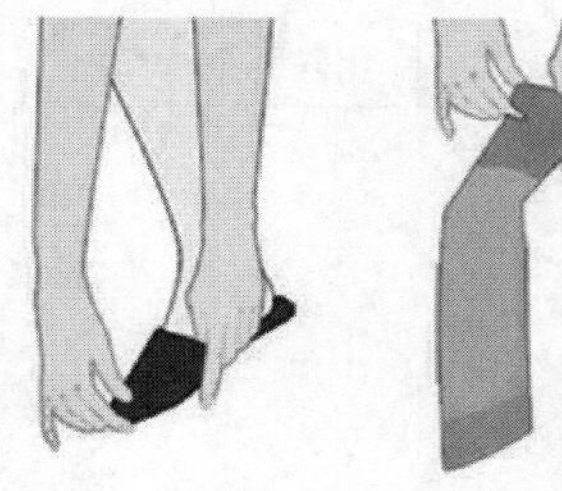
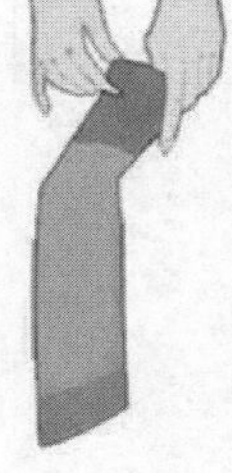
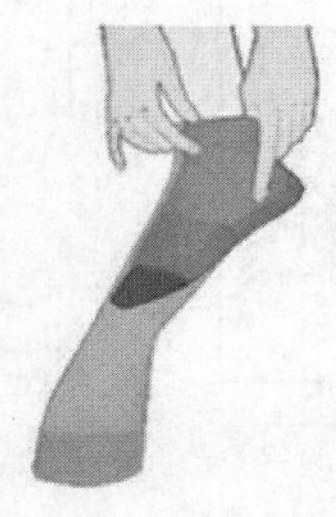
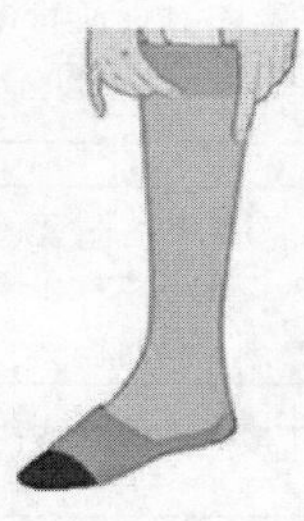
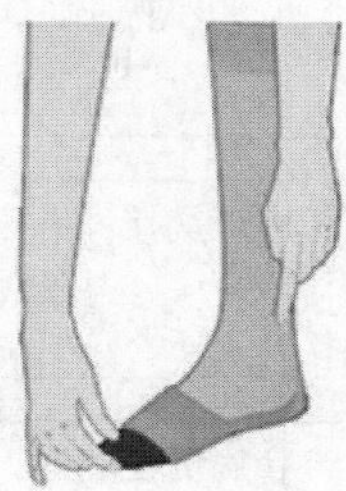

图 3－37　静脉曲张袜的穿法

(3) 静脉曲张袜的选择:应根据患者的腿围选择合适尺寸的弹力袜。同时,弹力袜有长筒、短筒之分,大隐静脉剥脱术后患者应穿长筒曲张袜,3～6 个月以后根据实际情况更换短筒弹袜(图 3－38)。

测量位置	小号	中号	大号	特大号
CB(脚踝)	16~20	20~24	24~28	28~32
CD(小腿)	26~37	29~40	32~43	35~46
CG(大腿)	39~55	45~61	50~66	55~71

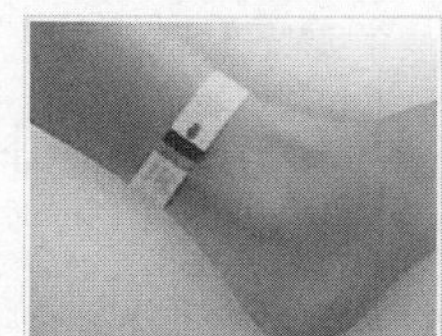
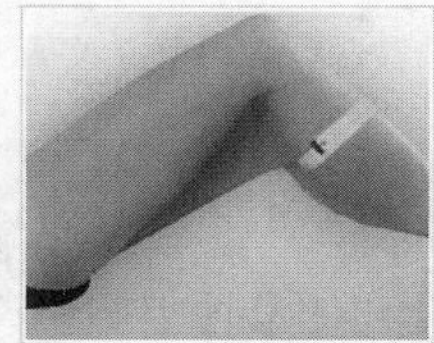
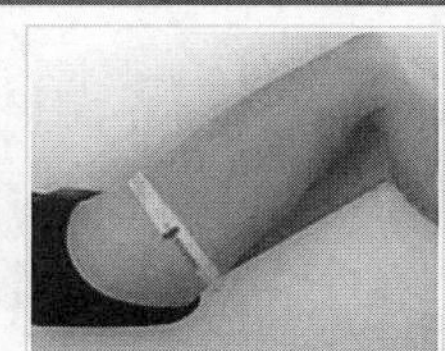

图 3－38　静脉曲张袜的选择

速递 6　突发下肢深静脉血栓形成紧急处理流程

静脉曲张手术患者由于疼痛刺激,可引起机体应激反应,提高机体氧自由基和局部炎症因子水平,引起血液高凝状态,加之手术时血管内皮损伤,易发生深静脉血栓。一旦发生应立即处理,防止致命性肺动脉栓塞的发生。紧急处理流程见图 3－39。

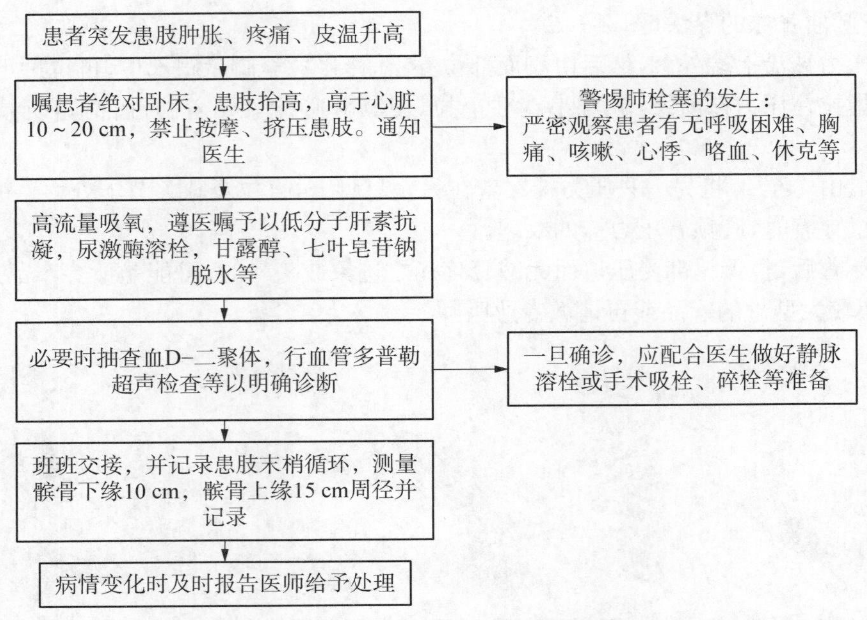

图 3-39　突发下肢深静脉血栓形成紧急处理流程

（沈谢冬）

参考文献

[1] 朱化刚，邵拥军，周静，等. 美国下肢静脉曲张及慢性静脉疾病治疗指南解读[J]. 中华普通外科杂志，2012，27(03)：2.

[2] 蒋劲松，陈磊. 下肢静脉曲张各种微创手术方式的评价及展望[J]. 中华血管外科杂志(电子版)，2017，9(04)：6.

[3] 王冬梅. 彩色多普勒超声在诊断下肢静脉曲张中的应用[J]. 影像研究与医学应用，2021，5(16)：183-184.

[4] 中华医学会外科学分会血管外科学组，中国医师协会血管外科医师分会，中国医疗保健国际交流促进会血管外科分会，等. 中国慢性静脉疾病诊断与治疗指南[J]. 中华医学杂志，2019，99(39)：3047-3061.

[5] Rabe E, Partsch H, Hafner J, et al. Indications for medical compression stockings in venous and lymphatic disorders: an evidence-based consensus statement [J]. Phlebology, 2018, 33(03): 163-184.

[6] Willenberg T. Treatment of varicose veins [J]. Reviews in Vascular Medicine, 2014, 2(02): 67-72.

[7] Gloviczki P, Comerota A J, Dalsing M C, et al. The care of patients with varicose veins and associated chronic venous diseases: clinical practice guidelines of the Society for Vascular Surgery and the American Venous Forum [J]. J Vasc Surg, 2011, 53(05): 2S-48S.

[8] 张振，亓明. 原发性下肢浅静脉曲张压力治疗的研究进展[J]. 血管与腔内血管外科杂志，2022，8(01)：91-96.

[9] 中国微循环学会周围血管疾病专业委员会压力学组. 血管压力治疗中国专家共识(2021 版)[J]. 中华医学杂志，2021，101(17)：1214-1225.

[10] 刘宗芬，于艺伟，孙波，等. 射频消融术治疗下肢静脉曲张的研究进展[J]. 血管与腔内血管外科杂志，2021，7(02)：205-208+213.

[11] 王深明，李晓强，刘鹏. 硬化剂治疗下肢静脉曲张(中国)专家指导意见(2016)[J]. 中国血管外科杂志：电子版，2017，9(01)：11-14+26.

[12] 朱化刚，张志功. 原发性下肢静脉曲张的外科治疗现状[J]. 中国血管外科杂志：电子版，2015，7(01)：9-12.

[13] 中国微循环学会周围血管疾病专业委员会，梅家才，郑月宏. 原发性下肢浅静脉曲张诊治专家共识(2021 版)[J]. 血管与腔内血管外科杂志，2021，7(07)：11.

[14] 蒋劲松，陈磊. 下肢静脉曲张各种微创手术方式的评价及展望[J]. 中国血管外科杂志：电子版，2017，9(04)：244-249.

[15] 廖传军，张望德. 原发性下肢静脉曲张的诊治进展[J]. 血管与腔内血管外科杂志，2016，(06)：527-529+532.

[16] 张林，宁宁，刘晓艳，等. 下肢静脉曲张术后梯度弹力袜压力治疗的现状与研究进展[J]. 中国血管外科杂志(电子版)，2020，12(04)：357-360.

病例 15

脑外伤

查房目的：掌握脑外伤患者的护理要点，及时发现患者病情变化，减少并发症的发生

查房形式：护理个案查房

(一) 基本情况

患者男性，85 岁，诊断为"脑外伤"。

【现病史】患者于 2022 年 4 月 23 日无明显诱因出现右侧肢体无力摔倒，4 月 24 日家属发现患者语言障碍，遂至附近医院就诊，CT 示：慢性硬膜下出血可能，并建议转上级医院进一步手术治疗，遂至急诊就诊，行头颅 CT 平扫示：左侧额顶颞部慢性硬膜下血肿。5 月 6 日由急救科转至我科。患者于 5 月 11 日上午 8 时 20 分在全麻下行慢性硬膜下血肿钻孔引流术。术后予脱水降颅压、止血、消炎等治疗。今日为患者术后第 4 天，患者精神状态可，生命体征平稳，GCS 评分 12 分，双侧瞳孔均为 2.0 mm，对光反射均灵敏，自理能力评分为 10 分，血栓危险因素评分为 5 分。

【既往史】患者"高血压"史 30 年，血压最高不详，服用降压药物不详。

【个人史】平时不经常锻炼。育有一子一女，均体健，家庭和睦。住院期间儿子照顾。家庭经济能力一般，有医保。

【家族史】无特殊家族遗传病史。

(二) 辅助检查

1. 体格检查　患者右侧肢体肌力评分 3 分，感觉存在，足背动脉搏动良好，皮肤完整。

2. 异常实验室检查　CT(2022－04－02)：提示左侧额顶颞部慢性硬膜下血肿。

血常规(2022－05－03)：C 反应蛋白：47.23 mg/L。

凝血(2022－05－03)：D－二聚体：13.83 μg/mL。

血常规(2022－05－18)：C 反应蛋白：141.63 mg/L。

凝血(2022－05－18)：D－二聚体：4.65 μg/mL。

(三) 护理计划

日期	护理诊断	护理目标、措施	评价
2022－05－06	1. 意识障碍：与颅内血肿压迫脑组织有关	护理目标：患者意识障碍期间不发生脑疝 护理措施： 1. 加强巡视，加床栏，防止坠床 2. 密切观察患者的意识、瞳孔变化，及时发现脑疝前驱症状	05－23 患者意识障碍期间生命体征平稳，未发生脑疝

（续表）

日期	护理诊断	护理目标、措施	评价
2022-05-06	1. 意识障碍：与颅内血肿压迫脑组织有关	3. 加强生命体征监测 4. 按时使用利尿剂、脱水剂等，同时观察患者用药后的效果，密切观察药物的不良反应 5. 保持呼吸道通畅 6. 患者眼睑闭合不全者，可以使用金霉素眼膏及纱布覆盖患眼，以免发生暴露性角膜炎 7. 做好生活护理，加强皮肤护理，翻身时注意保持肢体功能位置	05-23 患者意识障碍期间生命体征平稳，未发生脑疝
2022-05-06	2. 脑组织灌注异常：与颅内血肿压迫脑组织有关	护理目标：患者血氧饱和度在95%～100%之间，颅内压在10～15 mmHg 护理措施： 1. 给予舒适体位，床头抬高15～30度 2. 保持呼吸道通畅，必要时予吸痰 3. 持续低流量吸氧，防止脑缺氧 4. 持续心电监护，密切观察生命体征、氧饱和度、颅内压等，及时发现病情变化 5. 视病情调节输液速度，准确记录出入量 6. 合理安排脱水剂使用时间	05-23 患者血氧饱和度在95%～100%之间，颅内压在10～15 mmHg
2022-05-06	3. 潜在并发症：再出血	护理目标：患者住院期间不发生再出血 护理措施： 1. 严密观察生命体征、神志、瞳孔的变化 2. 尽量少搬动患者，保持舒适体位 3. 给予患者绝对卧床休息，减少或消除不良刺激 4. 遵医嘱予持续氧气吸入，观察患者呼吸及氧饱和度情况以调整氧流量 5. 注意有无突发的呼吸骤停或减慢等异常情况 6. 注意观察四肢活动情况	05-23 患者未发生再出血
2022-05-06	4. 潜在并发症：高血压危象	护理目标：患者住院期间血压维持在90～160 mmHg/60～90 mmHg 护理措施： 1. 向患者家属阐明保持良好的心理状态和遵医嘱服药对于预防发生高血压危象的重要意义 2. 定期监测血压，严密观察病情变化，发现血压急剧升高、剧烈头痛等症状时及时报告医生 3. 一旦发生高血压急症，应绝对卧床休息，抬高床头，减少搬动患者，缓慢改变体位 4. 限制探视，避免一切不良刺激和不必要的活动，防止患者情绪激动或紧张，协助生活护理 5. 保持呼吸道通畅，遵医嘱给予吸氧 6. 建立静脉通路，遵医嘱给予降压药、镇静药及脱水剂等，观察用药的疗效及不良反应	05-23 患者住院期间血压维持在90～160 mmHg/60～90 mmHg

（续表）

日期	护理诊断	护理目标、措施	评价
2022-05-06	5. 有跌倒/坠床的危险：与患者年龄大于70岁、使用利尿药、肢体活动障碍等有关	护理目标：患者住院期间不发生跌倒/坠床 护理措施： 1. 告知患者家属，在高危随访监控记录单上签字 2. 向患者家属讲解相关注意事项和预防措施 3. 24小时专人陪护 4. 床尾悬挂安全警示牌 5. 病床两侧加床栏 6. 班班交班 7. 高危随访监控	05-23 患者未发生跌倒/坠床
2022-05-06	6. 有皮肤受损的危险：与患者意识障碍、肢体活动障碍、卧床等有关	护理目标：患者住院期间不发生皮肤受损 护理措施： 1. 检查受压部位及骨隆突处，观察有无变红、脱皮、破损及溃疡 2. 减少皮肤受压，翻身2小时一次 3. 减少摩擦，保持床单平整、无碎屑 4. 保持皮肤清洁干爽 5. 干燥皮肤及骨隆突处涂上润滑剂 6. 若皮肤缺损，进行适当的护理 7. 加强营养，促进吻合口愈合 8. 随访监控	05-23 患者未发生皮肤受损
2022-05-06	7. 有血栓的危险：与患者颅内出血、高龄、手术、卧床等因素有关	护理目标：患者住院期间不发生静脉血栓形成 护理措施： 1. 告知患者家属，在高危随访监控记录单上签字 2. 高危随访监控单，每班交班 3. 观察肢体循环及全身情况 4. 加强宣教，增加活动量	05-23 患者未形成血栓
2022-05-06	8. 肢体活动障碍	护理目标：患者肢体可自主活动，四肢肌力均为5分 护理措施： 1. 评估活动情况：能力、时间、活动后反应等，与患者及家属共同制订护理计划 2. 积极锻炼患肢，根据病情按床上被动运动、床上主动运动、床边活动、下床活动的次序进行，做到强度适中，循序渐进，持之以恒。被动的幅度由小到大，由大关节到小关节。按摩应以轻柔缓慢的手法进行 3. 活动时给予帮助，做好安全防护，防止受伤	05-23 患者肢体活动灵活无障碍，四肢肌力均为5分

（续表）

日期	护理诊断	护理目标、措施	评价
2022-05-06	9. 排尿形态的改变：与留置导尿管有关	护理目标：患者住院期间不发生尿潴留、尿失禁 护理措施： 1. 向患者家属做好留置尿管的健康教育指导 2. 保持留置尿管引流通畅，防止折叠、扭曲、受压，滑脱 3. 观察尿液的颜色、量的变化，如有异常，及时报告医生 4. 每周更换引流袋2次/周，每周更换尿管1次 5. 合理饮水 6. 训练膀胱反射性动作 7. 留置尿管期间会阴部保持清洁 8. 增加营养，增强术后机体抵抗力 9. 掌握间歇清洁导尿的指征，导尿时注意规范操作	05-23 患者住院期间未发生尿潴留、尿失禁
2022-05-06	10. 潜在并发症：泌尿系感染与留置尿管有关	护理目标：患者住院期间不发生泌尿系感染 护理措施： 1. 保持会阴部的清洁，每日会阴护理2次 2. 留置导尿管者，每周更换引流袋2次，及时倾倒尿液 3. 必要时遵医嘱合理应用抗生素，预防和控制感染 4. 观察尿液颜色、透明度的变化，发现异常及时处理 5. 给予患者留置导尿时，保持无菌操作原则	05-23 患者未发生泌尿系感染
2022-05-06	11. 知识缺乏：与缺乏脑外伤疾病相关知识有关	护理目标：患者了解自己疾病的形成原因、预后及注意事项 护理措施： 1. 指导患者家属疾病及饮食相关知识的宣教 2. 向患者家属提供有关的健康宣教学习资料，如入院指导，出院宣教等	05-23 患者基本了解自身疾病的相关知识
2022-05-07	12. 吞咽障碍	护理目标：患者住院期间不发生呛食 护理措施： 1. 鼻饲时置患者于半卧位或坐位 2. 遵医嘱补液 3. 记录出入水量 4. 必要时可做洼田饮水试验，掌握患者吞咽功能，合理选择饮食	05-23 患者住院期间未发生呛食
2022-05-07	13. 潜在并发症：误吸	护理目标：患者住院期间不发生误吸 护理措施： 1. 密切观察病情变化，少食多餐，加强吞咽训练 2. 避免进食时吸痰或过急，忌食过大过硬食物 3. 评估患者意识状况、咽反射及有无误吸等高危因素存在 4. 每次喂食前一定确保鼻饲管在胃内 5. 一旦发生误吸，应采取紧急措施：停止喂食，通知医生，抬高床头30°，给予吸痰，清理呼吸道	05-23 患者未发生误吸

（续表）

日期	护理诊断	护理目标、措施	评价
2022-05-07	14. 潜在并发症：引流不畅	护理目标：患者留置引流管期间各引流管均引流通畅 护理措施： 1. 引流袋低于伤口悬吊床架上，以维持通畅 2. 观察引流液的性质、量及色，出现引流不畅时应检查是否有堵塞等原因，及时处理，以保证引流通畅 3. 注意妥善固定引流管，不可受压、扭曲、折叠 4. 观察双下肢感觉运动情况，及早发现血肿压迫导致神经功能恶化等情况	05-23 患者留置引流管期间各引流管均引流通畅

（四）健康指导

1. 脑外伤患者急救

（1）抬高床头15°～30°。

（2）高流量吸氧。

（3）脱水降颅压。

（4）尽早手术治疗。

2. 肢体功能锻炼 教会家属主要针对患者上肢关节被动运动方法，包括肩关节外展内收、肘关节屈伸、腕关节尺侧或桡侧运动和手指关节屈伸。

3. 心理支持 脑外伤患者常伴意识障碍、肢体活动障碍，而且病程长，家属给予照顾时需耗费大量精力、体力，照顾者常感到身心疲惫。应告知患者及家属疾病的发生发展及治疗康复过程，提供疾病相关的知识，给予安慰及支持，帮助其增强信心，调节不良情绪，积极面对。

4. 饮食与营养 术后患者应注意三大营养素碳水化合物、脂肪、蛋白质合理摄入，切勿暴饮暴食。戒烟戒酒，忌甜腻、油腻食物，因其不利于伤口恢复，并影响治疗效果。宜多食用纤维素类食物，如西兰花等，增加肠胃蠕动。

5. 其他 跌倒造成老年人发生慢性硬膜下血肿，可谓是“跌倒的隐形杀手”。由于老年人大多有不同程度脑萎缩，颅腔代偿容积大，因此颅内压增高症状不明显。大多数患者无明显外伤史，起病缓慢，临床早期症状轻微，故多不予重视，然而在受伤后一个月左右会出现头晕、头痛、乏力、一侧肢体麻木、记忆力降低、胡言乱语等一系列症状，这时要警惕慢性硬膜下血肿的发生。

（五）重点知识速递

速递1 脑外伤的定义

脑外伤（craniocerebral injury）是颅脑经受外部直接或间接暴力后导致的创伤。平时主要因交通、工矿作业等事故、自然灾害、火器伤、高空坠落、爆炸、跌倒及各种锐器、钝器对头部的损伤导致，常与身体其他部位的损伤合并存在。在我国，交通事故是造成脑外伤的首要因素，其次是高处坠落伤和摔伤。常见的脑外伤包括：脑震荡、脑挫裂伤、硬膜外血肿、硬膜下血肿、脑内血肿、头皮损伤、颅骨骨折等。

速递2 硬膜外血肿与硬膜下血肿的区别

（1）出血区域不同：硬膜外血肿是在颅骨与硬脑膜之间出现的血肿，硬膜下血肿是硬脑膜下腔产生的血肿。

(2) 出血血管不同:硬膜外血肿是脑膜中动脉、脑膜中静脉及静脉窦、骨折的板障出血。硬膜下血肿出血多来源于脑实质血管。

(3) 出血范围不同:硬膜外血管相对比较固定,额叶或颞顶局限在骨缝的某个区域,硬膜下血肿相对比较广泛,额颞叶有广泛的散在出血。

(4) 临床表现不同:硬膜外血肿有典型的中间清醒期,即患者由于原发外伤导致原发昏迷,之后较快清醒,过一段时间因为血肿增大,又继发昏迷。但若脑损伤严重或血肿形成迅速,可不出现中间清醒期,伤后持续昏迷并进行性加重。硬膜下血肿主要表现为慢性颅内压增高的症状如:头痛、呕吐、视盘水肿;血肿压迫所致的局灶症状:癫痫、失语、偏瘫;脑供血不足、脑萎缩:智力下降、记忆力减退和精神失常。

(5) 影像学表现不同:硬膜外血肿是双凸透镜形表现,硬膜下血肿是新月形表现。

速递3 脑疝紧急处理流程

见图 3-40。

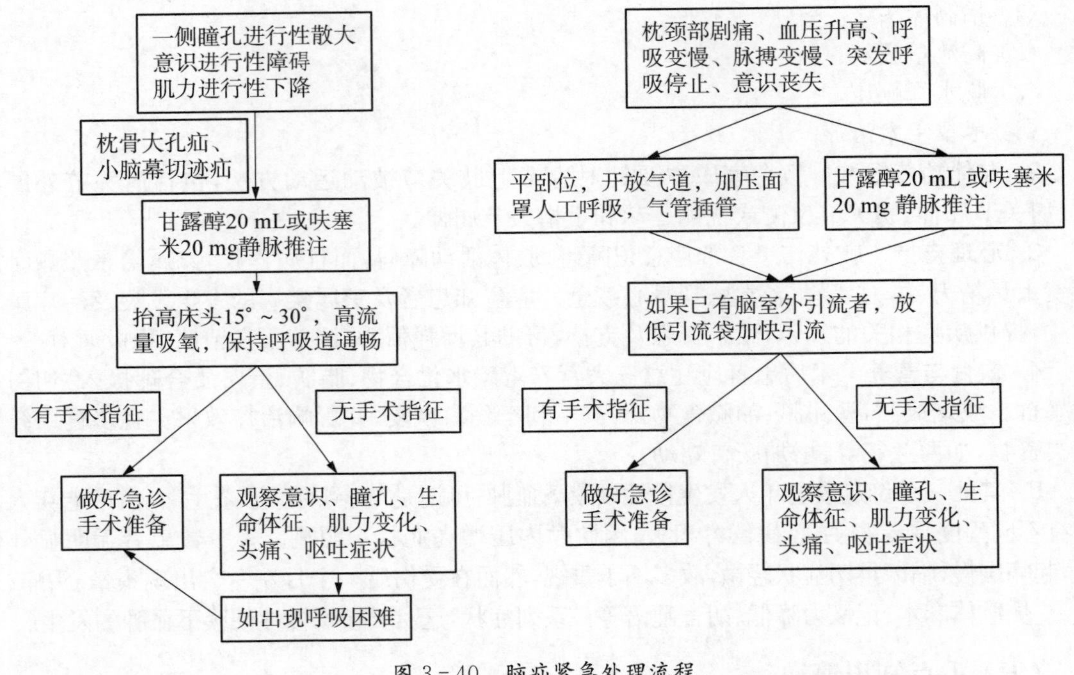

图 3-40 脑疝紧急处理流程

(张 婷)

参考文献

[1] 郭爱敏,周兰姝.成人护理学[M].3版.北京:人民卫生出版社,2017:1237-1245.
[2] 周良辅.现代神经外科学[M].2版.上海:复旦大学出版社,2015:306-309.
[3] 杨亚娟.神经外科护理500问[M].上海:上海科学技术出版社,2021:64.
[4] 姜丹.脑室外引流相关感染预防及术后导管护理效果分析[J].使用临床护理学电子杂志,2020,7(05):4-5.
[5] 张南南.集束化策略预防脑室外引流颅内感染的临床研究[J].创伤外科杂志,2020,7(22):502-505.

病例 16
脑 膜 瘤

查房目的：掌握脑膜瘤的护理、治疗方案，提高急救应急处理能力
查房形式：护理个案查房

(一) 基本情况

患者女性，65 岁，诊断为"左额叶脑膜瘤"。

【现病史】患者于 7 年前无明显诱因出现间断性头痛，2 月前患者自觉症状加重，1 天前癫痫发作，外院 MRI 提示左额叶脑膜瘤，于 2021 年 11 月 10 日门诊收住入神经外科。后于 2021 年 11 月 15 日在全麻下行大脑半球深部肿瘤切除术，术后带有伤口外负压引流管、导尿管、深静脉置管，术后预防脑出血、脑水肿等治疗，今日为患者术后第 3 天，拔除伤口外负压引流管及深静脉置管。查体患者精神尚可，生命体征平稳，根据患者病情及自理能力评分为 15 分，疼痛评分为 0 分，跌倒/坠床评分为 1 分，导管评分为 4 分，压力性损伤评分为 29 分，营养评分为 3 分，危重预警评分为 12 分，血栓评分为 4 分，肺栓塞评分为 4 分，医院获得性肺炎评分为 6 分。

【既往史】有糖尿病病史十年，口服阿卡波糖、二甲双胍治疗，血糖控制尚可。

【个人史】平时不经常锻炼。育有一子一女，身体均健康，平日家庭和睦。家庭经济能力一般，住院有医保。

【家族史】无特殊家族遗传病史。

(二) 辅助检查

1. 体格检查 右四肢肌力评估为 5 级，活动良好，足背动脉波动良好，皮肤完整。

2. 异常实验室检查 MRI(2021－11－13)：提示左额叶占位病变，脑膜瘤可能性大。
血常规(2021－11－16)：白细胞 7.7×10^9/L、中性粒细胞 6.71×10^9/L。
生化(2021－11－16)：总蛋白 53 g/L、白蛋白 29 g/L。

(三) 护理计划

日期	护理诊断	护理目标、措施	评价
2021－11－10	1. 急性疼痛：头痛与疾病相关	护理目标：患者疼痛减轻或无头痛 护理措施： 1. 观察患者头痛的性质、发作次数、持续时间、程度及伴随症状，及时记录并通知医生 2. 头痛不能耐受者，遵医嘱给予脱水剂及止痛药，并评估疗效	11－18 目前患者疼痛症状减轻，现无与头痛相关主诉

(续表)

日期	护理诊断	护理目标、措施	评价
2021-11-10	1. 急性疼痛:头痛与疾病相关	3. 指导患者减轻疼痛的方法和技巧,分散注意力,减轻疼痛 4. 安慰患者,消除紧张、恐惧心理,鼓励患者树立战胜疾病的信心	11-18 目前患者疼痛症状减轻,现无与头痛相关主诉
2021-11-10	2. 潜在并发症:癫痫与疾病相关	护理目标:患者无癫痫发作,如癫痫发作能及时急救处理 护理措施: 1. 密切观察患者的意识、瞳孔,如有癫痫发作,及时通知医生并记录 2. 家属24小时陪伴患者,加用床档,做好安全护理 3. 遵医嘱给予患者抗癫痫药,做好用药宣教,严格遵循服药时间和剂量,不可自行停药或减量 4. 床边备开口器、牙垫,防止癫痫发作时舌咬伤	11-18 患者目前平稳,无癫痫发作
2021-11-10	3. 焦虑:与担心手术有关	护理目标:患者及家属充分了解术前知识,心理情况稳定 护理措施: 1. 遵医嘱对患者家属进行禁食、禁水,导尿、灌肠、备皮的宣教及指导消除家属的紧张、焦虑情绪 2. 指导家属为患者摘除饰品、义齿等注意事项,准备术后生活用品如便盆、护理垫等 3. 告知患者保证充足的睡眠,如有恶心、视神经乳头水肿等颅内压增高症状,将床头抬高15°~30°,以利于颅内静脉回流	11-14 患者及家属对手术和术前知识了解,心理情况稳定
2021-11-10	4. 潜在并发症:低血糖与患者糖尿病史有关	护理目标:患者血糖稳定,无低血糖反应发生 护理措施: 1. 遵医嘱正确使用胰岛素,并随时观察胰岛素的作用和有无饥饿感、软弱无力、面色苍白、心慌、出冷汗等低血糖反应 2. 严格无菌操作,保护好测血糖处皮肤 3. 嘱患者进食富含维生素、纤维素的优质蛋白饮食	11-18 目前患者血糖稳定,无低血糖反应发生
2021-11-15	5. 潜在并发症:颅内出血与手术有关	护理目标:患者未发生颅内出血 护理措施: 1. 密切观察病情,严密观察患者意识状态、生命体征、瞳孔、神经系统病症等变化,若出现血压突然增高或降低过多,瞳孔散大或不等大,脉搏和呼吸的变化应及时通知医生进行处理 2. 密切观察引流管内有无新鲜血液引流出,应考虑有无再出血,及时通知医生 3. 保持病室内安静,严格限制探视,绝对卧床休息,保持大便通畅,减少增加颅内压增高的操作 4. 遵医嘱使用止血和脱水药物,注意观察应用后的疗效和反应 5. 可根据病情,必要时行CT检查,以观察出血的部位和范围	11-18 患者头部引流管已拔出,未发生颅内出血,生命体征平稳

（续表）

日期	护理诊断	护理目标、措施	评价
2021-11-15	6. 脑组织灌注异常：与颅内出血、颅内压增高、脑水肿、脑缺氧有关	护理目标：及时观察患者有无颅内出血、颅内压增高、脑水肿、脑缺氧症状 护理措施： 1. 监测神志、瞳孔、尿量、伤口敷料，出现异常及时汇报医生 2. 观察头痛、呕吐症状，倾听患者主诉 3. 给予患者舒适体位，抬高床头 15°～30° 4. 保持呼吸道通畅，必要时吸痰 5. 遵医嘱予持续低流量吸氧，防止脑缺氧 6. 保持病室安静，避免引起颅内高压的护理活动 7. 视病情调节输液速度，准确记录出入量	11-18 患者无颅内出血、颅内压增高、脑水肿、脑缺氧症状
2021-11-15	7. 清理呼吸道无效：与意识障碍不能自主咳嗽有关	护理目标：患者呼吸通畅，无缺氧症状 护理措施： 1. 密切观察呼吸及血氧情况，定时听诊肺部痰鸣音，及时清理呼吸道分泌物，保持呼吸道通畅 2. 按时翻身扣背，床头抬高 15°～30°，保持室内适宜的温湿度 3. 鼓励患者深呼吸，自主排痰	11-18 患者呼吸通畅，血氧饱和度正常
2021-11-15	8. 有感染的危险：与手术、留置导尿、长期卧床等有关	护理目标：患者无感染 护理措施： 1. 严格进行无菌操作，做好各管路（尿管、伤口引流管等）的护理，定时更换引流袋 2. 保持伤口清洁干燥，潮湿时查明原因后及时更换 3. 监测体温，4 小时一次，体温升高时，遵医嘱给予物理或药物降温 4. 遵医嘱使用抗生素，密切观察药物疗效 5. 加强基础护理，定时翻身、拍背，促进排痰；室内通风、保暖，严防感冒	11-22 患者体温正常
2021-11-15	9. 有皮肤完整性受损的危险：与术后卧床有关	护理目标：患者皮肤完整 护理措施： 1. 遵医嘱启用气垫床 2. 每 2 小时协助患者翻身一次，避免骶尾部及骨隆突处长期受压；保持床铺干净、整齐，防止皮肤受摩擦 3. 做好每班交班	11-22 患者皮肤完整
2021-11-15	10. 潜在并发症：下肢静脉血栓与年龄、手术、卧床有关	护理目标：患者无静脉血栓形成 护理措施： 1. 密切观察患者下肢周径及颜色的变化。如有异常，及时通知医生 2. 使患者下肢处于功能位，遵医嘱给予气压泵治疗 2 次/日 3. 为患者定时翻身、更换体位，促进下肢静脉血回流	11-22 患者无下肢静脉血栓

（四）健康指导

1. 脑膜瘤并发癫痫的急救

（1）癫痫大发作开始，应立即扶患者侧卧防止跌倒、碰伤。

（2）然后解开其领带、胸罩、衣扣、腰带，保持呼吸道通畅。

(3) 将头歪向一侧,使唾液和呕吐物尽量流出口外,以免回流至呼吸道引起窒息。

(4) 如果有假牙,取下假牙,以免误吸入呼吸道。

(5) 防止舌咬伤,可将手帕卷成长条或用一双筷子缠上布条塞入其上下牙之间。

(6) 抽搐时,不要用力按压患者肢体,以免造成骨折或扭伤。

(7) 发作过后昏睡不醒,让患者适当休息,可给吸氧气。

(8) 已摔倒在地的患者,应检查有无外伤,如有外伤,应根据具体情况进行处理。

2. 饮食 进食高热量、高蛋白质、富含纤维素、维生素丰富、低脂肪、低胆固醇食物,增强机体抵抗力,促进康复。

3. 有癫痫病史 遵医嘱按时、定量口服抗癫痫药物。不可突然停药、改药及增减药量,以避免加重病情。

4. 加强康复锻炼 对肢体活动障碍者,加强肢体功能锻炼,户外活动须有专人陪护,防止意外发生。鼓励患者对功能障碍的肢体经常做主动和被动运动,防止肌肉萎缩,促使功能恢复。

5. 注意休息 避免过于劳累和重体力劳动,行动不便者要防止跌伤,最好有人陪伴。

(五) 重点知识速递

速递 1 脑膜瘤的定义

脑膜瘤是起源于脑膜及脑膜间隙的衍生物(derivative)。它们可能来自硬膜成纤维细胞和软脑膜细胞,但大部分来自蛛网膜细胞,也可以发生在任何含有蛛网膜成分的地方,如脑室内脑膜瘤来自脑室内的脉络丛组织。其中女性多于男性,比例为 2∶1;发病的高峰年龄在 45 岁,脑膜瘤在儿童中少见。好发部位依次为:①矢状窦旁,约占 50%;②鞍结节;③筛窦;④海绵窦;⑤桥小脑角;⑥小脑幕等。

速递 2 脑膜瘤的临床表现

依据肿瘤部位而定。位于大脑半球者,常引起癫痫、偏瘫及精神障碍。位于颅底者,常出现相应部位颅神经与脑部受累的症状。颅内压增高症状通常出现较晚。患者可因长期的慢性颅内压增高而致两眼视力减退甚至失明。

局灶性症状:因肿瘤呈膨胀性生长,患者以头疼和癫痫为首发症状。根据肿瘤部位不同,还可以出现视力、视野、嗅觉或听觉障碍及肢体运动障碍等。在老年患者,尤以癫痫发作为首发症状多见。高龄患者颅内压增高症状多不明显。患者仅有轻微的头痛,甚至经 CT 扫描偶然发现为脑膜瘤。因肿瘤生长缓慢,所以肿瘤往往长得很大,而临床症状还不严重。有时患者眼底视乳头水肿已很严重,甚至出现继发视神经萎缩,而头痛并不剧烈,没有呕吐。出现颅内压增高的表现,病情会突然恶化,甚至会在短期内出现脑疝。

速递 3 脑膜瘤治疗

多数脑膜瘤都是良性肿瘤,如果肿瘤小并且没有明显症状,可以暂时观察,不需要手术治疗。如果肿瘤呈现进行性增大,患者出现临床症状,则需要治疗,一般以手术治疗为主,术后配合药物治疗,身体不能耐受手术的老年人可采取放射治疗。

(1) 手术治疗是治疗脑膜瘤最直接、最有效的方法,随着显微手术技术的发展,脑膜瘤的手术效果不断提高,使大多数患者得以治愈。

(2) 术后配合药物治疗:

1) 控制颅内压:脑膜瘤切除术后都会出现不同程度的脑水肿,术后给予甘露醇有助于控制脑水肿。

2）抗癫痫治疗：对术前有癫痫发作的患者，术后应及时给予抗癫痫药，如苯巴比妥钠，丙戊酸钠等。

3）化学药物治疗：肿瘤性质不佳或未全切除者，术后进行化学药物治疗，主要是以选用干扰素、内分泌类药物、小分子酪氨酸激酶抑制剂、烷化剂等药物进行治疗。这些药物在临床应用上是很广泛的，可以有效抑制恶性肿瘤。随着医学技术不断的提高，有几个新型的化疗药物也在临床试验中，主要包括了新型烷化剂类药物、靶向分子通路抑制剂，这些新药都可以为脑膜瘤患者带来福音。

（3）放射治疗是通过放射出高能量的射线，尽可能破坏掉脑膜瘤细胞，减少脑膜瘤复发的风险。适合重要功能区的脑膜瘤，或者身体不好不适合外科手术的老年人。

（4）其他治疗：激素治疗、分子生物学治疗、中医治疗等。

速递 4　全身性强直—阵挛性发作持续状态(癫痫持续状态)紧急处理流程

见图 3-41。

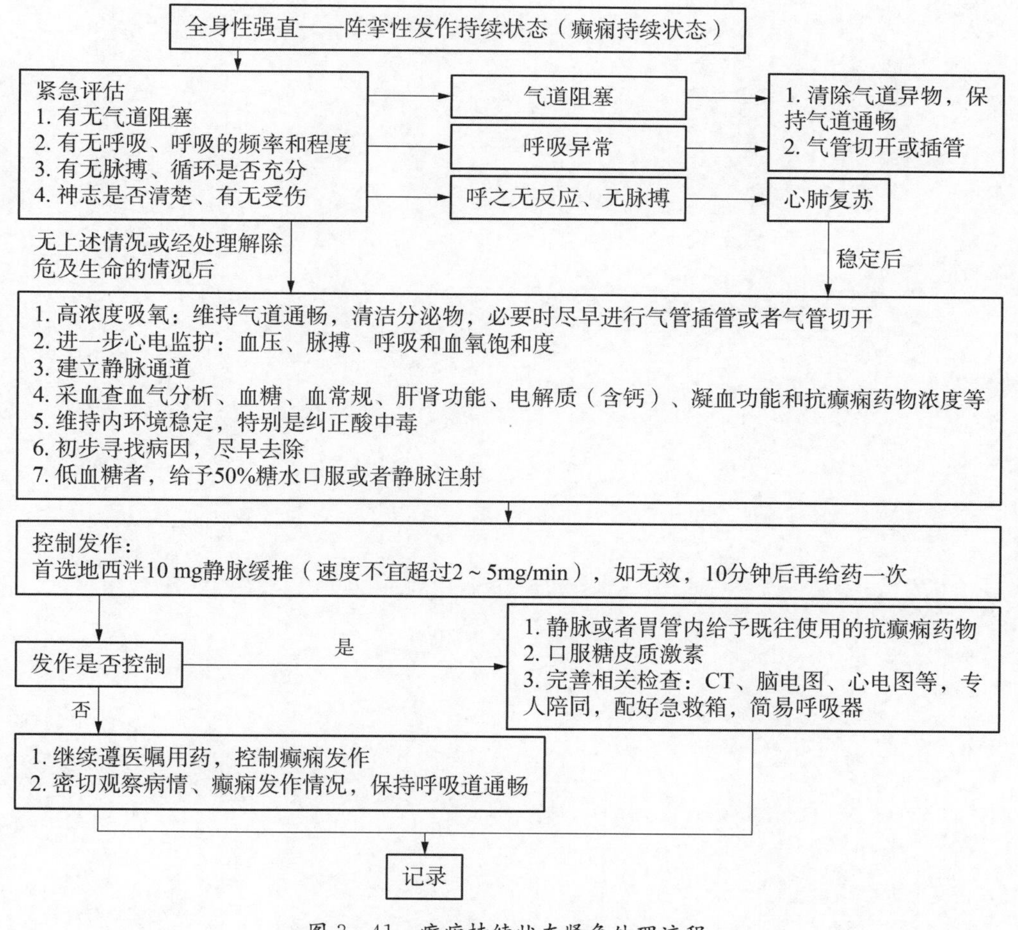

图 3-41　癫痫持续状态紧急处理流程

（王冬梅）

参 考 文 献

[1] LeRhun E, Taillibert S, Chamberlain M C. Systemic therapy for recurrent meningioma [J]. Expert Rev Neurother, 2016, 16 (8): 889 - 901.

[2] 赵瑞阳. 43 例岩斜区脑膜瘤显微外科手术治疗的临床分析[D]. 中国医科大学, 2018.

[3] ChenKeng, WangKun, ChenDanzhi, et al. Surgical procedure in the treatment of organized chronic subdural hematoma: A single-center experience [J]. Journal of neurological surgery, Part A. Central European neurosurgery, 2021, 82(A3).

病例 17
异位妊娠

查房目的：掌握异位妊娠的临床表现、诊断及围手术期护理，提高急救应急处理能力
查房形式：护理个案查房

(一) 基本情况

患者女性，29 岁，诊断为“右侧输卵管妊娠、中度贫血”。

【现病史】患者平素月经规律，月经周期 30 天，经期 5～7 天，量中，LMP(末次月经)：2022 年 5 月 10 日，6 月 11 日无明显诱因出现少量阴道出血，无腹痛等不适。6 月 18 日出现持续性右下腹痛，休息后无明显好转，后出现晕厥 2 次，自行补充糖分后稍有好转，腹痛仍未缓解，遂至急诊就诊，急诊查尿妊娠试验(+)，B 超：腹盆腔血性积液，双侧附件显示不清。急诊考虑“腹腔内出血：异位妊娠可能”收入院，急诊下行全麻腹腔镜下右侧输卵管切除术，今日为患者术后第 2 天，留置深静脉置管在位通畅，穿刺处无肿胀、无渗出，留置腹腔负压引流管在位通畅、色淡红，24 小时引流量 25 mL，留置导尿管在位通畅、色清，24 小时引流量 2 400 mL，自理能力评分 20 分，疼痛评分为 2 分。今晨体温 36.9 ℃，脉搏 90 次/分，呼吸 18 次/分，血压 105/65 mmHg。

【既往史】平素体健，否认高血压史，否则糖尿病史，否认结核等传染病史。

【个人史】无吸烟史、无饮酒史，家庭经济能力一般，住院有医保。

【婚姻史】已婚，配偶体健。

【生育史】0-0-2-0。

【家族史】无特殊家族遗传病史。

(二) 护理计划

日期	护理诊断	护理目标、措施	评价
2022-06-18	1. 有休克的危险：与出血有关	护理目标：患者休克症状得以及时发现并缓解 护理措施： 1. 遵医嘱立即完善术前准备 2. 密切观察患者生命体征，尤其是血压、脉搏、血氧饱和度的变化，如血压低于 90/60 mmHg、脉细速，及时汇报医生予以处理 3. 倾听患者主诉，观察患者的神志变化，告知患者如有头痛、头晕的症状应立即报告 4. 做好备血准备，必要时遵医嘱输血治疗 5. 遵医嘱给予吸氧，保持呼吸道及输氧装置通畅 6. 建立两路静脉通道，保持静脉通畅	06-20 患者无出血，腹腔负压引流量少

（续表）

日期	护理诊断	护理目标、措施	评价
2022－06－18	1. 有休克的危险：与出血有关	7. 术后严密观察腹腔负压引流的量、色、质，如每小时引流量＞100 mL，色鲜红，提示腹腔内有活动性出血的危险，及时汇报医生予以处理 8. 予以心理护理，为患者及家属讲解观察的重点，增加安全感	06－20 患者无出血，腹腔负压引流量少
2022－06－18	2. 疼痛：与宫外孕破裂、手术切口及术后留置伤口引流管有关	护理目标：患者主诉疼痛不适感觉减轻 护理措施： 1. 观察患者疼痛的性质、部位、持续时间及程度，指导患者分散注意力，排除疼痛刺激和诱因 2. 护理操作轻柔、集中，尽量减少不必要的刺激 3. 与患者交谈，帮助做腹部按摩、听音乐转移注意力 4. 妥善固定伤口引流管，防止牵拉造成的疼痛不适 5. 让患者尽情表达对疼痛的内心感受，并表示理解，给予鼓励性语言，以增加患者战胜疼痛的勇气 6. 遵医嘱使用镇痛泵，告知患者及家属镇痛泵使用方法和注意事项	06－21 患者主诉疼痛缓解
2022－06－18	3. 自理能力下降：与宫外孕手术有关	护理目标：患者生活基本自理 护理措施： 1. 将呼叫器放在患者伸手可及之处，患者呼叫时应答 2. 帮助患者更衣、穿衣、扣纽扣等活动，鼓励患者穿宽松的衣服 3. 改用松紧带裤子，以方便如厕 4. 协助患者定时如厕，必要情况下给予便器 5. 将患者经常使用的物品放在易拿取的地方，以方便患者随时取用 6. 加强巡视，及时发现患者生活所需 7. 鼓励患者早日下床活动，鼓励生活自理，但有头晕心慌时，应立即休息	06－22 患者生活基本自理
2022－06－18	4. 活动无耐力：与宫外孕破裂出血、贫血及手术有关	护理目标：患者适度活动后无不适主诉 护理措施： 1. 评估活动情况：能力、时间、活动后的反应 2. 协助日常活动，如床上沐浴、仪容修饰、使用便盆等 3. 保持环境安静，集中护理，减少不必要活动，以减低耗氧量 4. 鼓励做循序渐进式活动，安排作息计划，活动时给予鼓励和帮助，并做好安全防护 5. 观察患者的生命体征变化，尤其是活动后 6. 患者活动后如主诉虚弱无力、头晕心慌时，必要情况下给予吸氧，并及时汇报医生	06－22 患者活动无耐力症状缓解

（续表）

日期	护理诊断	护理目标、措施	评价
2022-06-18	5. 舒适的改变：与宫外孕手术切口及留置各管道有关	护理目标：患者主诉不适症状缓解 护理措施： 1. 教会患者正确的体位姿势，必要情况下协助患者翻身、拍背等缓解不适症状 2. 了解疼痛发作的诱因及不舒服的程度，以改善不舒适状态 3. 协助患者满足生活所需 4. 给患者创造安静舒适的休养环境 5. 协助患者妥善固定各导管，以防导管牵拉引起疼痛等不适症状 6. 护理操作相对集中，动作轻柔 7. 为患者提供针对性的心理护理	06-22 患者主诉不适症状缓解
2022-06-18	6. 有感染的危险：与贫血及手术有关	护理目标：患者无感染发生 护理措施： 1. 保持伤口敷料清洁，定期清洁换药，如有渗出，及时汇报医生予以换药。密切观察患者有无感染的征象，发现问题及早处理 2. 密切观察生命体征尤其是体温的变化，如体温≥38.5℃，及时结合血象予以相应处理 3. 留置深静脉置管期间，观察贴膜有无渗血、渗液，穿刺处皮肤是否完整，有无红肿等，保持穿刺处皮肤清洁干燥；在满足现有治疗情况下应尽早拔除深静脉置管 4. 留置导尿管期间，每周更换引流袋2次，及时倾倒尿液，会阴护理每日2次 5. 保持床单位清洁、平整，勿压伤皮肤；注意个人卫生；保持会阴清洁，预防逆行感染 6. 保持病房清洁、舒适、空气新鲜、温湿度适宜，为患者创造良好的休养环境，利于恢复体力 7. 做好预防感染的各项措施，如加强消毒隔离制度，坚持无菌操作，避免交叉感染 8. 遵医嘱使用抗生素，观察药物疗效及副作用	06-23 患者伤口愈合好，无发热、感染征象发生
2022-06-18	7. 有导管滑脱的危险：与患者术后卧床有关	护理目标：患者未发生导管脱管 护理措施： 1. 加强导管固定（颈静脉置管、腹腔负压引流管、导尿管），预防滑脱 2. 进行各项护理操作时（翻身、移动患者时）应加强护理，妥善固定各类导管 3. 向患者及家属讲解预防导管滑脱相关注意事项和预防措施 4. 每班加强巡视，班班交班，床旁交班 5. 一旦脱管，及时予以相应处理	06-22 患者未发生导管脱管，按计划全部拔除

(续表)

日期	护理诊断	护理目标、措施	评价
2022-06-18	8. 知识缺乏:与缺乏疾病的相关知识有关	护理目标:患者了解自己疾病的形成原因、预后及注意事项 护理措施: 1. 向患者及家属宣教异位妊娠相关疾病知识及预后,使其树立战胜疾病的信心 2. 鼓励患者进行有效的沟通 3. 安慰体贴患者,认真倾听其主诉,并及时给予反馈 4. 饮食指导:进食高蛋白质,易消化食物,少量多餐,避免过饱,禁食刺激性食物,禁食烟酒,多吃蔬菜,多喝水 5. 活动指导:术后循序渐进增加活动量,以活动后无心慌气促为标准 6. 预防感冒,注意保暖,避免情绪激动 7. 宣教术后各项管道留置时间及注意事项,注意做好个人卫生,预防逆行感染及盆腔炎的发生 8. 术后半年内做好避孕措施	06-20 患者基本了解自身疾病的相关知识

(三) 健康指导

1. 异位妊娠术后健康指导

(1) 保持良好的卫生习惯,勤洗浴、勤换衣、性伴侣稳定,预防发生盆腔炎。

(2) 发生盆腔炎后须立即彻底治疗,以免延误病情。

(3) 术后半年内做好避孕措施。

(4) 由于输卵管妊娠约有 10%的再发生率和 50%~60%的不孕率,因此下次妊娠时要及时就医,并且不宜轻易终止妊娠。

(5) 家庭支持治疗、辅助营养支持、心理治疗,预防再次发生宫外孕。

2. 异位妊娠的预防

(1) 如果自身患有输卵管疾病,一定要第一时间进行治疗,以减少宫外孕的发展与发生。

(2) 流产后需注意保持会阴部的清洁,每日进行一次外阴的清洁,勤换卫生护垫。另外阴道流血期间要禁止游泳或者盆浴。

(3) 当存在生殖系统疾病时,应及时到医院进行疾病的治疗,治疗后再考虑受孕。

(4) 加强对育龄期妇女健康宣教工作,如宣传培养健康的生活方式,戒烟、酒,注意个人卫生。

(5) 上环或取环术术后 1 周、产褥期、引产或流产恢复期、经期等时间禁止性生活。另外,避免多个性伴侣,年轻未婚女子避免过早的婚前性行为。

(四) 重点知识速递

速递 1 异位妊娠的定义

异位妊娠(ectopic pregnancy)是指受精卵在子宫体腔外着床发育,习称宫外孕。异位妊娠包括输卵管妊娠、卵巢妊娠、腹腔妊娠、宫颈妊娠及阔韧带妊娠等;在异位妊娠中,输卵管妊娠最为常见，占异位妊娠的95%左右。异位妊娠的原因有输卵管炎症、输卵管发育不良或功能异常、受精卵游走、辅助生殖技术、内分泌失调、神经精神功能紊乱、输卵管手术及子宫内膜异位症等，这些都增加受精卵着床于输卵管的可能性。

速递2　异位妊娠的临床表现

(1) 停经：多数患者停经6～8周以后出现不规则阴道流血，但有20%～30%的患者因月经仅过期几天而不认为是停经，或误将异位妊娠时出现的不规则阴道流血误认为月经，可能无停经史主诉。

(2) 腹痛：输卵管妊娠患者就诊的主要症状。输卵管妊娠未发生流产或破裂前，常表现一侧下腹隐痛或酸胀感。输卵管妊娠流产或破裂时，患者突感一侧下腹部撕裂样疼痛，常伴有恶心、呕吐。若血液局限于病变区，主要表现为下腹部疼痛，当血液积聚于直肠子宫陷凹处，可能出现肛门坠胀感。随着血液由下腹部流向全腹，疼痛亦遍及全腹，血液刺激膈肌，可引起肩胛部放射性疼痛及胸部疼痛。腹痛可出现于阴道流血前或后，也可与阴道流血同时发生。

(3) 不规则阴道流血：色暗红或深褐，量少呈点滴状，一般不超过月经量。少数患者阴道流血量较多，类似月经。

(4) 晕厥与休克：由于腹腔内急性出血及剧烈腹痛，轻者出现晕厥，严重者出现失血性休克，休克程度取决于内出血速度及出血量，出血量愈多，速度愈快，症状出现也愈严重，但与阴道流血量不成正比。

(5) 腹部包块：当输卵管妊娠流产或破裂后所形成的血肿时间过久，可因血液凝固，逐渐机化变硬并与周围器官(子宫、输卵管、卵巢、肠管等)发生粘连而形成包块。

总的来说，输卵管妊娠的临床表现与受精卵着床部位、有无流产或破裂及出血量多少与时间长短等有关。

速递3　异位妊娠诊断

输卵管妊娠未发生流产或破裂时，临床表现不明显，诊断较困难，需采用辅助检查方能确诊。由于血HCG检测和经阴道超声检查的应用，很多异位妊娠在发生流产或破裂前得到尽早诊断。

输卵管妊娠流产或破裂后，诊断多无困难。若有困难应严密观察病情变化，若阴道流血淋漓不断、腹痛加剧、盆腔包块增大及血红蛋白呈下降趋势等，有助于确诊。必要时可采用下列检查方法协助诊断(图3-42)。

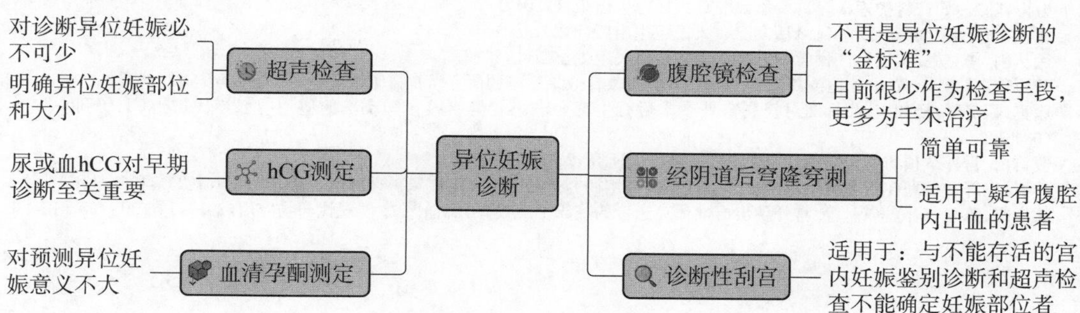

图3-42　异位妊娠诊断

速递 4 输卵管破裂出血性休克的紧急处理流程

当宫外孕发生破裂后引起腹腔内大量的出血，从而导致出血性休克的发生，如果救治不及时就会危及患者的生命。因此当发生或疑有发生破裂大出血时，快速判断和处理至关重要。紧急处理流程见图 3-43。

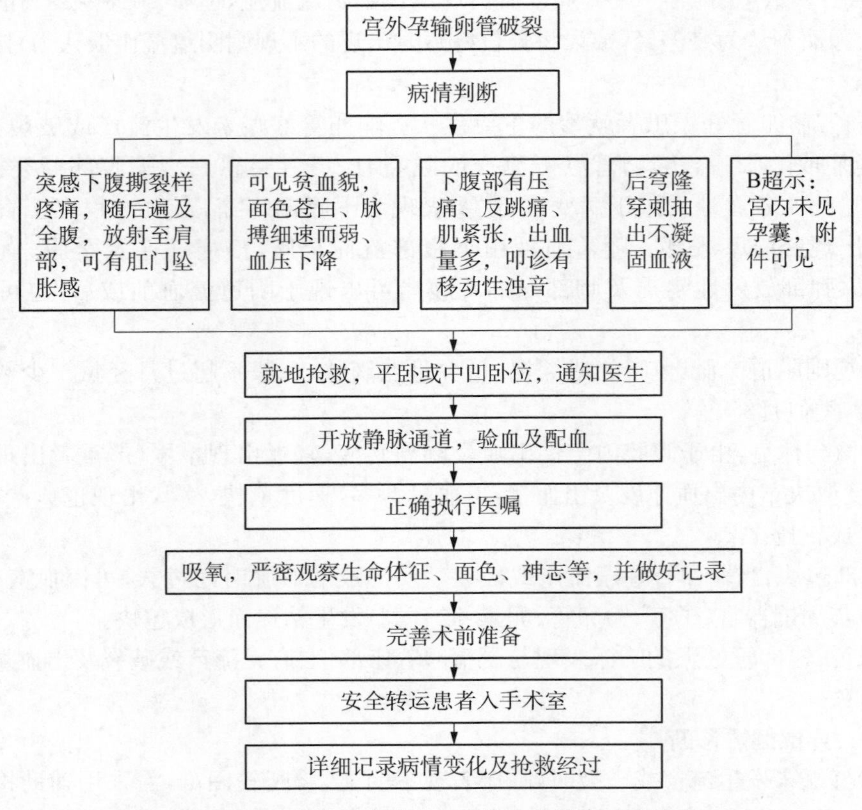

图 3-43 输卵管破裂出血性休克的紧急处理流程

（官同香）

参考文献

[1] 力彬，陆虹. 妇产科护理学[M]. 6 版. 北京：人民卫生出版社，2017.
[2] 谢幸，荀文丽. 妇产科学[M]. 8 版. 北京：人民卫生出版社，2013.
[3] 徐丛剑，华克勤. 实用妇产科学[M]. 4 版. 北京：人民卫生出版社，2018.
[4] 曹原玲，黄燕萍，黄丽. 家庭支持对宫外孕妇女健康教育效果影响的研究[J]. 临床医学专集，2015，10：507.
[5] 徐寅，顾美珍，杨如美. 品管圈对提高宫外孕术后有生育要求患者健康教育知晓率的应用[J]. 当代护士（上旬刊），2018，25(02)：88.
[6] 曹雪梅. 宫外孕预防及保守治疗[J]. 中外女性健康研究，2016，(15)：71.
[7] 钟引艳. 舒适护理在腹腔镜手术治疗异位妊娠的应用研究进展[J]. 实用临床护理学电子杂志，2020，5(23)：195-196.
[8] 蔡小蝶，陈立雅，陈思婷，等. 宫外孕出血性休克患者的临床护理效果分析[J]. 中国现代药物应用，2019，13(01)：163-165.

病例 18
子宫颈癌

查房目的：掌握子宫颈癌的护理、治疗及预防，提高预防并发症的护理能力
查房形式：护理个案查房

（一）基本情况

患者女性，38 岁，诊断为“子宫颈恶性肿瘤”。

【现病史】患者半年前同房后出现少量阴道流血，近 1 月来同房后阴道流血加重，休息后未好转，为进一步治疗，来院就诊，门诊行宫颈活检病理报告示：子宫颈鳞状细胞癌。门诊拟“子宫颈恶性肿瘤”于 2022 年 1 月 6 日收住入院。完善术前检查、各类相关化验等相关准备，1 月 9 日在全麻下行宫颈癌根治术，现为术后第 3 日，患者神志清楚，自理能力评估为 25 分，重度依赖，结合病情给予一级护理、禁食。生命体征：体温 36.5℃，脉搏 78 次/分，呼吸 17 次/分，血压 125/70 mmHg。现留置颈静脉置管在位通畅，穿刺处无肿胀、无渗出，留置双侧腹腔负压引流管在位通畅，色暗红，24 小时引流量 60 mL，其中左侧 25 mL，右侧 35 mL，留置尿管在位通畅，色清，24 小时引流量为 2 300 mL，伤口包扎好、无渗血。患者现高危因素评估：血栓危险因素评估 5 分，为血栓超高危患者；营养评估为 3 分；医院获得性肺炎风险因素评估为 5 分；肺栓塞风险因素评估为 5 分，分别落实各项防范措施。

【既往史】平素体健，否认高血压史，否认糖尿病史，否认结核等传染病史。

【个人史】无吸烟史，无饮酒史，家庭经济能力一般，住院有医保。

【家族史】无特殊家族遗传病史。

【婚育史】已婚，配偶体健，生育史 0－0－4－1（足月-早产-流产-现存）。

【月经史】既往月经规则，周期 30 天，每次持续 5～7 天，量中，无痛经。

（二）辅助检查

1. 体格检查　妇科检查：外阴：已婚已产式；阴道：畅，少量白色分泌物；上穹隆变浅，宫颈上唇见菜花样赘生物，质软，直径约 1 cm；宫体：后位，萎缩，无压痛。

2. 异常实验室检查　宫颈活检病理示（2022－01－05）：子宫颈鳞状细胞癌。

B 超（2022－01－05）：宫颈异常回声（性质待定），双侧附件区未见明显异常，宫内节育器位置正常。

血常规（2022－01－07）：血红蛋白 73 g/L。

HPV 检测（院外）：16 型（＋）、18 型（＋）。

(三) 护理计划

日期	护理诊断	护理目标、措施	评价
2022-01-06	1. 知识缺乏：与缺乏疾病相关知识有关	护理目标：患者了解自己疾病的形成原因、预后及注意事项 护理措施： 1. 向患者及家属讲解宫颈癌相关知识：病因、治疗、预后 2. 向患者及家属讲解宫颈癌术前准备相关知识：备皮、备血、药物试验、相关检查及血化验、个人用物准备等 3. 向患者及家属讲解：深呼吸、有效咳嗽、训练翻身叩背、床上使用便器等 4. 向患者及家属讲解术后相关知识：术后可能留置的管道、卧床时间、术后早期下床的好处 5. 向患者及家属讲解术后预后并发症相关知识 6. 向患者及家属讲解术后预后相关知识 7. 病房内同种疾病成功手术患者：现身说法讲解，进行心理疏通 8. 鼓励患者进行有效的沟通 9. 安慰体贴患者，认真倾听其主诉，并及时给予反馈	01-11 患者及家属了解疾病相关知识，积极主动配合医生进行手术及术后康复锻炼
2022-01-09	2. 疼痛：与手术切口、伤口引流管有关	护理目标：患者主诉疼痛缓解 护理措施： 1. 观察患者疼痛的性质、部位、持续时间及程度，指导患者分散注意力，排除疼痛刺激和诱因 2. 护理操作轻柔、集中，尽量减少不必要的刺激 3. 与患者交谈，帮助做腹部按摩、听音乐转移注意力 4. 妥善固定伤口引流管，防止牵拉造成的疼痛不适 5. 让患者尽情表达对疼痛的内心感受，并表示理解，给予鼓励性语言，以增加患者战胜疼痛的勇气 6. 遵医嘱使用镇痛泵，告知患者及家属镇痛泵使用方法和注意事项	01-11 患者主诉疼痛缓解，疼痛NRS量表评估为1分
2022-01-09	3. 自理能力下降：与宫颈癌手术术后切口、留置管道等有关	护理目标：患者生活基本自理 护理措施： 1. 将呼叫器放在患者伸手可及之处，患者呼叫时应答 2. 帮助患者更衣、穿衣、扣纽扣等活动，鼓励患者穿宽松的衣服 3. 改用松紧带裤子，以方便如厕 4. 协助患者定时如厕，必要情况下给予便器 5. 将患者经常使用的物品放在易拿取的地方，以方便患者随时取用 6. 加强巡视，及时发现患者生活所需 7. 鼓励患者早日下床活动，鼓励生活自理，但有头晕心慌时，应立即休息 8. 妥善固定患者各留置导管，协助患者术后早期康复功能锻炼	01-12 患者生活基本自理

（续表）

日期	护理诊断	护理目标、措施	评价
2022-01-09	4. 活动无耐力：与患者贫血及大手术后有关	护理目标：患者适度活动后无不适主诉 护理措施： 1. 评估活动情况：能力、时间、活动后的反应 2. 协助日常活动，如床上沐浴、仪容修饰、使用便盆 3. 保持环境安静，集中护理，减少不必要活动，以减少耗氧量 4. 鼓励做循序渐进式活动，安排作息计划，活动时给予鼓励和帮助，并做好安全防护 5. 观察患者的生命体征变化，尤其是活动后。患者活动后如主诉虚弱无力、头晕心慌时，必要情况下给予吸氧，并及时汇报医生 6. 根据医嘱做好患者饮食相关指导，多食红枣、花生、桂圆、赤豆等补血食物 7. 根据医嘱做好补血药物等健康指导 8. 遵医嘱做好输血等相关治疗及护理	01-12 患者活动无耐力症状缓解
2022-01-09	5. 舒适的改变：与术后留置各管路及卧床有关	护理目标：患者主诉不适症状缓解 护理措施： 1. 教会患者正确的体位姿势，必要情况下协助患者翻身、拍背等缓解不适症状 2. 了解疼痛发作的诱因及不舒服的程度，以改善不舒适状态 3. 协助患者满足生活所需 4. 给患者创造安静舒适的休养环境 5. 协助患者妥善固定各导管，以防导管牵拉引起疼痛等不适症状 6. 护理操作相对集中，动作轻柔 7. 为患者提供针对性的心理护理	01-14 患者主诉不适症状缓解
2022-01-09	6. 有血栓的危险：与患者大手术后卧床及恶性肿瘤有关	护理目标：患者无深静脉血栓发生 护理措施： 1. 鼓励患者早期活动和腿部锻炼，指导患者床上进行活动 2. 指导患者进行踝关节背伸、膝关节屈伸运动 3. 注意观察患者肢体循环及全身情况，有无静脉血栓迹象，有异常情况及时报告医生 4. 病情许可的情况下，嘱患者多饮水，避免血液浓缩 5. 遵医嘱使用抗凝剂，注意观察药物反应，并做好末梢血运记录 6. 必要时可遵医嘱使用间歇充气压力加压装置及梯度压力弹力袜进行物理预防 7. 向患者讲解血栓预防相关知识，指导患者养成科学合理的饮食习惯和运动习惯 8. 观察双下肢末梢循环和观察血小板，D-二聚体的计数	01-18 患者未发生血栓

（续表）

日期	护理诊断	护理目标、措施	评价
2022-01-09	7. 有感染的危险：与患者大手术后切口、留置管道、贫血等有关	护理目标：患者无感染发生 护理措施： 1. 保持伤口敷料清洁，定期清洁换药，如有渗出，及时汇报医生予以换药。密切观察患者有无感染的征象，发现问题及早处理 2. 密切观察生命体征尤其是体温的变化，如体温≥38.5℃，及时结合血象予以相应处理 3. 留置深静脉置管期间，观察贴膜有无渗血、渗液，穿刺处皮肤是否完整，有无红肿等，保持穿刺处皮肤清洁干燥；在满足现有治疗情况下应尽早拔除深静脉置管 4. 留置导尿管期间，每周更换引流袋 2 次，及时倾倒尿液，会阴护理每日 2 次 5. 保持床单清洁、平整，勿压伤皮肤；注意个人卫生；保持会阴清洁，预防逆行感染 6. 保持病房清洁、舒适、空气新鲜、温湿度适宜，为患者创造良好的休养环境，利于恢复体力 7. 做好预防感染的各项措施，如加强消毒隔离制度，坚持无菌操作，避免交叉感染 8. 遵医嘱使用抗生素，观察药物疗效及副作用 9. 遵医嘱纠正患者贫血，做好相关用药及输血健康教育 10. 减少不必要的探视，避免交叉感染	01-15 患者伤口愈合好、无发热等感染征象发生
2022-01-09	8. 有导管滑脱的危险：与患者留置管道多，术后卧床时长较长有关	护理目标：患者未发生导管脱管 护理措施： 1. 加强导管固定（颈静脉置管、腹腔负压引流管、导尿管），预防滑脱 2. 进行各项护理操作（翻身、移动患者时）应加强护理，妥善固定各类导管 3. 向患者及家属讲解预防导管滑脱相关注意事项和预防措施 4. 每班加强巡视，床旁交班 5. 一旦脱管，及时予以相应处理	01-18 患者未发生导管脱管，各导管按计划全部拔除
2022-01-09	9. 有皮肤完整性受损的危险：与大手术后卧床有关	护理目标：患者住院期间不发生压力性损伤 护理措施： 1. 避免局部皮肤长时间受压，术后 24 小时内协助患者每 2～4 小时翻身一次，翻身时切忌拖、拉、推，以防擦破皮肤。每次更换体位时都应注意观察并按摩压力性损伤好发部位；术后 24 小时后鼓励患者自行翻身 2. 保持床单的平整和干净，及时清理皮肤碎屑 3. 勤擦洗，注意保持患者皮肤清洁、干燥，但不要用热水和强力皂来清洁皮肤，并避免大小便浸渍皮肤 4. 汗湿衣裤及时给予患者更换，防止着凉 5. 病情允许的情况下，鼓励摄入充足的营养物质和水分 6. 妥善固定各管道，防止管道接头压迫皮肤等对患者造成压力性损伤	01-15 患者可独立下床，未发生压力性损伤

(四) 健康指导

1. 子宫颈癌术后自我观察及护理健康指导

(1) 饮食:注意荤素搭配合理,多补充优质蛋白且富含维生素类食物,禁止辛辣刺激性食物,指导患者多补充新鲜蔬菜及水果,预防腹胀和便秘的发生,以避免用力大便导致腹压增大而增加出血的机会。

(2) 活动与休息:术后应早下床、早活动;提倡劳逸结合,循序渐进逐渐增大活动量,以自身机体耐受为前提;尽量避免做增加腹内压的动作,如剧烈咳嗽、用力大便、频繁下蹲、提重物、爬楼梯等。

(3) 小便情况:留置尿管期间保持尿管通畅,防止尿管折叠、扭曲、受压,自我观察尿液的量、色、质,如出现颜色异常、絮状物及其他特殊情况时及时汇报医护人员;测残余尿成功予拔除尿管后自我观察小便自解情况,如小便自解困难及时汇报医护人员予以处理。

(4) 个人卫生:因术后机体抵抗力下降,应注意个人卫生保持外阴清洁,防止逆行感染;建议穿宽松舒适的棉质内裤。

(5) 腹痛及阴道流血情况:术后 10 天左右出现少量淡红色阴道流血属于正常现象,为阴道残端可吸收线吸收过程中自我脱落导致。若出现大量阴道出血,如色鲜红、超出月经量,需立即到医院就诊。

2. 子宫颈癌术后出院健康指导

(1) 随访时间:出院后 1 个月行首次随访,治疗后 2 年内每 3 个月复查 1 次;3～5 年内,每半年复查 1 次;第 6 年开始,每年复查 1 次。

(2) 随访内容:包括盆腔检查、阴道涂片细胞学检查和高危型 HPV 检测、胸片、血常规及子宫颈鳞状细胞癌抗原(SCCA)等。

(3) 生活方式指导:帮助患者调整自我,协助其重新评价自我能力,根据患者具体状况提供有关术后生活方式的指导,包括根据机体康复情况,逐渐增加活动量和强度,适当参加社会交往活动或恢复日常工作。

(4) 性生活指导:术后 2 月内禁止同房及盆浴,性生活的恢复需依术后复查结果而定,护士应认真听取患者对性问题的看法和疑虑,提供针对性帮助。

(五) 重点知识速递

速递 1　宫颈癌发病的相关因素

(1) HPV 感染:目前已知 HPV 共有 160 多个型别,40 余种与生殖道感染有关,其中 13～15 种与子宫颈癌发病密切相关。已在接近 90%的子宫颈鳞状上皮内病变和 99%的子宫颈癌组织发现有高危型 HPV 感染,其中约 70%与 HPV16 和 18 型相关。性传播是 HPV 感染的最常见途径,母婴传播也是一种传播方式,即婴儿通过孕妇产道的密切接触而感染。

(2) 性行为及分娩次数:多个性伴侣、初次性生活＜16 岁、早年分娩、多产与子宫颈癌发生有关。与有阴茎癌、前列腺癌或其性伴侣曾患子宫颈癌的高危男子性接触的妇女,也易患子宫颈癌。

(3) 其他:吸烟可增加感染 HPV 效应,屏障避孕法有一定的保护作用。

速递 2　子宫颈癌的临床表现

(1) 症状:①阴道流血:常表现为接触性出血,即性生活或妇科检查后阴道流血。也可表现为不规则阴道流血,或经期延长、经量增多。老年患者常为绝经后不规则阴道流血。②阴道排液：多数患者有白色或血性、稀薄如水样或米泔状、有腥臭味的阴道排液。晚期患者因癌组织坏死伴感染，可有大量米泔样或脓性恶臭白带。③晚期症状：根据癌灶累及范围出现不同的继发性症状。如尿频、尿急、便秘、下肢肿痛等；癌肿压迫或累及输尿管时，可引起输尿管梗阻、肾盂积水及尿毒症；晚期可有贫血、恶病质等全身衰竭症状。

(2) 体征：微小浸润癌可无明显病灶，子宫颈光滑或糜烂样改变。随病情发展，可出现不同体征。外生型子宫颈癌可见息肉状、菜花状赘生物，常伴感染，质脆易出血；内生型表现为子宫颈肥大、质硬、子宫颈管膨大；晚期癌组织坏死脱落，形成溃疡或空洞伴恶臭。阴道壁受累时，可见赘生物生长或阴道壁变硬；宫旁组织受累时，双合诊、三合诊检查可扪及子宫颈旁组织增厚、结节状、质硬或形成冰冻骨盆状。

速递 3　子宫颈癌的治疗

根据临床分期、患者年龄、生育要求、全身情况、医疗技术水平及设备条件等，综合考虑制定适当的个体化治疗方案。采用手术和放疗为主、化疗为辅的综合治疗。

(1) 手术治疗：手术的优点是年轻患者可保留卵巢及阴道功能。主要用于早期子宫颈癌(ⅠA～ⅡA 期)患者。①ⅠA1 期：无淋巴脉管间隙浸润者行筋膜外全子宫切除术，有淋巴脉管间隙浸润者按ⅠA2 期处理。②ⅠA2 期：行改良广泛性子宫切除术及盆腔淋巴结切除术或考虑前哨淋巴结绘图活检。③ⅠB1 期和ⅡA1 期：行广泛性子宫切除术及盆腔淋巴结切除术或考虑前哨淋巴结绘图活检，必要时行腹主动脉旁淋巴取样。④部分ⅠB2 期和ⅡA2 期：行广泛性子宫切除术及盆腔淋巴结切除术和选择性腹主动脉旁淋巴结取样；或同期放、化疗后行全子宫切除术；也有采用新辅助化疗后行广泛性子宫切除术及盆腔淋巴结切除术和选择性腹主动脉旁淋巴结取样。

(2) 放射治疗：①根治性放疗：适用于部分ⅠB2 期和ⅡA2 期和ⅡB～ⅤA 期患者和全身情况不适宜手术的ⅠA1～ⅠB1/ⅡA1 期患者；②辅助放疗：适用于手术后病理检查发现有中、高危因素的患者；③姑息性放疗：适用于晚期患者局部减瘤放疗或对转移病灶姑息放疗。

(3) 全身治疗：包括全身化疗和靶向治疗、免疫治疗。化疗主要用于晚期、复发转移患者和根治性同期放化疗，也可用于手术前后的辅助治疗。常用抗癌药物有顺铂、卡铂、紫杉醇、拓扑替康等，多采用静脉联合化疗，也可用动脉局部灌注化疗。靶向药物主要是贝伐珠单抗，常与化疗联合应用。免疫治疗如 PD-1/PD-L1 抑制剂等也已在临床试用中。

速递 4　子宫颈癌术后测残余尿

(1) 残余尿定义：残余尿指患者自主排尿以后，膀胱中还有部分尿液残留而不能完全排出。正常人残余尿小于 10 mL。

(2) 目前治疗早期宫颈癌(ⅠbⅡa 期)主要采用广泛性全子宫切除加盆腔淋巴结清扫术(宫颈癌根治术)。宫颈癌根治术手术范围大，手术过程中易损伤膀胱周围神经，导致术后发生不同程度的膀胱功能障碍。尿潴留为宫颈癌根治术后常见的并发症之一。宫颈癌根治术后留置尿管 10～14 天，测残余尿小于 100 mL 方可拔除尿管。

(3) 残余尿的测定方法有两种：

1)超声测量法：排尿后通过超声检测膀胱中的残余尿量，测量残余尿量的三径，根据椭球形计算公式计算出残余尿量。使用便携式膀胱 B 超扫描仪测量残余尿量可及时发现术后尿潴留，操作简单，报告快捷，及时提供医生对患者及早采取治疗措施，对治疗效果进行动态评估，从而减少反复尿路置管及泌尿系统感染的发生率(图 3-44)。

2)通过导尿测试法:患者排尿后,插入导尿管,通过导尿管放置出膀胱中的残余尿液,测试放出的尿量即为残余尿量,该方法是一种有创性操作,但准确性较高。导尿法测定膀胱内残余为侵入性操作,无菌技术要求高且操作步骤繁杂,易导致因长期留置导尿管而受损的尿道黏膜再次受到刺激,增加患者痛苦和感染的机会,同时也增加了临床护理人员的工作量(图 3-45)。

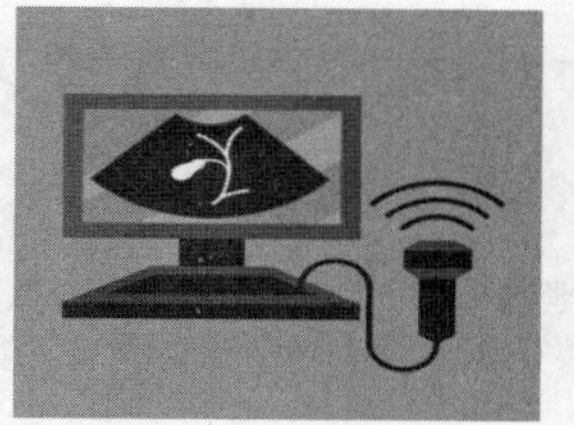

图 3-44　超声测残余尿

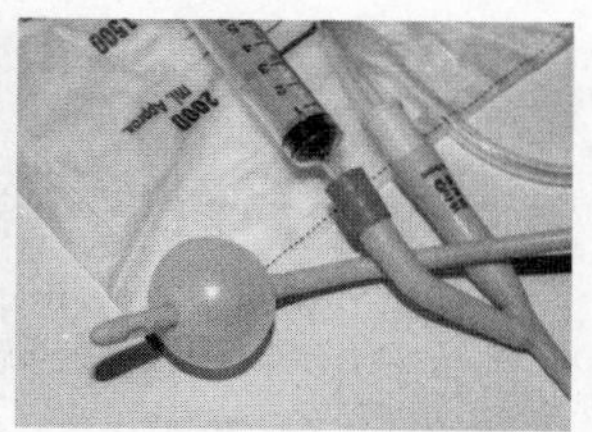

图 3-45　导尿测残余尿

速递 5　子宫颈癌的预防与筛查方法

(1) 宫颈癌预防:由于 HPV 的持续感染是导致宫颈癌发生的主要因素,目前全球范围内已在开展宫颈癌及其癌前病变的预防,包括一级预防和二级预防。①一级预防的主要措施是对青少年女性接种预防性 HPV 疫苗,从源头控制宫颈癌的发生。提倡晚婚晚育、避免过早发生性行为,养成良好的生活及卫生习惯。②二级预防即开展宫颈病变的筛查,目的是早期发现、及时治疗高级别病变,从而阻断子宫颈癌的发生。

(2) 主要筛查方法:①宫颈细胞学检查:是宫颈病变筛查的基本方法。相对 HPV-DNA 检测,细胞学检查特异性高,但敏感性较低。②HPV-DNA 检测:目前国内外已将高危型 HPV-DNA 检测作为常规的宫颈癌筛查手段,可与细胞学检查联合应用于宫颈癌筛查。③醋酸染色肉眼观察法:在资源缺乏的地区建议使用,此方法仅可用于整个宫颈转化区可见的妇女,不适合绝经后妇女,因为转化区已退至宫颈管内,阴道窥器检查时肉眼无法看见。

速递 6　晚期子宫颈癌阴道大出血的处理流程

子宫颈癌晚期阴道出血受多种因素如供血、肿瘤浸润和转移等影响,大量出血和急性发作为宫颈癌晚期阴道出血的特点,如处理不及时严重威胁患者的生命安全,因此发生大出血时快速规范处理至关重要。处理流程见图 3-46。

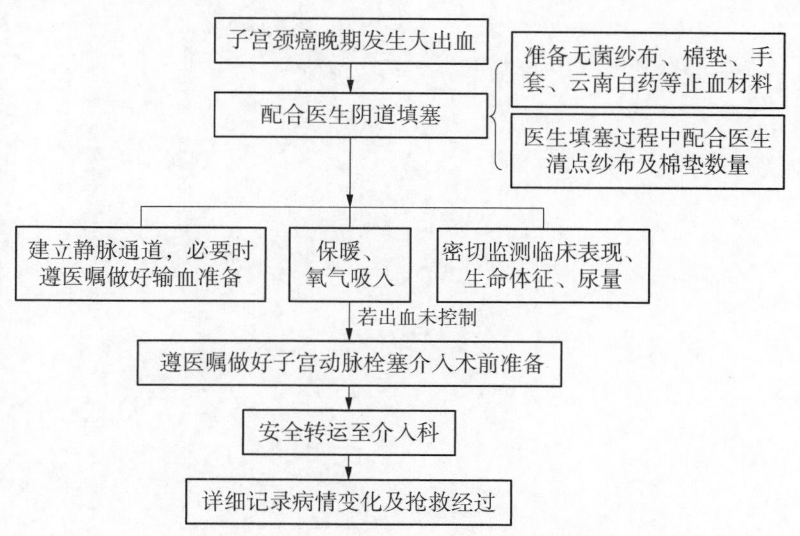

图 3-46　晚期子宫颈癌阴道大出血的处理流程

(官同香)

参考文献

[1] 力彬,陆虹.妇产科护理学[M].第6版.北京:人民卫生出版社,2017.
[2] 谢幸,苟文丽.妇产科学[M].第8版.北京:人民卫生出版社,2013.
[3] 徐丛剑,华克勤.实用妇产科学[M].第4版.北京:人民卫生出版社,2018.
[4] 马丽娟,徐慧蔚.便携式膀胱B超扫描仪在妇科肿瘤术后残余尿量测量中的应用价值[J].中国医疗器械信息,2021,27(08):124-125.
[5] 余娟彩,郑金钗,黄锋.宫颈癌根治术后患者应用B超法测定残余尿的效果分析[J].福建医药杂志,2018,40(01):175-176.
[6] 陈丽梅.宫颈癌筛查技术发展及最新筛查指南[J].上海医药,2018,39(01):3-8.
[7] 赵超,王建六.预防宫颈癌人乳头瘤病毒疫苗的选择及预防效果评价[J].中国临床医生杂志,2019,47(09):598-599.
[8] 任文辉,赵雪莲,赵方辉.全球宫颈癌筛查指南制定现状的系统综述[J].中华医学杂志,2021,101(24):1882-1889.
[9] 赵爽,陈号,赵方辉.全球子宫颈癌前病变及宫颈癌治疗指南制订现状的系统综述[J].中华医学杂志,2022,102(22):1666-1676.

病例 19
白 内 障

查房目的：掌握白内障临床表现、手术方式，提高围手术期护理能力
查房形式：护理个案查房

（一）基本情况

患者女性，72 岁，诊断为“双眼白内障”。

【现病史】患者因双眼视物模糊伴视力渐进性下降 1 年余，加重 1 月，无视物变性、无视物变色、无复视、亦无头痛、头晕、恶心呕吐等。患者未行任何治疗，双眼视力下降呈现进行性加重，左眼为重，目前已影响日常生活。于 2021 年 3 月 14 日门诊以“双眼白内障”收治入院，患者自患病以来精神佳，食欲好，大小便正常，入院血压 140/85 mmHg，晨空腹血糖 6.2 mmol/L，于 3 月 15 日在局麻下行“左眼 PHACO＋IOL 植入术”，术后左眼包扎好，无渗血，今日为患者术后第 1 天，查体患者精神尚可，生命体征平稳，自理能力评分 70 分，防跌倒/坠床评分为 3 分，年龄大于 70 岁，为跌倒/坠床高危患者，血栓评分为 6 分，为血栓高危患者，均给予高危患者监控，落实各项护理措施。

【既往史】有“高血压”病史 10 年，自服硝苯地平控释片、美托洛尔治疗，有“糖尿病”史 10 年，口服格列吡嗪缓释片治疗，10 余年前摔倒后致左脚踝骨折，双膝关节疼痛。

【个人史】久居原籍，否认疫水、有毒、化学性、放射性物质接触史；无吸烟史、无饮酒史；住院有医保。

【家族史】无特殊家族遗传病史。

（二）辅助检查

1. 体格检查 Vod：0.3，Vos：0.04，双眼角膜透明，前房清晰，深度正常，瞳孔圆，直径约 3 mm，对光反射存在，双眼晶状体混浊分级：N0C0P0，核硬度分级：Ⅰ级，右眼底模糊见视盘边界清，左眼底窥不清。眼压：右眼 13.0 mmHg；左眼 12.0 mmHg。双眼冲洗泪道通畅，无分泌物。

2. 专科检查 眼部 B 超：双眼玻璃体内可见少量点状强回声，玻璃体混浊。

OCT：双眼黄斑区网膜未见明显异常，双眼视盘 RNFL 值未见异常。

（三）护理计划

日期	护理诊断	护理目标、措施	评价
2021 - 03 - 14	1. 知识缺乏：与缺乏疾病的相关知识有关	护理目标：患者了解疾病形成的原因、手术方式及围手术期的注意事项 护理措施： 1. 对患者及家属进行疾病及饮食相关知识的宣教	03 - 15 患者基本了解疾病的相关知识

（续表）

日期	护理诊断	护理目标、措施	评价
2021-03-14	1. 知识缺乏：与缺乏疾病的相关知识有关	2. 向患者提供有关的健康宣教学习资料，如入院指导，出院宣教等 3. 向患者及家属讲解手术方式，术前需要注意及准备的事项	03-15 患者基本了解疾病的相关知识
2021-03-14	2. 视觉感知改变：与视力下降、视物模糊有关	护理目标：患者能够描述视觉感知改变的表现，采取有效措施，避免由于感知功能所造成的伤害 护理措施： 1. 评估视觉感知情况：有无眼前阴影和渐进性、无痛性视力减退 2. 了解患者生活自理情况，根据患者自理能力给予一定的帮助 3. 教会患者使用床旁呼叫系统，鼓励患者寻求帮助，减轻紧张不安情绪 4. 厕所、浴室安装方便设施，如坐便器、扶手等，并教会患者使用方法 5. 按照方便患者使用原则，将常用物品固定位置摆放，活动空间不设障碍物，避免绊倒患者	03-16 患者术后视力恢复良好，未发生意外
2021-03-14	3. 有跌倒/坠床的危险：与年龄、视觉下降、步态不稳等有关	护理目标：患者知晓预防跌倒/坠床的措施，住院期间不发生跌倒/坠床 护理措施： 1. 向患者及家属讲解相关注意事项和预防措施 2. 24小时专人陪护 3. 床尾悬挂安全警示牌 4. 病床两侧架床栏 5. 嘱患者下床活动时着防滑鞋，下床有人搀扶 6. 班班交班，加强巡视	03-16 患者住院期间未发生跌倒/坠床
2021-03-15	4. 潜在并发症：出血与手术操作不当致小血管破裂和患者自身疾病有关	护理目标：患者术后不发生出血 护理措施： 1. 观察伤口敷料有无渗血，患者有无主诉眼痛眼胀 2. 术后卧床休息，抬高床头，有利于前房积血的吸收 3. 术后避免剧烈活动、咳嗽、打喷嚏、震动伤口，保持大便通畅，避免外伤 4. 控制血压和血糖 5. 有需要时，冲洗患者的前房，遵医嘱给予止血药物，必要实施玻璃体切割	03-16 患者住院期间未发生出血
2021-03-15	5. 有感染的危险：与手术伤口感染及机体抵抗力低有关	护理目标：患者术后不发生感染 护理措施： 1. 定期监测体温 2. 观察术眼有无红肿热痛，如有渗出，及时换药 3. 术前预防用药，局部滴抗生素滴眼液 4. 做好预防感染的各项措施，如加强消毒隔离制度，坚持无菌操作，避免交叉感染	03-16 患者住院期间未发生感染

（续表）

日期	护理诊断	护理目标、措施	评价
2021-03-15	6. 潜在并发症：晶体脱位、异位与缺乏预防知识有关	护理目标：患者术后不发生晶体脱位 护理措施： 1. 判断患者的视力情况 2. 了解是否有外力挤压眼球 3. 给予半卧位休息，限制大幅度动作 4. 嘱患者勿揉眼勿做挤眼动作，忌用力咳嗽、打喷嚏 5. 如有大量的眼部出血，应配合医生，积极处理，必要时做手术	03-16 患者住院期间未发生晶体异位
2021-03-15	7. 潜在并发症：眼压增高与黏弹性物质、晶状体皮质碎片等残留对小梁网造成阻塞、手术导致小梁网水肿、房水循环障碍等有关	护理目标：患者术后不发生眼压升高 护理措施： 1. 向患者解释疾病的原因，稳定患者情绪 2. 定时监测眼压，如果眼压持续性升高及时进行处理 3. 定时排便，不要憋气，保证每日有适当的饮水量，不要长时间处于低头状态 4. 如果患者眼压升高，遵医嘱给予β受体阻滞剂和碳酸酐酶抑制剂治疗，有炎症的情况给予抗炎治疗	03-16 患者住院期间未发生眼压增高

（四）健康指导

1. 术前指导

（1）如有糖尿病史，术后易出现感染，术前应配合治疗方案，将血糖控制在正常范围，血糖最好控制在8.0 mmol/L以下，如有感冒咳嗽等不适宜手术，待全身症状缓解后再行手术。

（2）手术日适当减少进食，不要太饱，术前应限制饮水量，并要排空小便，以免在手术过程中憋尿烦躁不安，影响手术效果。

（3）手术中不要咳嗽，因咳嗽会增加眼压不利于手术的进行。

（4）手术中请勿移动头部或聊天，否则会影响手术者的操作，手术过程中尽量配合医生，如有什么不适，及时告知手术医生。

2. 术后指导

（1）术后当天充分休息，平卧或者侧卧（术眼向上避免压迫眼球），卧床休息1～2日。

（2）2周内避免肥皂水、脏水进入眼内，3个月不做剧烈运动。

（3）术后避免揉眼拍眼、弯腰低头，避免剧烈活动、头部震动，不对眼施加压力。

（4）部分患者术后仍有视物不清、轻度异物感，属于正常术后反应。如出现眼痛、恶心、呕吐时，应考虑是否有眼压升高，应立即报告护士或医生。

（5）术后观察患者有结膜充血、畏光、流泪等不适时，及时报告医生给予早期处理。

（6）术后1周内睡觉时应戴眼罩，保护术眼，1个月内不要对术眼施加压力如揉眼，并预防术眼被碰撞，以免造成人工晶体移位等并发症发生。

（7）患者起床时动作要慢，首先在床上坐15～30分钟，如无头晕、头痛、眼痛、恶心、呕吐等不适方可下床适当活动。并因患者术后一只眼敷料包扎，起床要注意安全，防跌倒坠床发生。

3. 饮食指导

（1）鼓励患者多吃粗纤维食物，保持大便通畅，避免引起眼压突然升高。

（2）术后给予易消化、清淡的软食，可多选择含蛋白质、维生素C及锌丰富的食物，如肉类、谷类、蛋类、乳类、豆类、水果类等有利于伤口愈合。

（3）不吃煎炸烤及辛辣食品，以防结膜分泌物增多，引起眼部感染。

（4）还要注意根据患者的自身状况，进食不同的膳食，高血压患者以进低盐、低动物脂肪食物为宜，糖尿病患者配合糖尿病饮食治疗，严格控制总热量的摄入，防止加重糖尿病或诱发酮症酸中毒，影响术后切口愈合，心脏病患者应控制钠盐入量。

4. 用药指导

（1）遵医嘱合理使用滴眼液，了解药物作用，用药、点眼方法，次数，药物的保存。

（2）严格遵医嘱用药，不得私自加药、停药。

（3）患者用药后如出现头晕、头痛、恶心、呕吐、眼痛等不适，应立即通知。

5. 出院指导

（1）适当的运动，术后三个月内避免重体力劳动。

（2）避免揉眼睛、过度用眼及弯腰、低头，穆斯林患者3个月以内禁止做礼拜，防止晶体移位。

（3）保持眼部的卫生，不用脏毛巾擦眼，预防感染。

（4）避免长时间用眼，合理安排休息时间，适当做眼保健操，减轻视疲劳。

（5）避免太阳光直晒，出门时可佩戴墨镜，保护眼睛。

（6）定期门诊随访。

（五）重点知识速递

速递1 白内障的定义

白内障（cataract）是指晶状体透明度降低或者颜色改变所导致的光学质量下降的退行性改变。白内障的发病机制较为复杂，是机体内外各种因素对晶状体长期综合作用的结果。晶状体处于眼内液体环境中，任何影响眼内环境的因素，如老化、遗传、代谢异常、外伤、辐射、中毒、局部营养障碍及某些全身代谢性或免疫性疾病，都可以直接或间接破坏晶状体的组织结构、干扰其正常代谢而使晶状体混浊，其中年龄相关性白内障（age-related cataract）又称老年性白内障（senile cataract），是最为常见的白内障类型。

速递2 年龄相关性白内障的分期和临床表现

年龄相关性白内障多见于50岁以上的中、老年人，随年龄增加其发病率明显升高。最重要的症状是视力下降，常常双眼发病，但发病有先后，严重程度也不一致。根据晶状体开始浑浊的部位，老年性白内障分为3种类型：皮质性、核性及后囊下白内障。

皮质性白内障：这是最常见的老年性白内障类型，典型的皮质性白内障按其病变发展可分为4期：

（1）初发期：在裂隙灯下，晶状体皮质可见有空泡和水隙形成。水隙从周边逐渐向中央扩大。早期较周边的混浊并不影响视力，病程发展缓慢，经数年才发展到下一期。

（2）膨胀期或未成熟期：晶状体混浊加重，因渗透压的改变导致皮质吸水肿胀，晶状体体积增大，前房变浅，有闭角型青光眼体质的患者此时可诱发青光眼急性发作。晶状体大部分呈灰白色混浊，但仍有透明的区域，瞳孔区出现灰白色，患者视力明显下降，眼底难以清楚观察。

（3）成熟期：晶状体水分溢出，肿胀消退，体积变小，前房深度恢复正常。晶状体完全混浊。视力明显下降。患者视力可降至手动或光感，眼底不能窥入。

（4）过熟期：如果成熟期持续时间过长，经数年后晶状体内水分持续丢失，晶状体体积缩小，囊膜皱缩和有不规则的白色斑点及胆固醇结晶形成，前房加深，虹膜震颤。晶状体核沉于囊袋下方，当晶状体核下沉后，视力可以突然提高。

速递3　白内障的治疗

（1）药物治疗：目前临床上针对白内障的药物有十余种，但疗效均不十分确切。

（2）手术治疗：白内障直接有效的方法。

1）白内障囊内摘除术（ICCE）是将混浊晶状体完整摘除的手术，手术操作简单，但手术需在大切口下完成，玻璃体脱出发生率高，易造成玻璃体疝而引起青光眼、角膜内皮损伤、黄斑囊样水肿和视网膜脱离等并发症，在我国目前极少应用。

2）白内障囊外摘除术（ECCE）是将混浊的晶状体核和皮质摘除而保留后囊膜的术式。手术需在显微镜下完成，因为完整保留了后囊膜，减少了对眼内结构的干扰和破坏，防止了玻璃体脱出及其引起的并发症，同时为顺利植入后房型人工晶体创造了条件。

3）超声乳化白内障吸除术（phacoemulsification）应用超声能量将混浊晶状体核和皮质乳化后吸除、保留晶状体后囊的手术方法。超声乳化技术将白内障手术切口缩小到 3 mm 甚至更小，更有组织损伤小、切口不用缝合、手术时间短、视力恢复快、角膜散光小等优点，并可在表面麻醉下完成手术。

4）人工晶状体植入术（intraocular lens implantation）人工晶状体为无晶状体眼屈光矫正的最好方法，已得到普遍应用。人工晶体按植入眼内的位置主要可分为前房型和后房型 2 种；按其制造材料可分为硬质和软质（可折叠）2 种，均为高分子聚合物，具有良好的光学物理性能和组织相容性，植入后可迅速恢复视力、双眼单视和立体视觉（图 3-47）。

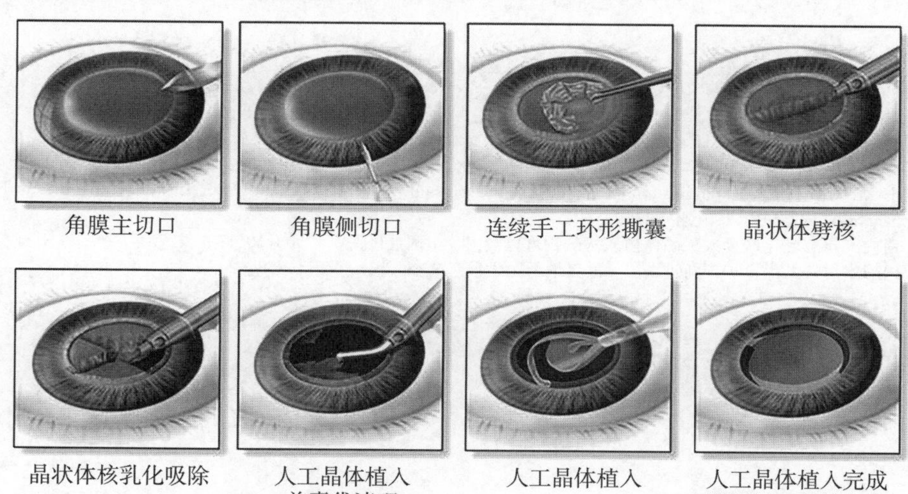

图 3-47　超声乳化白内障摘除+人工晶体植入术

速递4　白内障手术的术前检查

(1) 眼部检查：①检查患者的视力、光感及光定位、红绿色觉；②裂隙灯、检眼镜检查，记录角膜、虹膜、前房、视网膜情况及晶状体混浊情况，排除眼部活动性炎症等病变。

(2) 特殊检查：①眼压；②角膜曲率及眼轴长度测量，计算人工晶状体度数；③角膜内皮细胞；④眼部B超等检查。

(3) 全身检查：①对高血压、糖尿病患者控制血压和血糖；②心、肺、肝、肾等脏器功能检查，确保可耐受手术。

速递5　点眼药水的方法和注意事项

点眼药水(图3-48)的注意事项：①滴药前应该核对眼液名称、浓度及眼别并检查眼药水有无絮状沉淀等变质现象；②动作轻巧，勿压迫眼球；③药液不要直接滴在角膜上。药瓶或滴管勿触及眼睑结膜，以免污染或划伤；④滴用阿托品、毒扁豆碱等剧毒性药品，应于滴药后即刻按压泪囊区2～3分钟，以免药液经泪道进入鼻腔吸收引起中毒反应；⑤易沉淀的眼药水(如可的松)滴前应充分摇匀再用；⑥滴用多种眼药时，每种药物间隔不少于5分钟，先滴刺激性弱的，再滴刺激性强的，最后涂眼药膏；⑦注意无菌操作，加强洗手。

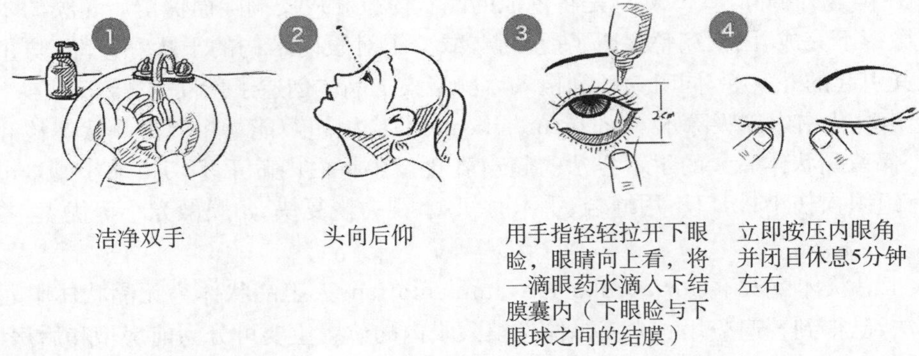

图3-48　点眼药水步骤

（易　岚）

参考文献

[1] 赵堪兴，杨培增. 眼科学[M]. 7版. 北京：人民卫生出版社，2008.
[2] 美国眼科学会，中华医学会眼科学分会眼科临床指南[M]. 北京：人民卫生出版社，2006：258-287.
[3] Handzel D M. Iritis with destabilization of the intraocular pressure due to Dislocation of a posterior chamber intraocular lens [J]. Ophthalmologe, 2012,109(04):385.
[4] 王玉玲. 白内障超声乳化联合人工晶体植入术的护理体会[J]. 中国社区医师，2008，10(179)：127.
[5] 欧立. 白内障术后并发症及护理新进展[J]. 世界最新医学信息文摘，2018，18(64)：19-20.

病例 20

慢性鼻窦炎

查房目的：掌握慢性鼻窦炎的护理、提高术后并发症的处理能力
查房形式：护理个案查房

（一）基本情况

患者男性，35 岁，诊断为“慢性鼻窦炎”。

【现病史】患者于 2 年前无明显诱因出现双侧鼻塞，呈交替性、间歇性，偶有流脓涕，常有鼻涕倒流，未予重视和治疗。近半年来上述症状渐加重，鼻塞转变为持续性。5 月 9 日前来医院就诊，查全组鼻窦 CT，示：两侧上颌窦、筛窦及额窦炎症；诊断为“慢性鼻窦炎”，即收住入科。完善各项检查后于 2021 年 05 月 11 日在全麻下行“鼻内镜下行双侧多鼻窦开放术”，术后给予抗感染止血药物治疗。今日为患者术后第 3 天，查体患者精神可，生命体征平稳，自理能力评估评分为 40 分，疼痛评估评分为 2 分。鼻腔填塞好，无渗血。

【个人史】平时体健，育有一女，身体健康，平日家庭和睦。

【家族史】无特殊家族遗传病史。

（二）辅助检查

1. 体格检查　外鼻无畸形、双侧鼻腔黏膜慢性充血；双侧鼻道可见少许分泌物，鼻咽部见黏性分泌物。

2. 异常实验室检查　全组鼻窦 CT（2021－05－10）：提示两侧上颌窦、筛窦及额窦炎症。

（三）护理计划

日期	护理诊断	护理目标、措施	评价
2021－05－09	1. 焦虑：与担心手术愈合有关	护理目标：患者能说出引起焦虑的原因 护理措施： 1. 热情接待患者，详细介绍病区环境及负责的医生和护士，并妥善安置 2. 对患者焦虑、恐惧的情绪能理解，并鼓励患者表达自己的感受，耐心倾听患者诉说焦虑的原因 3. 鼓励患者与同病室病友交谈、转移注意力，有利于尽快适应环境 4. 主动向患者讲述疾病的知识，指导患者正确擤鼻及滴鼻剂的正确使用方法，介绍医院新技术和先进设备及手术成功率，必要时找预后良好的同种患者现身说法，增强患者战胜疾病的信心	05－10 患者焦虑减轻，能主动配合

（续表）

日期	护理诊断	护理目标、措施	评价
2021-05-11	2. 疼痛：与手术创面和鼻腔纱条填塞有关	护理目标：患者头痛减轻或消失 护理措施： 1. 术后给予半坐卧位，减轻局部肿胀 2. 指导患者做深呼吸以放松肌肉，用听音乐、看电视、看书、与患者多交谈等方法，分散患者注意力 3. 双侧鼻腔填塞患者因张口呼吸而致咽喉干燥，嘱患者多次少量饮水湿润咽喉部 4. 按医嘱给予止痛剂 5. 必要时可行面颊部冷敷，以减轻患者的疼痛和肿胀	05-13 疼痛程度有所减轻
2021-05-11	3. 睡眠形态紊乱：与鼻腔纱条填塞致鼻腔不通气有关	护理目标：患者睡眠有所改善 护理措施： 1. 协助患者取舒适卧位 2. 减少探视人员，保持病房光线适宜，减少噪音	05-13 患者睡眠状况改善
2021-05-11	4. 感知改变：嗅觉减退	护理目标：患者嗅觉恢复 护理措施： 1. 双鼻腔填塞者应加强口腔护理 2. 双鼻腔填塞者口唇涂石蜡油或敷湿纱布，多饮水 3. 鼻腔填塞物，一般在24～48小时后分次取出。该患者术后双侧鼻腔填塞，术后家属协助患者棉签湿润嘴唇，嘱患者多饮水，注意口腔卫生，每次饭后用淡盐水漱口。鼻腔填塞物于术后48小时取出	05-13 患者嗅觉恢复
2021-05-11	5. 有感染的危险：与鼻腔填塞手术创面有关	护理目标：伤口无感染 护理措施： 1. 密切观察生命体征的变化，每天测体温4次，如有发热，及时报告医师给予相应处理 2. 术前剪鼻毛时，切勿损伤黏膜，以防伤口感染 3. 为患者进行换药、鼻窦冲洗、治疗等操作时，应严格无菌技术 4. 鼓励患者进食，加强营养，增加机体抵抗力，必要时遵医嘱静脉给予能量补充 5. 按医嘱正确使用抗生素，并观察药物效果及副作用	05-13 患者未发生感染
2021-05-11	6. 潜在并发症：鼻出血与手术创面大有关	护理目标：鼻腔无活动性出血 护理措施： 1. 观察鼻腔填塞物有无松动及有无脱落到咽部 2. 观察鼻腔分泌物的性质、量，并注意有无特殊气味 3. 观察前后鼻孔有无出血，咽部有分泌物时，嘱患者吐出勿吞下 4. 渗血较多者，行头颈部冷敷或冰敷，必要时按医嘱使用止血药 5. 预防感冒，勿用力擤鼻；欲打喷嚏时，可指压人中穴控制，以免局部加压而引起出血 6. 嘱患者勿自行扯出鼻腔填塞物；医师拔除填塞物后2小时内卧床休息，减少活动 7. 一旦发生大出血，立即建立静脉通路，配合医师进行止血抢救，并严密监测体温、脉搏、呼吸、血压的变化	05-13 患者鼻腔无活动性出血

(四) 健康指导

(1) 锻炼身体,避免感染风寒。常用冷水洗脸,鼻部按摩,增强抗病能力。

(2) 加强自我保护,注意保暖,避免粉尘环境。感冒流行季节,出门宜戴口罩。

(3) 指导患者在擤鼻涕时,先擤紧一侧鼻腔,涕出后再擤另一侧,不可两侧同时擤鼻。鼻塞严重者,不可强行擤鼻,以防涕液逆入耳窍,引发其他症状。

(4) 指导患者取合适头位,以利鼻腔内涕液排出。

(5) 鼻腔冲洗能够有效缓解术腔水肿,促进黏膜修复,缩短鼻腔黏膜上皮化时间。鼻窦炎患者采用鼻内镜术配合鼻腔冲洗液治疗可提升治疗效果,缓解症状,安全性高。因此指导患者正确进行鼻腔冲洗:①选择专用的鼻腔清洗器。②冲洗液遵医嘱可选择生理盐水、地塞米松鼻腔冲洗液。③冲洗液温度在37～38℃为宜。④如双侧冲洗,应先冲病变较重的一侧,如单侧冲洗,应由健侧向患侧冲。⑤告知患者冲洗时要低头张口呼吸,勿用鼻吸气,如感不适或发生呛咳立即停止,稍作休息后再行冲洗。⑥冲洗时如鼻腔出血应立即停止,通知医生进行相应处理。

(6) 饮食指导宜清淡、富营养,忌食辛辣、刺激性食物,禁烟、酒。

(7) 健康指导对焦虑不安者,给予安慰,鼓励患者树立战胜疾病的信心,配合治疗。

(五) 重点知识速递

速递 1　慢性鼻窦炎的定义

慢性鼻窦炎是一种发生于鼻窦黏膜的慢性炎性疾病,其病程一般在12周以上,常由急性鼻窦炎未得到及时或彻底治疗导致。患者主要表现为鼻塞、流脓涕、头面部胀痛、嗅觉减退或丧失,可伴有乏力、头晕等症状。多数患者通过药物和手术治疗后,可有效缓解症状。

速递 2　对鼻窦的认识

鼻窦(nasal sinuses)是鼻腔周围版面骨中含气空腔,左右成对,共4对,依其所在的颅骨而命名,称为上颌窦、筛窦、额窦和蝶窦(图3-49)。与鼻腔的发育不同,鼻窦主要在出生后发育。依照窦口(ostium)引流的位置和方向及各个鼻窦的位置,将鼻窦分为前、后两组。前组鼻窦包括上颌窦、前组筛窦和额窦,窦口引流均位于中鼻道;后组鼻窦包括后组筛窦和蝶窦,前者

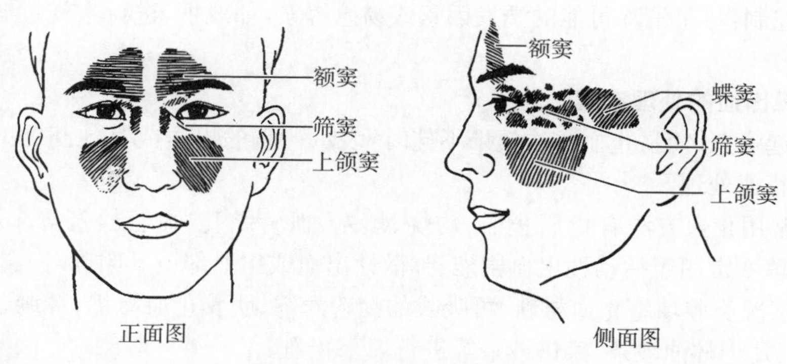

图3-49　鼻窦的面部投影

实口引流至上鼻道，后者窦口开口于上鼻道后上方的蝶筛隐窝(图 3-50)。鼻窦黏膜与鼻腔黏膜相延续，炎症可相互蔓延。

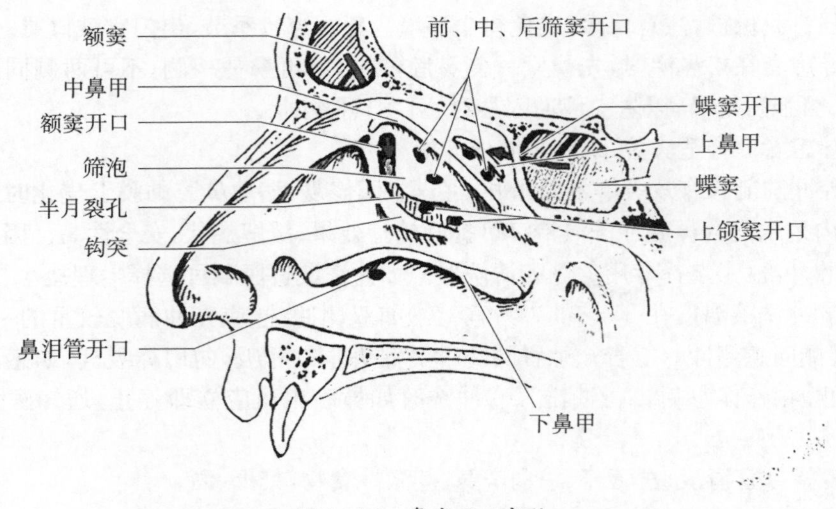

图 3-50 鼻窦开口部位

速递 3　慢性鼻窦炎的治疗

首选药物治疗。推荐使用鼻用糖皮质激素和鼻腔冲洗治疗 3 个月，如果疗效不佳则可以考虑鼻内镜手术治疗。

(1) 药物治疗：①糖皮质激素：糖皮质激素具有强大的抗炎和免疫抑制作用，是 CRS 药物治疗体系中最重要的药物。术前应用糖皮质激素可以改善患者症状、减少手术出血、提高术野评分、缩短手术时间，术后应用糖皮质激素虽然不能改善症状，但可以提高鼻内镜评分，减少复发。②常规抗生素：主要用于慢性鼻窦炎急性发作及鼻内镜手术后预防感染。③其他：伴严重鼻堵患者可酌情短期使用减充血剂，疗程在 1 周以内。伴过敏性鼻窦炎或支气管哮喘的患者可使用抗过敏药物，包括抗组胺药、白三烯受体拮抗剂等。

(2) 鼻内镜手术治疗：经规范用药无效、具有明显解剖学异常或发生颅内、眶内并发症的患者可以考虑鼻内镜手术治疗。儿童患者的手术指征需严格把握，12 岁以下原则不宜手术。

(3) 环境控制：尽量消除可能的诱发因素或易感因素，如戒烟、进行空气过滤、避免接触变应源。

速递 4　鼻出血的处理流程

鼻出血多起病急，简易止血方法效果不佳时，表示严重的出血或其他问题的存在，请及时汇报医生进行止血处理。

(1) 局部常用止血方法有指压止血、灼烧、填塞、血管结扎、血管栓塞等多种方法进行止血。对于鼻腔填塞常用于活动性出血剧烈、弥散性出血或出血部位不明确时(图 3-51)。

(2) 根据情况鼻腔填塞止血材料：可吸收的淀粉海绵、明胶止血海绵、纤维蛋白棉；不可吸收的膨胀海绵、凡士林油纱条、碘仿纱条等进行填塞止血。

(3) 鼻腔填塞考虑前鼻孔填塞或后鼻孔填塞，凡士林油纱条是常见的填塞有效的止血方法。还可以用气囊或水囊进行压迫止血(图 3-52)。鼻出血处理流程见图 3-53。

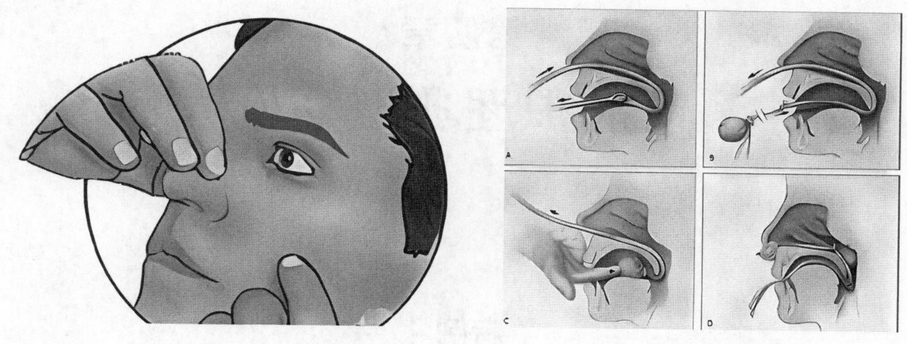

图 3-51　局部止血　　图 3-52　鼻腔填塞

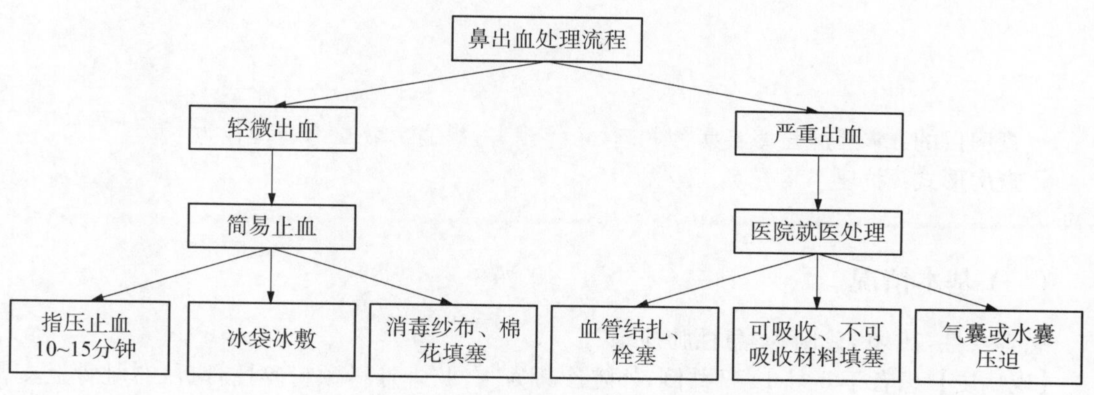

图 3-53　鼻出血处理流程

（袁　雁）

参考文献

[1] 许少凤.研究经鼻内镜治疗慢性鼻炎鼻窦炎术后的护理干预与康复指导的效果[J].临床医药文献电子杂志,2020,7(63):93+113.

[2] 刘根云.内镜下慢性鼻-鼻窦炎手术后综合治疗患者的心理护理及对患者疼痛情况的影响[J].首都食品与医药,2018,25(20):157.

[3] 张彩峰,汪成丽.鼻内窥镜下治疗慢性鼻窦炎手术护理配合效果观察[J].检验医学与临床,2020,17(02):248-251.

[4] 张心怡,杨静,张砚敏.鼻窦灌注液冲洗对鼻内镜术后患者鼻腔黏膜功能恢复效果的影响研究[J].山西医药杂志,2019,48(23):2882-2884.

第四章
重症护理典型病例

病例1
肺　栓　塞

查房目的：掌握肺栓塞疾病的护理、治疗预案，提高急救应急处理能力
查房形式：护理个案查房

（一）基本情况

患者女性，76岁，诊断为"急性肺栓塞"。

【现病史】患者于6月14日跌倒，外院诊断为"右肱骨外科颈粉碎性骨折；右耻骨上支骨折"予局部外敷中药、高分子夹板及绷带外固定。6月20日凌晨4点左右突发呼吸困难、胸闷不适等症状，D-二聚体4578.02 ng/ml，胸部CT平扫考虑肺栓塞可能。2021年06月20日门诊拟"肺动脉栓塞"收住入介入科。于6月21日在局麻下行"下腔静脉滤器置入术"，术后予抗凝溶栓治疗，今日为患者术后第4天，查体患者精神尚可，生命体征平稳，Braden评分13分，Autar评分16分，自理能力评分15分，疼痛评分为1分，误吸评分为3分。

【既往史】有"高血压"病史十年，自服硝苯地平缓释片、美托洛尔治疗，有"糖尿病"史十年，口服格列吡嗪缓释片治疗。

【个人史】平时不经常锻炼。育有两女，身体均健康，平日家庭和睦。住院期间保姆照顾。家庭经济能力一般，住院有医保。

【家族史】无特殊家族遗传病史。

（二）辅助检查

1. 体格检查　右上肢及右大腿夹板外固定，右下肢Ⅰ度肿胀，足背动脉搏动良好，皮肤完整。

2. 异常实验室检查　CT（2021-06-20）提示肺动脉栓塞可能，B超示右下肢静脉血栓。

血浆（2021-06-21）：D-二聚体：12.04 mg/L。

血浆（2021-02-22）：D-二聚体：8.32 mg/L。

（三）护理计划

日期	护理诊断	护理目标、措施	评价
2021－06－20	1. 气体交换受损：与呼吸困难有关	护理目标：患者血氧饱和度维持在96％～98％ 护理措施： 1. 安置患者取有利于呼吸的体位，如半坐卧位或高枕卧位，更换体位 q2 h 2. 为患者提供一个安静舒适的环境，调节温度维持在18～22℃，湿度50％～60％ 3. 室内定时开窗通风，2次/日，每次≥30分钟，并注意保暖 4. 观察患者有无呼吸困难、呼吸急促的表现，并记录呼吸频率、幅度及变化特点 5. 遵医嘱给予吸氧，保持呼吸道及输氧装置通畅 6. 监测生命体征，特别是血氧饱和度的变化 7. 予以心理护理，为患者讲解治疗成功案例，多倾听，耐心解答疑问，减少情绪波动，增加安全感 8. 遵医嘱监测患者动脉血气分析，观察有无低氧血症、低碳酸血症、肺泡、动脉血氧分压差增大等变化 9. 遵医嘱适当应用舒张支气管的药物，如氨茶碱，并观察用药后的反应，并做好护理记录	06－22 患者血氧饱和度维持在96％～98％
2021－06－20	2. 潜在并发症：心跳骤停	护理目标：患者未发生心脏骤停 护理措施： 1. 嘱咐患者绝对卧床休息，为了促进静脉血液回流，将患者患肢抬高至20°～30°，禁止随意搬动患者及按摩，防止活动促使静脉血栓脱落 2. 遵医嘱给予患者低流量吸氧，1～2 L/min 3. 给予患者生命体征监测（尤其是血氧饱和度，维持在96％～98％最佳），加强巡视，如有异常，及时汇报医生给予处理 4. 遵医嘱动态心电图监测，如出现下述一项或多项改变，须及时汇报医生处理并记录： （1）右胸导联T波倒置 （2）明显顺钟向转位 （3）新出现的右束支阻滞合并窦性心动过速 （4）QRS电轴右偏 5. 如出现心脏骤停，立即抢救 （1）立即拳击心前区，如无心跳恢复行胸外心脏按压和气囊辅助呼吸，并迅速通知医生 （2）如出现室速或室颤，应立即给予电击除颤 （3）迅速建立静脉通道，遵医嘱给药和输液，纠正酸中毒 （4）保持呼吸道通畅，遵医嘱给氧。呼吸不能恢复进行气管内插管 （5）迅速准确地配合抢救并做好记录	06－22 患者未发生心脏骤停

(续表)

日期	护理诊断	护理目标、措施	评价
2021-06-20	3. 焦虑:与担心疾病预后不良和环境改变有关	护理目标:患者适应住院环境,焦虑紧张感减轻 护理措施: 1. 主动向患者介绍病区环境及床位医生和责任护士,消除患者的陌生和紧张感 2. 认识到患者的焦虑,承认患者的感受,多与患者交流,了解患者心理状况,积极开导患者,鼓励患者保持乐观积极的心态,解释病情,让患者可以正确对待自己的疾病 3. 保持病室环境安静舒适,空气流通 4. 解释各种检查和治疗的必要性 5. 评估患者家庭状况、经济条件、文化程度,是否为焦虑原因的来源,并进行相应的心理疏导 6. 了解患者的既往的健康状况,是否有慢性疾病影响到现疾病的愈合,并积极干预 7. 保证患者充足的睡眠	06-21 患者焦虑紧张感减轻,积极配合治疗
2021-06-21	4. 舒适的改变:与术后伤口疼痛及骨折夹板固定不适有关	护理目标:患者主诉疼痛不适感减轻 护理措施: 1. 观察患者疼痛的部位、性质、持续时间和程度,做好记录及汇报 2. 严密观察患者伤口局部情况,防止穿刺点处出血或血肿 3. 观察并检查患肢皮肤温度、感觉、脉搏搏动、肢端血液循环及肢体远端活动情况,外固定效果及肢体摆放位置等,如有异常及时纠正 4. 抬高患肢,促进淋巴和静脉回流,减轻肿胀 5. 分散患者注意力以减轻疼痛,必要时遵医嘱使用止痛剂 6. 妥善保护好患处,避免患处的过度转动及被褥对其的直接压迫 7. 维持有效固定,搬动患者时,动作轻柔,适宜平移或平托固定部位,严防骨折断端移位	06-25 患者疼痛感减轻
2021-06-21	5. 自理能力缺陷:与躯体移动障碍有关	护理目标:患者卧床期间生活需要得到满足 护理措施: 1. 床旁备呼叫器。常用物品(如毛巾、夜壶、便器等)放在患者伸手可及的地方 2. 指导/协助患者床上使用大小便器,便后协助患者做好会阴部及肛周的清洗工作 3. 为患者提供适合就餐的体位和环境。帮助患者洗漱、更衣、床上擦浴等 4. 协助患者进行晨、晚间护理。对患者进行心理疏导,主动发挥自我护理的能力,做些力所能及的事情 5. 去除外来压力对患者的影响情况 6. 在患者活动的范围内,鼓励患者从事部分生活自理和运动,以增加患者的自我价值感 7. 提供患者有关疾病、治疗及预后的确切信息,说明正向效果,以增进患者自我照顾的能力和信心	06-25 患者生活需求基本满足

（续表）

日期	护理诊断	护理目标、措施	评价
2021-06-22	6. 知识缺乏：与缺乏疾病的相关知识有关	护理目标：患者了解自己疾病的形成原因、预后及注意事项 护理措施： 1. 向患者及家属宣教急性肺栓塞相关疾病知识及正确用药，使其树立战胜疾病的信心 2. 鼓励患者进行有效的沟通 3. 安慰体贴患者，认真倾听其主诉，并及时给予反馈 4. 饮食指导：进食高蛋白质、易消化食物，少量多餐，避免过饱，禁食刺激性食物，禁食烟酒，多吃蔬菜，多喝水 5. 活动指导：逐步增加活动量，根据骨折情况进行肢体的主动及被动运动，以不出现疼痛及不适为标准 6. 预防感冒，注意保暖，避免情绪激动 7. 宣教常用药物名称、剂量、用法、作用、副作用	06-25 患者基本了解自身疾病的相关知识
2021-06-22	7. 有皮肤完整性受损的危险：与皮肤营养障碍、下肢水肿、急性期绝对卧床有关	护理目标：患者住院期间不发生压力性损伤 护理措施： 1. 避免局部皮肤长时间受压，鼓励或协助患者每 2～4 小时翻身一次，翻身时切忌拖、拉、推，以防擦破皮肤。每次更换体位时都应注意观察并按摩压疮好发部位 2. 保持床铺的平整和干净，及时清理皮肤碎屑 3. 勤擦洗，注意保持患者皮肤清洁、干燥，但不要用热水和强力皂来清洁皮肤，并避免大小便浸渍皮肤 4. 注意观察患者患肢血液循环和手指活动情况，及时调整夹板松紧度，以保持 1 cm 为宜，预防固定部位皮肤受压和受损，保持有效的外固定 5. 汗湿衣裤及时给予患者更换，防止着凉 6. 鼓励摄入充足的营养物质和水分	06-25 患者未发生压力性损伤
2021-06-23	8. 有再栓塞的危险	护理目标：患者未再发生栓塞 护理措施： 1. 绝对卧床休息，一般需绝对卧床 2～3 周。不可过度屈曲下肢，以免栓子脱落，造成再栓塞 2. 有效制动，急性肺栓塞溶栓后，下肢深静脉血栓松动，极易脱落，不能做双下肢用力的动作及双下肢按摩 3. 要避免使腹压增加的因素，如上呼吸道感染，要积极治疗，以免咳嗽时腹压增大，造成血栓脱落，保持大便通畅，避免用力 4. 卧床期间所有的外出检查均要平车接送 5. 测量双下肢腿围，距髌骨上缘 15 cm 处，距髌骨下缘 10 cm 处，做好记录并交班。如两腿围差别超过 2 cm 或较前增粗，应引起重视，可行下肢超声检查，及时发现下肢深静脉血栓 6. 备好溶栓药和急救物品及药品，如除颤器、鱼精蛋白等，保证急救用品处于良好的备用状态	06-25 患者未再发生栓塞

(四) 健康指导

1. 肺栓塞患者急救

(1) 绝对卧床休息，避免活动，监护治疗。

(2) 吸氧。

(3) 镇痛。

(4) 抗休克。

(5) 尽早溶栓、介入治疗。

2. 肺栓塞的预防

(1) 踝泵运动(勾脚、绷脚，每次 3～5 个，每天至少做 100 次)(图 4-1)。

(2) 气压泵治疗(图 4-3)。

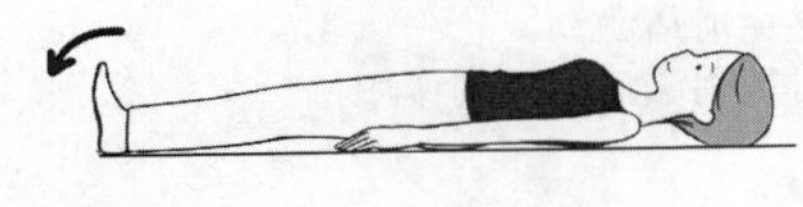

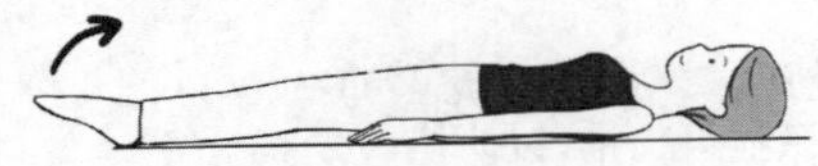

图 4-1 踝泵运动

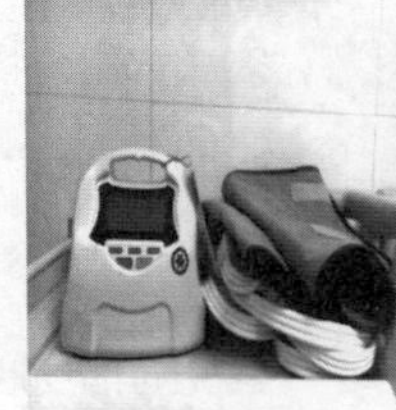

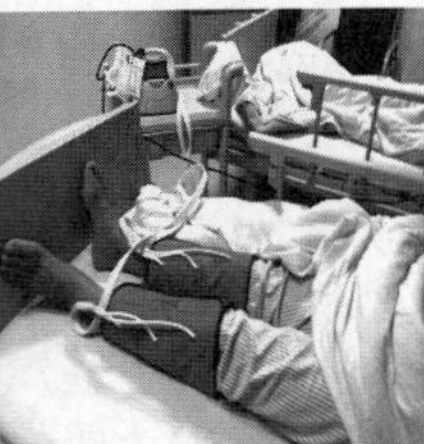

图 4-2 气压泵治疗

(3) 心理支持：患者常伴随着焦虑、紧张、恐惧等不良心理，针对病情及心理特征及时给予精神安慰，心理疏导，保持愉悦的心情。

(4) 营养与饮食：保证饮水量，低脂、少盐、少油清淡饮食，减少胆固醇摄入，多吃水果、蔬菜，适量饮茶，增加富含纤维素及富含维生素 B_6、Vc 的食物摄入。

(5) 其他：遵医嘱用药，不随意更改用量；避免久坐久站；保持大便通畅等等。

(五) 重点知识速递

速递 1 肺栓塞的定义

肺栓塞(pulmonary embolism, PE)是以各种栓子阻塞肺动脉系统引起肺循环障碍的临床和病理生理综合征，包括肺血栓栓塞症、脂肪栓塞综合征、羊水栓塞、空气栓塞等。肺血栓栓塞症(pulmonary thromboembolism, PTE)是 PE 的最常见类型，占 PE 中的绝大多数，通常所称 PE 即指 PTE。肺梗死(pulmonary infarction, PI)肺动脉发生栓塞后，若其支配区的肺组织因血流受阻或中断而发生坏死，称为肺梗死。引起 PTE 的血栓主要来源于深静脉血栓形成(deep venous thrombosis, DVT)，PTE 常为 DVT 的并发症。PTE 与 DVT 在发病机制上相互关联，是同一种疾病病程中两个不同阶段的不同临床表现，共属于静脉血栓栓塞症(venous thromboembolism, VTE)。

速递 2 肺栓塞的临床表现

肺栓塞发病隐匿或突然，缺乏特异性的临床症状和体征，加之栓子大小、栓塞部位和患者状况等因素的不同，临床表现千差万别，易误诊和漏诊。可以从无症状到血液动力学不稳定，甚至发生猝死。超过 80%的肺栓塞患者没有任何症状而易被临床忽略。

症状：以下根据国内外对PTE症状学的描述性研究（括号内为症状发生的比率）：①呼吸困难及气促（80%～90%）：是最常见的症状，尤以活动后明显；②胸痛：包括胸膜炎性胸痛（40%～70%）或心绞痛样疼痛（4%～12%）；③晕厥（11%～20%）：可为PTE的唯一或首发症状；④烦躁不安、惊恐甚至濒死感（55%）；⑤咯血（11%～30%）：常为小量咯血，大咯血少见；⑥咳嗽（20%～37%）。当肺栓塞引起肺梗死时可出现“PI三联征”，即胸痛、咯血、呼吸困难。

体征：①呼吸急促（呼吸频率＞20次/分）是最常见的体征；②心动过速（心率＞90次/分）；③严重时可出现血压下降甚至休克；④发绀；⑤合并感染时可出现高热；⑥肺部可闻及哮鸣音、细湿啰音，偶可闻及血管杂音；⑦胸腔积液；⑧P2＞A2，P2亢进或分裂，三尖瓣区收缩期杂音。深静脉血栓的症状与体征在注意PTE的相关症状和体征并考虑PTE诊断的同时，要注意发现是否存在DVT，特别是下肢DVT。下肢DVT主要表现为患肢肿胀、周径增粗、疼痛或压痛、浅静脉扩张、皮肤色素沉着、行走后患肢易疲劳或肿胀加重。

总的说来，严重的呼吸困难、晕厥、发绀提示PE可能危及生命，但是如果出现胸膜性胸痛，则提示血栓较小，栓塞于肺动脉的远端，靠近胸膜脏层。

速递3　肺栓塞诊治流程

在确诊PE的患者中，只有10%～35%曾被怀疑过PE，而诊断流程则为PE诊断提供了可靠手段。2014年指南对PE的诊治流程进行了调整（如下图）。当临床怀疑PE后，需首先根据是否合并低血压或休克分为高危与非高危可疑PE，并由不同的诊断步骤最终确诊并进行相应治疗。

另，基于大数据分析报道，肺栓塞患者氧疗期间SpO_2水平与院内全因死亡风险呈“U”形关系。氧疗期间中位SpO_2在96%～98%时，肺栓塞患者的院内全因死亡率最低。

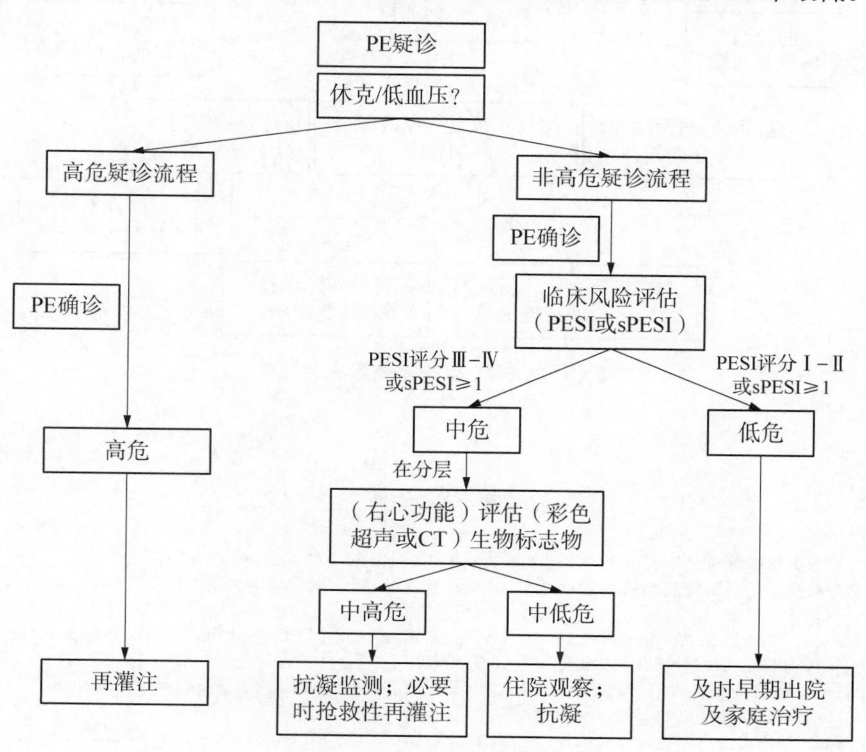

图4-3　肺栓塞诊治流程

PE为肺栓塞；PESI为肺栓塞严重程度指数；sPESI为肺栓塞严重程度指数简化版

速递 4　急性肺栓塞溶栓治疗

溶栓是高风险肺栓塞患者的首选治疗。急性肺栓塞溶栓治疗比单纯肝素抗凝能更快地恢复肺血流灌注，更快降低肺动脉压力和肺血管阻力，改善右心室功能。目前常用的溶栓药物有：链激酶、尿激酶和重组组织型纤溶酶原激活剂（rt－PA）。溶栓治疗最佳时间窗为发病48小时内，但发病6～14天内溶栓仍然有效。超过90％患者在溶栓治疗36小时内可获益。溶栓治疗可降低血液动力学不稳定肺栓塞患者的死亡率和复发率，对致命性高危肺栓塞而言绝大多数溶栓禁忌证均是相对的。溶栓治疗对血液动力学稳定的急性肺栓塞仍存在争议，应根据患者具体的临床状况、医师的临床经验和急救水平综合考虑。应注意：应用链激酶或尿激酶溶栓时应停用普通肝素，应用rt－PA可继续使用普通肝素。

速递 5　突发急性肺栓塞应急预案

急性肺栓塞在全球范围内都是一种高致残率、高致死率、高误诊率的常见病，也是住院患者的常见并发症。因其发病隐匿且症状无特异性，常常被忽视，是住院患者非预期死亡和围手术期死亡的重要原因，也是导致医疗费用增加、住院时间延长、医疗纠纷的主要原因。因此，及时有效的救治，对降低肺栓塞患者死亡率和复发率非常重要。应急预案见图4－4。

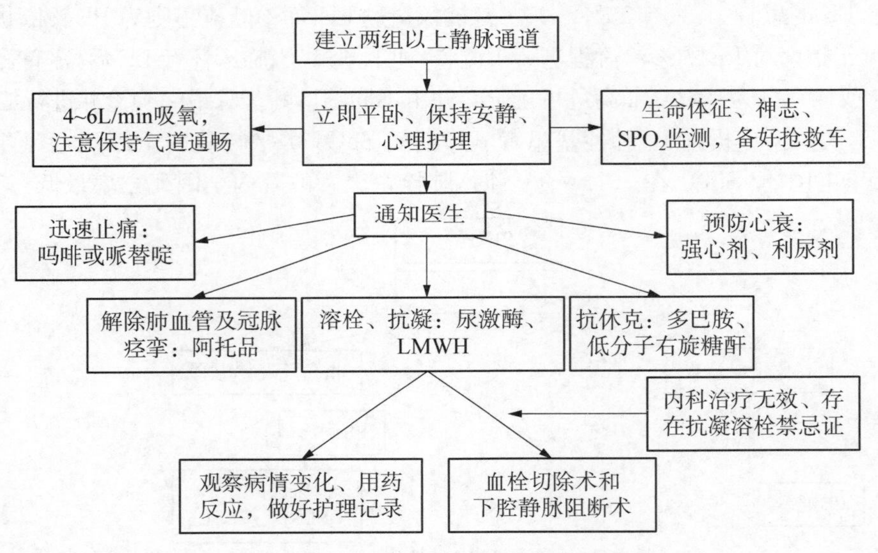

图 4－4　突发急性肺栓塞应急预案

（刘怡琳）

参考文献

[1] 王洋，陈豪．探寻肺栓塞脉搏血氧饱和度的目标区间[J]．协和医学杂志，2022，13(01)：89－95．

[2] 中华医学会呼吸病学分会肺栓塞与肺血管病学组．肺血栓栓塞症诊治与预防指南[J]．中华医学杂志，2018，98(14)：1060－1087．

[3] Konstantinides s v, Torbicki A, Agnelli G, et a1. Corrigendum to: 2014 ESC Guidelines on the diagnosis and management of acute pulmonary embolism [J]. Eur Heart J, 2015,36(39):2666.

[4] Konstantinides S V, Torbicki A, Perrier A, et al. 2014 ESC Guidelines on the diagnosis and management of acute pulmonary embolism [J]. Eur Heart J, 2014,35(43):3033－3073.

[5] Konstantinides S V, Meyer G, Becattini C, et al. 2019 ESC Guidelines for the diagnosis and management of acute pulmonary embolism developed in collaboration with the European Respiratory Society (ERS): The Task Force for the diagnosis and management of acute pulmonary embolism of the European Society of Cardiology (ESC) [J]. Eur Respir J, 2019,54(3).

病例2

重症肺炎

查房目的：掌握重症肺炎患者的护理、治疗预案，提高应急处理能力
查房形式：护理个案查房

（一）基本情况

患者男性，78岁，诊断为“重症肺炎”。

【现病史】患者4天前受凉后出现发热，体温未测，伴乏力纳差，有咳嗽，少量咳痰。2021年4月20日拟“重症肺炎，鼻咽癌治疗后”收入重症医学科。患者神志清，留置深静脉管、尿管、胃管，入科T：39.3℃（腋温）、P：108次/分、R：24次/分、BP：109/67 mmHg、SpO_2：84%。入科后紧急给予经口气管插管，行呼吸机辅助通气：P－A/C模式、压力15、PEEP 5、SpO_2：100%、VT 700 mL左右。患者血压85/57 mmHg，予以NS34 mL＋多巴胺针160 mg静脉微泵。同时给予患者降温、抗炎、护胃、营养补液治疗。4月21日将禁食改肠内营养；今日4月24日试脱机，口插管内吸氧5 L/min。查体患者精神尚可，生命体征平稳，导管（留置Ⅰ类导管）评分7分，血栓评分5分，压力性损伤评分21分，跌倒坠床评分1分（年龄＞70岁），医院获得性肺炎18分，自理能力评分10分。

【既往史】患者15年前因发现左耳肿块诊断为鼻咽癌，在杭州行放疗，出院后体质差，经常卧床，并未至医院复查。否认药物过敏史。

【个人史】父母均故，育有2女，体健。

【家族史】无特殊家庭遗传病史。

（二）辅助检查

脑＋胸＋腹部CT（2021－04－20）：两肺多发感染，左肺下叶小结节，纵隔淋巴结肿大；胆囊结石；余未见异常。

心电图（2021－04－20）：窦性心律。

痰培养（2021－04－20）：大量金黄色葡萄球菌。

血气分析（2021－04－20）：PO_2 42 mmHg，PCO_2 24 mmHg，pH 7.53。

血常规（2021－04－20）：CRP＞200 mg/L。

血气分析（2021－04－21）：PO_2 186 mmHg，PCO_2 26 mmHg，pH 7.44。

血常规（2021－04－21）：WBC 13.58×10^9/L。

血气分析（2021－04－22）：PO_2 64 mmHg，PCO_2 29 mmHg，pH 7.44。

血常规（2021－04－22）：WBC 14.45×10^9/L。

血气分析（2021－04－23）：PO_2 85 mmHg，PCO_2 30 mmHg，pH 7.43。

血常规(2021－04－23)：WBC 11.95×10^9/L。

血气分析(2021－04－24)：PO_2 76 mmHg，PCO_2 29 mmHg，pH 7.43。

血常规(2021－04－24)：WBC 14.41×10^9/L。

(三) 护理计划

日期	护理诊断	护理目标、措施	评价
2021－04－20	1. 气体交换受损：与气道内黏液的堆积、肺部感染等因素致呼吸面积减少、不能维持自主呼吸有关	护理目标：患者血氧饱和度维持在96%～98% 护理措施： 1. 安置患者取有利于呼吸的体位，如半坐卧位或高枕卧位，更换体位2小时一次 2. 为患者提供一个安静舒适的环境，调节温度维持在18～22℃，湿度50%～60% 3. 评估患者呼吸频率、节律、形态、深度、有无呼吸困难、有无皮肤色泽和意识状态改变。检测血白细胞总数和分类计数、动脉血气分析值，注意有无异常改变 4. 遵医嘱给予呼吸机辅助呼吸，保持呼吸道通畅 5. 予以心理护理，为患者讲解治疗成功案例，多倾听，耐心解答疑问，减少情绪波动，增加安全感。并运用沟通手册进行有效沟通 6. 遵医嘱予抗炎祛痰治疗，听诊肺部有无湿啰音及痰鸣音。保持呼吸道通畅，及时清除痰液。评估痰的色、量、质及痰的实验室检查结果，并正确留取痰液检查标本	04－22 患者血氧饱和度维持在96%～98%
2021－04－20	2. 清理呼吸道无效：与呼吸道感染、痰液黏稠有关	护理目标：患者能够进行有效咳嗽，呼吸道通畅 护理措施： 1. 为患者提供安静、整洁、舒适的病房，保持室内空气新鲜、洁净，维持合适的室温(22～24℃)和湿度(50%～60%) 2. 密切观察咳嗽咳痰情况，详细记录痰液的色、质、量。正确收集痰标本，及时送检 3. 使用胸部物理疗法促进有效排痰：雾化吸入、膨肺振痰等 4. 遵医嘱给予抗生素、止咳祛痰药物，掌握药物的疗效和不良反应	04－24 患者能够进行有效咳嗽，呼吸道通畅
2021－04－20	3. 体温过高：与细菌引起肺部感染有关	护理目标：患者体温正常 护理措施： 1. 评估患者体温过高的早期症状和体征。测量体温、脉搏和呼吸4小时一次，突然升高或骤降时，随时测量记录 2. 卧床休息，以减少组织对氧的需要。尽量将治疗和护理集中在同一时间内完成，以保证患者有足够的休息时间 3. 及时补充营养和水分。暂不能进食时静脉补液 4. 患者寒战时注意保暖；高热时物理降温；大量出汗时及时更换衣服和被褥，并注意保持皮肤的清洁干燥 5. 给予患者4小时一次口腔护理 6. 遵医嘱早期应用足量、有效抗感染药物，注意观察疗效和毒副作用	04－24 患者体温正常

（续表）

日期	护理诊断	护理目标、措施	评价
2021-04-20	4. 潜在并发症：感染性休克	护理目标：患者未发生感染性休克。 护理措施： 1. 密切观察生命体征和病情变化，当出现高热骤降至常温以下、脉搏细速、脉压变小、呼吸浅快、烦躁不安、面色苍白、肢冷出汗、尿量减少（小于 30 mL/h）等早期休克征象，立即报告医生。准确记录出入量，估计患者的组织灌注情况 2. 安置在监护室，专人护理。仰卧中凹位，尽量减少搬动，并注意保暖 3. 迅速给予呼吸机辅助呼吸，有助于改善组织器官的缺氧状态 4. 开放两条静脉通道：给予患者扩充血容量、纠正酸中毒、血管活性药物、糖皮质激素、抗感染治疗 5. 随时监测评估患者意识、生命体征、皮肤黏膜、尿量的变化，判断病情转归	04-24 患者未发生感染性休克
2021-04-21	5. 潜在并发症：呼吸衰竭	护理目标：患者未发生呼吸衰竭 护理措施： 1. 保持呼吸道通畅，予以及时吸痰，避免患者出现痰液窒息、气道阻塞，从而发生严重的呼吸衰竭 2. 若患者发生呼吸衰竭应注意予以高浓度呼吸机辅助氧疗。根据血气分析采取不同的氧疗方式，注意避免患者出现二氧化碳潴留，出现昏睡、定向力差及昏迷等情况 3. 对于呼吸衰竭患者，积极给予抗感染治疗	04-24 患者未发生呼吸衰竭
2021-04-21	6. 营养失调：低于机体需要量与摄入困难、鼻饲流质有关	护理目标：患者保持良好的营养状态 护理措施： 1. 禁食期间，给予肠外营养，保障每日的输液量 2. 开放肠内营养后，妥善固定留置鼻饲管，保证其有效进食 3. 遵医嘱给予患者抽取血标本，监测患者白蛋白的变化	04-24 患者具有良好的营养状态
2021-04-21	7. 有皮肤完整性受损的危险：与营养状况、绝对卧床有关	护理目标：患者住院期间不发生压力性损伤 护理措施： 1. 避免局部皮肤长时间受压，鼓励或协助患者每 2～4 小时翻身一次，翻身时切忌拖、拉、推，以防擦破皮肤。每次更换体位时都应注意观察并按摩压力性损伤好发部位 2. 保持床铺的平整和干净，及时清理皮肤碎屑 3. 勤擦洗，注意保持患者皮肤清洁、干燥，但不要用热水和强力皂来清洁皮肤，并避免大小便浸渍皮肤 4. 注意观察患者患肢血液循环和手指活动情况，及时调整约束带松紧度，以保持 1 cm 为宜，预防约束部位皮肤受压和受损 5. 汗湿衣裤及时给予患者更换，防止着凉	04-24 患者未发生压力性损伤

（续表）

日期	护理诊断	护理目标、措施	评价
2021-04-21	8. 语言沟通障碍：与气管插管有关	护理目标：患者住院期间能正常沟通 护理措施： 1. 评估患者的意识状态，待患者意识转清后，做好必要的解释，使患者了解行呼吸机治疗可以帮助其渡过难关、避免危险 2. 向患者介绍简单的沟通方法，使用沟通手册进行有效沟通	04-24 患者住院期间能正常沟通

（四）健康指导

1. 重症肺炎患者呼吸衰竭急救

（1）保持呼吸道通畅：清除呼吸道分泌物及异物、缓解支气管痉挛、建立人工气道。

（2）氧疗或呼吸机辅助呼吸。

（3）增加通气量、减少二氧化碳潴留。

（4）抗感染。

（5）纠正酸碱平衡失调。

2. 重症肺炎的预防

（1）发作期使用胸部物理疗法：如深呼吸和有效咳嗽（见图4-5、图4-6）、雾化吸入、肺部振痰（见图4-7）等。

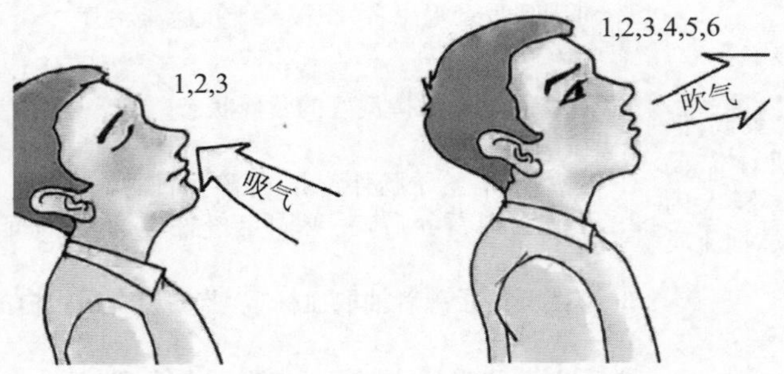

图4-5 深呼吸

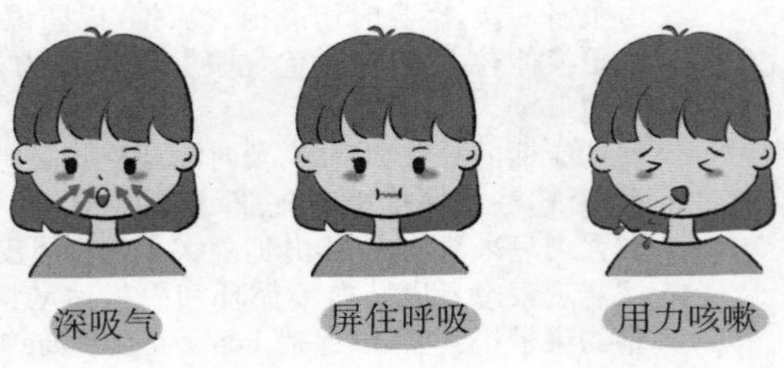

图4-6 有效咳嗽

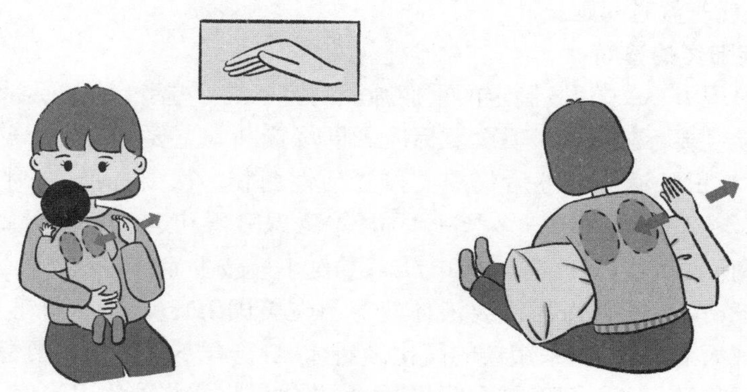

图 4-7　肺部振痰

(2) 避免诱发因素：帮助患者及家属掌握呼吸道感染的常见诱因，避免受凉、过度疲劳，注意保暖；保持室内空气新鲜、阳光充足；在高发季节少去人群密集的公共场所；戒烟；防止交叉感染。

(3) 增强免疫力：注意劳逸结合，加强体育活动，提高机体免疫力及抗寒能力。必要时，注射疫苗预防。

(4) 疾病知识指导：遵医嘱按时服药，了解药物的作用、用法、疗程和不良反应，定期随访。出现发热、乏力、咳嗽咳痰、胸痛等症状时，应及时就诊。

(五) 重点知识速递

速递 1　重症肺炎的定义

重症肺炎(severe pneumonia，SP)是由肺组织(细支气管、肺泡、间质)炎症发展到一定疾病阶段，恶化加重形成，引起器官功能障碍甚至危及生命。社区获得性肺炎(community-acquired pneumonia，CAP)、医院获得性肺炎(hospital-acquired pneumonia，HAP)、健康护理(医疗)相关性肺炎(health care associated pneumonia，HCAP)和呼吸机相关性肺炎(ventilator-associated pneumonia，VAP)均可引起重症肺炎，重症肺炎病死率高达 30%～50%，可导致严重的并发症，加重医疗经济负担。肺炎的严重性取决于局部炎症程度、肺部炎症的播散和全身炎症反应程度，如肺炎患者出现严重低氧血症或急性呼吸衰竭需要通气支持，或者出现低血压、休克等循环衰竭表现和其他器官功能障碍可认定为重症肺炎。在伴有心肺基础或附加危险因素基础上感染肺炎，或特殊病原微生物感染如 SARS 病毒、禽流感病毒、军团菌等，会增加肺炎的严重程度和死亡风险；如年龄＞65 岁，存在基础疾病或相关因素，如慢性阻塞性肺疾病(COPD)，糖尿病，慢性心、肾功能不全，慢性肝病，1 年内有住院史，疑有误吸、意识异常、脾切除术后、长期嗜酒或营养不良等。

速递 2　重症肺炎的临床表现

(1) 重症肺炎会有呼吸衰竭的表现，神经系统症状主要有精神萎靡、嗜睡或烦躁，重者可出现意识障碍、视盘水肿、昏迷、惊厥，进而出现脑疝，患儿可因中枢性呼吸衰竭而死亡。

(2) 重症肺炎往往还能导致循环系统受累，表现为脉搏微弱、心率加快、心音低钝、发绀加重、肺部啰音增多等。出现休克和周围循环衰竭时会出现面色苍白、皮肤灰暗湿冷、尿量减少、血压下降、毛细血管充盈时间延长。

速递3　重症肺炎的诊断

目前多采用美国IDSA/ATS制定的重症肺炎判定标准，包括2项主要标准和9项次要标准。符合下列1项主要标准或≥3项次要标准者即可诊断。主要标准：①气管插管需要机械通气；②感染性休克积极液体复苏后仍需要血管活性药物。次要标准：①呼吸频率≥30次/min；② $PaO_2/FiO_2 \leqslant 250$ mmHg；③多肺叶浸润；④意识障碍和（或）定向障碍；⑤血尿素氮≥20 mg/dL；⑥白细胞减少症（WBC＜ 4×10^9 /L）；⑦血小板减少症（PLT＜ 100×10^9 /L）；⑧体温降低（中心体温＜36 ℃）；⑨低血压需要液体复苏。在美国IDSA/ATS标准上进行一定的简化，中国2015年成人CAP指南采用新的简化诊断标准：符合下列1项主要标准或≥3项次要标准者可诊断为重症肺炎，需密切观察、积极救治，并建议收住监护病房治疗。主要标准：①气管插管需要机械通气；②感染性休克积极体液复苏后仍需要血管活性药物。次要标准：①呼吸频率＞30次/min；② $PaO_2/FiO_2 < 250$ mmHg；③多肺叶浸润；④意识障碍和（或）定向障碍；⑤血尿素氮≥7 mmol/L；⑥低血压需要积极地液体复苏。

（俞荷花）

参考文献

[1] Martin-Loeches I, Torres A. New guidelines for severe community-acquired pneumonia [J]. Curr Opin Pulm Med, 2021,27(03):210－215.

[2] Metlay J P, Waterer G W, Long A C, et al. Diagnosis and Treatment of Adults with Community-acquired Pneumonia. An Official Clinical Practice Guideline of the American Thoracic Society and Infectious Diseases Society of America [J]. Am J Respir Crit Care Med, 2019,200(07):e45－e67.

[3] Hraiech S, Alingrin J, Dizier S, et a1. Time to intubation is associated with outcome in patients with community — acquired pneumonia [J]. PIxEq One, 2013,8(09):e74937.

[4] 中华医学会呼吸病学分会.医院获得性肺炎诊断和治疗指南(草案)[J].现代实用医学,2002,14(03):160－161.

[5] Abets M S, Musher D M. Clinical prediction rules in community — acquired pneumonia: lies, damn lies and statistics [J]. QJM, 2014,107(07):595－596.

[6] 中华医学会重症医学分会.中国严重脓毒症/脓毒性休克治疗指南(2014)[J].中华内科杂志,2015,54(06):557－581.

[7] Mereante J W, Winchell J M. Current and emerging Legionella diagnostics for laboratory and outbreak investigations [J]. ClinMicrobial Rev, 2015,28(01):95－133.

[8] 中华医学会临床药学分会.雾化吸入疗法合理用药专家共识(2019年版)[J].医药导报,2019,38(02):135－146.

病例3
多器官功能障碍综合征

查房目的：掌握多器官功能障碍综合征患者的护理、治疗预案，提高应急处理能力
查房形式：护理个案查房

（一）基本情况

患者女性，28岁，急诊诊断为“头昏、意识障碍待查”。

【现病史】主诉“晕厥3次，头晕伴呕吐、腹痛6小时”。患者2021年10月26日08时(未进早餐)左右无明显诱因出现晕倒，自觉四肢无力，无意识障碍、四肢强直、抽搐、口吐白沫等。自行喝“糖水”后缓解，未至医院做进一步诊治。10月27日凌晨4点患者自觉发冷，出冷汗，随即出现意识障碍，呼之不应，约10分钟左右患者意识逐渐恢复，遂由同学送入急诊科就诊，测末梢血糖6.7 mmol/L，未行ECG检查，经治疗(具体不详)后患者病情好转后返校。10月28日13时左右午饭后出现头晕，口唇苍白伴呕吐3次，呕吐物为胃内容物，感腹痛，无发热寒颤、抽搐、口吐白沫等，无胸痛、咯血、呼吸困难，无腹泻、呕血、黑便等至校医室就诊测末梢血糖7.6 mmol/L，后即送至急诊科。在急诊科就诊时患者出现烦躁、气促，16时10分左右突然无明显诱因再次出现意识障碍，呼之不应，血压测不出，大动脉搏动不能扪及，瞳孔不等大，左侧瞳孔直径约2 mm，右侧瞳孔直径约3 mm，对光反射迟钝，呼吸深大急促，行心电图检查提示室扑、室颤，给予气管插管、电除颤6次、胺碘酮抗心律失常、去甲肾上腺素维持血压等抢救治疗后，患者循环仍不稳定，室性心律，意识昏迷，小便无，收住重症医学科。

【既往史】朋友代诉患者末次月经2019年10月25日，有性生活史，今年7月有口服避孕药史；近期饮食控制减肥，否认服用药物减肥史；否认慢性病史；无手术、外伤、输血史；无食物及药物过敏史。

【家族史】无猝死病例。

（二）辅助检查

1. 体格检查　体温36.8℃，血压89/60 mmHg，桡动脉及足背动脉搏动均不能扪及，大动脉搏动微弱；意识：深昏迷，GCS评分3分；双侧瞳孔等大等圆，直径约3.5 mm，对光反射迟钝；气管插管接呼吸机辅助呼吸，SPO_2 79%，心率126次/分，室速；腹平软，未扪及包块，肝脾未及，压痛及反跳痛不能配合，肠鸣音未闻及；四肢无自主活动，生理反射存在。心超评估：射血分数：30%～35%。

2. 异常实验室检查　血常规(2021-10-28)：WBC 17.96×10^9/L、N 52.5%、L 41.7%、MONO 5.3%、EOS 0.4%、RBC 4.09×10^{12}/L、HGB 122 g/L、HCT 0.376 L/L。

肝功能(2021-10-28)：ALT 262 U/L、AST 389 U/L、ALB 21.2 g/L、TB 14.6 μmol/L、

DB 8.1 μmol/L、IB 6.5 μmol/L。

肾功能、电解质(2021-10-28):Cr 116 μmol/L、K 7.24 mmol/L、Na 128 mmol/L、GLU 22.09 mmol/L。

心肌酶(2021-10-28):NTproBNP 12 898 ng/L、CK 323.0 U/L、CKMB 19.0 μg/L、LDH 2 150 U/L、MYO 217.3 μg/L、CnI 15.00 μg/L。

凝血(2021-10-28):PT 18.6 s、INR 1.66、APTT 43.6 s、TT 31.7 s、FBG 1.59 g/L、D-D 8.97 mg/L。

尿(2021-10-28):pH 6.0、比重 1.013、尿蛋白 1+、红细胞 6～8/HP、透明管型 6～8/LP、颗粒管型 1～3/LP。

(三) 护理计划

日期	护理诊断	护理目标、措施	评价
2021-10-28	1. 意识障碍	护理目标:患者无进一步意识障碍 护理措施: 1. 勤翻身,患者意识障碍以后四肢均没有自主活动,在低垂的部位,比如骶尾部、足后跟部容易产生压力性损伤,每 2 h 翻身 1 次,防止这些部位受压发生局部缺血坏死 2. 勤拍背,意识障碍的患者没有自主的咳嗽功能,如果有异物进入呼吸道则无法将其咳出,同时活动减少也会造成分泌物向肺内坠积,容易形成吸入性肺炎和坠积性肺炎,勤拍背能够很好地防止这种肺炎的发生 3. 气道护理,主要保持气道通畅,必要时给予雾化吸入 4. 口腔护理,患者昏迷可能会有口腔感染或者其他异味,给予患者口腔护理液进行口腔护理 2 次/日 5. 泌尿道护理,患者昏迷以后常常会发生小便失禁或者小便潴留,要给予保留导尿并定期对外阴使用洗必泰进行清洁 6. 注意观察瞳孔大小、对光及压眶反应,注意识别中枢性与其他原因造成的征象	10-29 患者仍处于深昏迷状态,意识无好转
2021-10-28	2. 心排血量减少:与心肌坏死有关	护理目标:患者心排血量改善,生命体征平稳 护理措施: 1. 尽可能减少或排除增加心脏负荷的原因及诱发因素 2. 控制水钠摄入量和输液速度并记录 3. 监测心率(律)、血压、脉搏、尿量	10-30 患者心排血量改善,生命体征平稳
2021-10-28	3. 电解质紊乱:高钾血症	护理目标:患者血清钾维持正常范围 3.5～4.5 mmol/L 护理措施: 1. 病因治疗:积极治疗原发病 2. 禁钾:立即停用一切含钾药物和溶液;避免进食含钾量高的食物 3. 降低血清钾浓度:①输注高渗碱性溶液:给予 5%碳酸氢钠 60～100 mL 静脉注射后再继续静脉滴注 100～200 mL。②输注葡萄糖溶液及胰岛素:给予 25%葡萄糖溶液 100～200 mL,以每 5 g 糖加入胰岛素 1 U 静脉滴注 4. 遵医嘱抽取血标本,实时监测血清钾及其他电解质的浓度	10-29 患者血清钾浓为 4.2 mmol/L

（续表）

日期	护理诊断	护理目标、措施	评价
2021-10-28	4. 气体交换受损	护理目标：患者血氧饱和度维持在96%～98% 护理措施： 1. 安置患者取有利于呼吸的体位，如半坐卧位或高枕卧位，更换体位2小时一次 2. 为患者提供一个安静舒适的环境，调节温度维持在18～22℃，湿度50%～60% 3. 评估患者呼吸频率、节律、形态、深度、有无呼吸困难、有无皮肤色泽和意识状态改变 4. 检测血白细胞总数和分类计数、动脉血气分析值，注意有无异常改变 5. 遵医嘱给予呼吸机辅助呼吸，保持呼吸道通畅 6. 遵医嘱予抗炎祛痰治疗，听诊肺部有无湿啰音及痰鸣音。保持呼吸道通畅，及时清除痰液。评估痰的色、量、质及痰的实验室检查结果，并正确留取痰液检查标本	10-29 患者血氧饱和度维持在96%～98%
2021-10-28	5. 清理呼吸道无效：与患者意识障碍、呼吸道分泌物潴留有关	护理目标：患者能够维持呼吸道通畅 护理措施： 1. 为患者提供安静、整洁、舒适的病房，保持室内空气新鲜、洁净，维持合适的室温（22～24℃）和湿度（50%～60%） 2. 给予患者按需吸痰，保持呼吸道通畅 3. 密切观察痰液情况，详细记录痰液的色、质、量。正确收集痰标本，及时送检 4. 使用胸部物理疗法促进有效排痰：雾化吸入、膨肺振痰等 5. 遵医嘱给予抗生素、祛痰药物，掌握药物的疗效和不良反应	10-30 患者维持呼吸道通畅
2021-10-28	6. 体液过多：与肾功能障碍有关	护理目标：患者24小时出入量维持平衡 护理措施： 1. 每小时测量一次尿量和尿比重，注意血中尿素氮、肌酐变化 2. 严格记录24小时出入量 3. 如条件允许，每日应测量体重一次 4. 积极防治水中毒，如肺底听诊闻及湿啰音伴呼吸困难、咳血性泡沫痰，是肺水肿的表现，应及时报告医生，并采取急救措施 5. 行床旁透析治疗时，做好相应护理	10-30 患者24小时出入量维持平衡
2021-10-28	7. 组织灌注不足	护理目标：患者组织灌注充足，血压维持正常水平 护理措施： 1. 对心功能及其前、后负荷进行严密监测，注意心率、心律、血压、脉压的变化 2. 遵医嘱在心电监护下应用洋地黄制剂和抗心律失常药物 3. 使用利尿药、血管扩张药时将患者置于头高脚低位 4. 确定输液量，用输液泵控制速度，维持血压，尤其是平均动脉压 5. 密切观察补液量是否合适，可通过测定CVP来指导输液	10-30 患者血压维持正常水平

(续表)

日期	护理诊断	护理目标、措施	评价
2021-10-28	8. 营养失调:低于机体需要量	护理目标:患者保持良好的营养状态 护理措施: 1. 禁食期间,给予肠外营养,保障每日的输液量;配置肠外营养液时注意无菌原则,同时做好中央静脉导管维护,以防血流感染发生 2. 开放肠内营养后,妥善固定留置鼻饲管,保证其有效进食 3. 遵医嘱给予患者抽取血标本,监测患者白蛋白的变化	10-30 患者具有良好的营养状态
2021-10-28	9. 潜在并发症:感染性休克	护理目标:患者未发生感染性休克 护理措施: 1. 密切观察生命体征和病情变化,当出现高热骤降至常温以下、脉搏细速、脉压变小、呼吸浅快、烦躁不安、面色苍白、肢冷出汗、尿量减少(小于 30 mL/h)等早期休克征象,立即报告医生。准确记录出入量,估计患者的组织灌注情况 2. 安置在监护室,专人护理。仰卧中凹位,尽量减少搬动,并注意保暖 3. 迅速给予呼吸机辅助呼吸,有助于改善组织器官的缺氧状态 4. 开放两条静脉通道:给予患者扩充血容量、纠正酸中毒、血管活性药物、糖皮质激素、抗感染治疗 5. 随时监测评估患者意识、生命体征、皮肤黏膜、尿量的变化,判断病情转归	10-30 患者未发生感染性休克
2021-10-28	10. 潜在并发症:猝死	护理目标:患者未发生猝死 护理措施: 1. 严密观察患者的心电监护情况 2. 备好一切急救物品,并协助医生做好抢救 3. 向患者解释可能发生猝死的原因	10-30 患者未发生猝死
2021-10-28	11. 有皮肤完整性受损的危险:与营养状况、绝对卧床有关	护理目标:患者住院期间不发生压力性损伤 护理措施: 1. 避免局部皮肤长时间受压,鼓励或协助患者每 2~4 小时翻身一次,翻身时切忌拖、拉、推,以防擦破皮肤。每次更换体位时都应注意观察并按摩压力性损伤好发部位 2. 保持床铺的平整和干净,及时清理皮肤碎屑 3. 勤擦洗,注意保持患者皮肤清洁、干燥,但不要用热水和强力皂来清洁皮肤,并避免大小便浸渍皮肤 4. 注意观察患者患肢血液循环和手指活动情况 5. 汗湿衣裤及时给予患者更换,防止着凉	10-30 患者未发生压力性损伤

(四) 健康指导

多器官功能障碍综合征(multiple organ dysfunction syndrome, MODS)可累及呼吸系统、肾功能、血液系统、循环系统、中枢神经系统、肝脏系统、胃肠功能,相关健康指导需按系统分类。

1. 呼吸系统相关健康宣教

(1) 心理指导:向家属或神志清的患者介绍急性呼吸窘迫综合征抢救成功的例子,树立其战胜疾病信心。

（2）饮食指导：抢救时予鼻饲饮食。人工气道拔除 24 小时后可进食流质。

（3）作息指导：急性期绝对卧床休息，可在床上活动四肢，勤翻身。

（4）用药指导：使用药物后如出现恶心、手脚麻木、腹胀、皮肤瘙痒、皮疹等应立即告知医生。

2. 肾脏系统相关健康宣教

（1）注意合理饮食，增加营养。

（2）适当参加活动，避免过度劳累。

（3）消除或避免加重病情的有害因素。

（4）定期复查。

3. 循环系统相关健康宣教

（1）按心功能分级合理安排作息时间：

Ⅰ级：活动量不受限制。

Ⅱ级：心脏病患者的体力活动受到轻度的限制，休息时无自觉症状。

Ⅲ级：心脏病患者体力活动明显受限，小于平时一般活动即引起上述的症状。

Ⅳ级：心脏病患者不能从事任何体力活动。休息状态下出现心衰的症状，体力活动后加重。

（2）指导患者持续低流量吸氧 1～2 L/min。

4. 中枢神经系统相关健康宣教

（1）心理护理：医护人员应指导患者药物治疗，帮助患者建立良好的心理状态，运用健康宣教的形式给患者提供大量信息，使患者正视疾病，配合治疗，用关切的态度、和气的语气和患者进行沟通。

（2）药物知识宣教：一定要在医护人员的指导下增减剂量，不可随便减量，造成病情反复、延误治疗。

5. 肝脏系统相关健康宣教

（1）卧床休息。

（2）进食高热量、高蛋白质、高维生素易消化的饮食，避免油腻食物。

（3）保持大便通畅，忌用肥皂水导泻。

（五）重点知识速递

速递 1　多器官功能障碍综合征的概述

多器官功能障碍综合征是指机体在遭受严重创伤、休克、感染及外科大手术等急性疾病过程中，有两个或两个以上的器官或系统同时或序贯发生功能障碍，以致不能维持内环境稳定的临床综合征。任何引起全身炎症反应的疾病均可能导致。正常情况下，感染和组织损伤时，局部炎症反应对细菌清除和损伤组织修复都是必要的，具有保护性作用。当炎症反应异常放大或失控时，炎症反应对机体的作用从保护性转变为损害性，导致自身组织细胞死亡和器官衰竭。无论是感染性疾病（如严重感染、重症肺炎、重症急性胰腺炎后期），还是非感染性疾病（如创伤、烧伤、休克、重症急性胰腺炎早期）均可导致 MODS，可见任何能够导致机体免疫炎症反应紊乱的疾病均可以引起 MODS。从本质上来看，MODS 是机体炎症反应失控的结果。MODS 主要继发于下列急症：①严重创伤，例如大面积或重度烧伤、大型手术，尤其是并发感染时。②严重急腹症，如出血坏死性胰腺炎、急性化脓性梗阻性胆囊炎、狭窄性肠梗阻、急性腹膜炎。③持续存在的感染病灶，包括其引发的败血症、脓毒血症。④心跳、呼吸骤停复苏后。

速递 2　多器官功能障碍综合征的诊断标准

见表 4－1。

表 4－1　多器官功能障碍综合征的诊断标准

系统或器官	诊断标准
循环系统	收缩压低于 90 mmHg，并持续 1 小时以上，或需要药物支持才能使循环稳定
呼吸系统	急性起病；(PaO_2/FiO_2)≤200 mmHg，胸片见双侧肺浸润；肺动脉嵌顿压≤18 mmHg 或无左房压力升高的证据
肾脏系统	血肌酐＞2 mg/dl 伴有少尿或无尿，或需要血液净化治疗
肝脏系统	血胆红素＞2 mg/dl，并伴有转氨酶升高，大于正常值 2 倍以上，或已出现肝昏迷
胃肠道系统	上消化道出血 24 h 出血量超过 400 mL，或胃肠蠕动消失不能耐受食物，或出现消化道坏死或穿孔
血液系统	血小板＜50×10^9/L 或降低 25%，或出现 DIC
中枢神经系统	格拉斯哥昏迷评分＜7 分
代谢系统	不能为机体提供所需的能量，糖耐量降低，需要用胰岛素，或出现骨骼肌萎缩、无力等表现

速递 3　多器官功能障碍综合征的临床症状

尽管 MODS 的临床表现很复杂(表 4－1)，但在很大程度上取决于器官受累的范围及损伤是由一次还是多次打击所致。MODS 的临床表现个体差异很大，一般情况下，MODS 病程 14～21 天，并经历 4 个阶段，包括休克、复苏、高分解代谢状态和器官衰竭阶段。每个阶段都有典型的临床特征(见表 2)，且发展速度极快，患者可能死于 MODS 的任一阶段。尽管 MODS 涉及面广，临床表现复杂，但 MODS 具有以下显著特征：

(1) 发生功能障碍的器官往往是直接损伤器官的远隔器官。

(2) 从原发损伤到发生器官功能障碍在时间上有一定的间隔。

(3) 高排低阻的高动力状态是循环系统的特征。

(4) 高氧输送和氧利用障碍及内脏器官缺血缺氧，使氧供需矛盾尖锐。

(5) 持续高代谢状态和能源利用障碍。

表 4－2　多器官功能障碍综合征的临床分期和特征

项目	第 1 阶段	第 2 阶段	第 3 阶段	第 4 阶段
一般情况	正常或轻度烦躁	急性病容，烦躁	一般情况差	濒死感
循环系统	容量需要增加	高动力状态，容量依赖	休克，心排出量下降，水肿	血管活性药物维持血压，水肿，SpO_2 下降
呼吸系统	轻度呼碱	呼吸急促，呼碱、低氧血症	严重低氧血症，ARDS	高碳酸血症，气压伤
肾脏系统	少尿，利尿药反应差	肌酐清除率下降，轻度氮质血症	氮质血症，有血液透析指针	少尿，血透时循环不稳定
胃肠道系统	胃肠胀气	不能耐受食物	肠梗阻，应激性溃疡	腹泻，缺血性肠炎
肝脏系统	正常或轻度胆汁淤积	高胆红素血症，PT 延长	临床黄疸	转氨酶升高，严重黄疸

（续表）

项目	第 1 阶段	第 2 阶段	第 3 阶段	第 4 阶段
代谢系统	高血糖，胰岛需要量增加	高分解代谢	代谢性酸中毒，高血糖	骨骼肌萎缩，乳酸酸中毒
中枢神经系统	意识模糊	嗜睡	昏迷	昏迷
血液系统	正常或轻度异常	血小板降低，白细胞增多或减少	凝血功能异常	不能纠正的凝血障碍

速递 4　多器官功能障碍综合征治疗方案

MODS 是继发于多种高危疾患的一种连续发展的综合征，由于其发病机制尚未完全阐明，治疗上还有很大困难。在早期还未出现任何器官衰竭的临床表现时，发病过程已产生，故强调对危重患者应严密监护，早期发现 MODS 先兆，在功能受损期及早采取措施，阻断其病理生理过程的恶性发展。

(1) 多器官功能障碍综合征治疗方案见图 4－8。

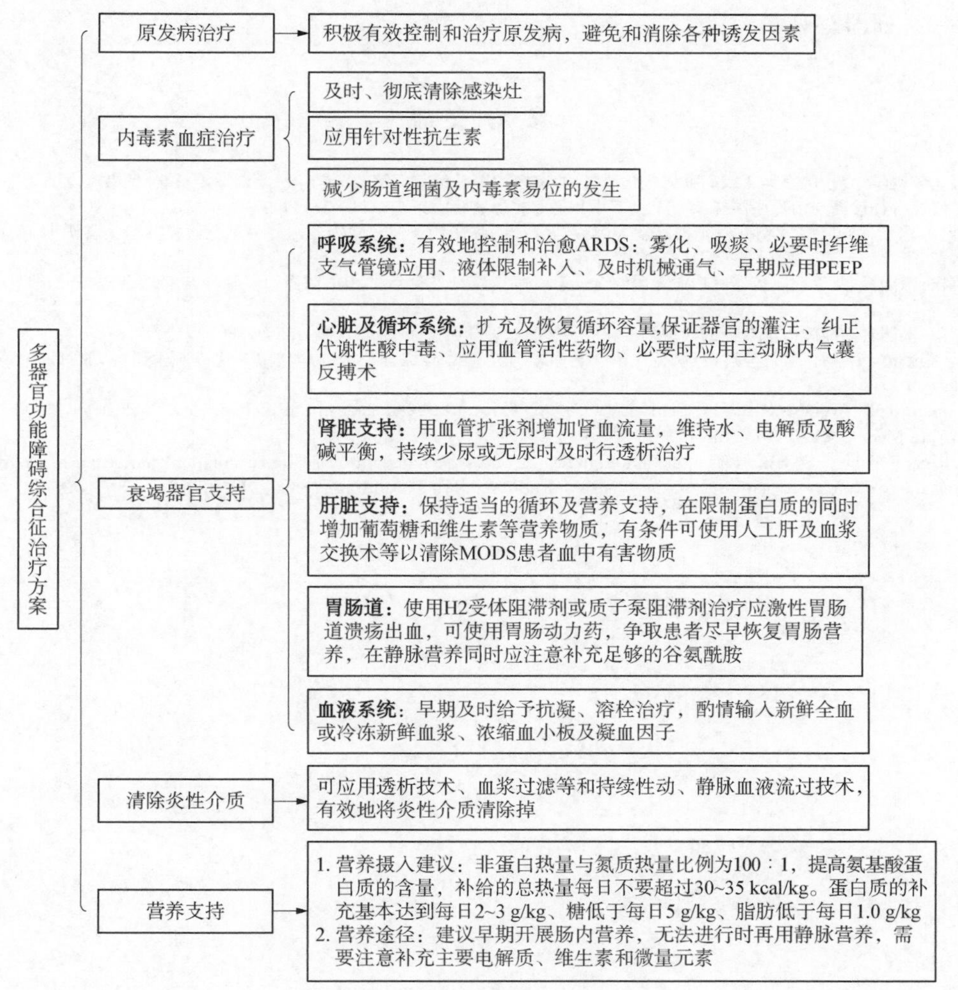

图 4－8　多器官功能障碍综合征治疗方案

(2) 多器官功能障碍综合征预防：MODS 一旦发生，其治疗困难，预后十分恶劣，有效地预防尤为重要。预防原则如下：

1) 早期治疗原发病，寻找和清除 MODS 的诱发因素。严重感染、休克、外伤是发生 MODS 最常见和最重要的因素，在受这些因素作用时，应早期抗休克，迅速恢复组织灌流和氧输送，及时治疗和控制感染，及时采取适当的手术治疗。

2) 积极有效地防止 MODS 功能受损期病情的发展。应特别重视功能受损期，它是降低死亡率的关键。对危重患者进行严密监护，动态观察生命体征、尿量，进行重要脏器功能的生化检验及其他检查，全面了解器官功能，早期发现器官功能受损，不失时机给予器官功能支持治疗，对"易衰竭器官"进行重点保护。

3) 加强营养及代谢支持。对危重患者早期营养支持，早期建立肠道营养，应用特殊营养底物和配方，以加强蛋白质的补充。

4) 及时有效治疗单一脏器的衰竭。机体内器官之间有相互依赖的关系，一个器官的功能衰竭可增加其他器官的负荷。因此，当出现某个脏器功能不全时，应采取一切手段积极治疗，使功能不全的脏器免于衰竭，同时清除诱发其他器官衰竭的因素，阻断恶性循环，防止或减少其后的一系列器官衰竭。

（俞荷花）

参考文献

[1] 中国老年医学学会，国家老年疾病临床医学研究中心(解放军总医院)，解放军老年医学专业委员会. 感染诱发的老年多器官功能障碍综合征诊断与治疗中国指南 2019[J]. 中华老年多器官疾病杂志，2019，18(11)：801－838.

[2] 缪舜，彭国宏，韩萍. 多发伤并发多器官功能障碍综合征的临床特点及危险因素[J]. 中国急救复苏与灾害医学杂志，2021，16(03)：286－288＋307.

[3] 汤克松，瞿国锋. 急诊成人多器官功能障碍综合征患者临床特征及预后的相关因素[J]. 临床与病理杂志，2021，41(04)：785－792.

[4] 陆江阳. 多器官功能障碍综合征的病理学变化[J]. 诊断病理学杂志，2014，21(06)：355－360.

[5] 王岩，张爱霞，王紫晖，等. 连续性肾脏替代治疗在多器官功能障碍综合征中的应用[J]. 河南医学研究，2021，30(23)：4300－4302.

[6] Adelman M W, Woodworth M H, Shaffer V O, et al. Critical care management of the patient with clostridioides difficile [J]. Crit Care Med, 2021, 49(01): 127－139.

[7] Gando S, Fujishima S, Saiton D, et al. The significance of disseminated intravascular coagulation on multiple organ dysfunction during the early stage of acute respiratory distress syndrome [J]. Thromb Res, 2020, 191: 15－21.